重订古今名医临证金鉴

臌胀卷

单书健 ◎ 编著

中国健康传媒集团
中国医药科技出版社

内 容 提 要

　　古今名医之临床实践经验，乃中医学术精华之最重要部分。本书选取了古今名医对臌胀的临床经验、医案、医论之精华，旨在为临床中医诊治臌胀提供借鉴。全书内容丰富，资料翔实，具有极高的临床应用价值和文献参考价值，以帮助读者开阔视野，增进学识。

图书在版编目（CIP）数据

　　重订古今名医临证金鉴.臌胀卷/单书健编著.—北京：中国医药科技出版社，2017.8
　　ISBN 978-7-5067-9164-9

　　Ⅰ.①重… Ⅱ.①单… Ⅲ.①臌胀—中医临床—经验—中国 Ⅳ.① R249.1

　　中国版本图书馆 CIP 数据核字（2017）第 052398 号

美术编辑　　陈君杞
版式设计　　也　在

出版　**中国健康传媒集团** | 中国医药科技出版社
地址　北京市海淀区文慧园北路甲 22 号
邮编　100082
电话　发行：010—62227427　邮购：010—62236938
网址　www.cmstp.com
规格　710×1000mm ¹/₁₆
印张　24
字数　273 千字
版次　2017 年 8 月第 1 版
印次　2023 年 3 月第 2 次印刷
印刷　三河市百盛印装有限公司
经销　全国各地新华书店
书号　ISBN 978-7-5067-9164-9
定价　48.00 元

获取新书信息、投稿、为图书纠错，请扫码联系我们。

困惑与抉择

——代前言

单书健

从 1979 年当编辑起，我就开始并一直在思考中医学术该如何发展？总是处于被证明、被廓清、被拷问的中医学，在现代科学如此昌明的境遇下，还能不能独立发展？该以什么形态发展？

一、科学主义——中医西化百年之困

（一）浑沌之死

百年中医的历史，就是一部中医西化的历史……

百年来西医快速崛起，中医快速萎缩，临床范围窄化，临床阵地缩小，信仰人群迁移，有真才实学、经验丰富的中医寥若晨星……

科研指导思想的偏差。全部采用西医的思路、方法、评价标准。科研成果大部分脱离了中医药学的最基本特点，以药为主，医药背离，皮之不存，毛将焉附？

中医教育亦不尽人意。学生无法建立起中医的思维方式，不能掌握中医学的精髓，不能用中医的思维方式去认识疾病，这是中医教育亟待解决的问题。中医学术后继乏人，绝非危言耸听，而是严酷的现实。

傅景华先生认为，科学主义首先将科学等同于绝对真理，把近代以来形成的科学体系奉为不可动摇的真理，那么一切理论与实践都要符合"科学"，并必须接受"科学"的验证。一个明显错误的观念，却变成不可抗衡的共识。事实上，这种认识一旦确立，中医已是死路一条。再用笼罩在现代科学光环之下的西医来检验中医则是顺理成章。"用现代科学方法研究中医，实现中医现代化"的方针应运而生，并通过行政手段，使之成为中医事业发展的惟一途径。中医走上了科学化、现代化、实证化、实验化、分析化、还原化、客观化、标准化、规范化、定量化的艰巨而漫长的征程，中医被验证、被曲解、被改造、被消化的命运已经注定。在"现代化"的迷途上，历尽艰辛而长途跋涉，费尽心机地寻找中医概念范畴和理论的"物质基础"与"科学内涵"，最高奢望不过是为了求人承认自己也有符合西医的"科学"成分。努力去其与西医学不相容的"糟粕"，取其西医学能够接受的"精华"，直至完全化入西医，以彻底消亡而告终。

中国科学院自然科学史研究所研究员宋正海先生认为科学是人类社会结构中的一个基本要素。从古至今，任何民族和国家，均存在科学这个要素，所不同的只是体系有类型不同、水平有高低之分。并非如科学主义者所认为的，只有西方体系的近代科学才算是"科学"。[1]

近代科学为西方科学体系所独霸，它的科学观、方法论所形成的科学主义，无限度发展，逐渐在全球形成强势文化，取得了话语权，致使各国民族的科学和文化越来越被扼杀乃至被完全取代。近百年来以科学主义评价中医科学性、以西医规范中医，正促使中医走上一条消亡之路。要真正振兴中医，首先要彻底批判科学主义，让中医先从束缚中走出来。

《庄子·应帝王》中浑沌之死十分深刻，发人深省……

南海之帝为儵，北海之帝为忽，中央之帝为浑沌。儵与忽时相与遇于浑沌之地，浑沌待之甚善。儵与忽谋报浑沌之德，曰："人皆有七

---

[1] 宋正海. 要振兴中医首先要彻底批判科学主义. 中国中医药报社. 哲眼看中医. 北京科学技术出版社，2005，71-78.

窍以视听食息，此独无有，尝试凿之。"日凿一窍，七日浑沌死。

《经典释文》："倏忽取神速之名，浑沌以合和为貌。"成玄英疏："夫运四肢以滞境，凿七窍以染尘，乖浑沌之至淳，顺有无之取舍，是以不终天年，中途夭折。""浑沌"象征本真的生命世界，他的一切原本如此，自然而然，无假安排，无须人为地给定它以任何秩序条理。道的根源性在于浑沌。在浩渺的时空中按人的模式去凿破天然，以分析去破毁混融，在自然主义的宇宙观看来，乃是对道的整体性和生命的整体性的斫丧。把自己的价值观强加给中医学，加给多样性的生命世界，中医西化无疑是重演"浑沌"的悲剧！

（二）中医是不为狭义科学见容的复杂性科学

2015 年 10 月 5 日，中国科学家屠呦呦凭发现青蒿素的治疟作用而获得 2015 年诺贝尔生理学与医学奖，这是中国科学家获得的第一个科学类诺贝尔奖。2011 年，屠呦呦获得拉斯克奖（Lasker Award）时曾表示，青蒿素的发现，是团队共同努力的成果，这也是中医走向世界的荣誉。

围绕屠呦呦的获奖，关于中医科学性的争论再次喧嚣一时。然而不管如何争议，中医跨越几千年历史为中华民族乃至全世界的生存做出了不可磨灭的贡献。

朱清时院士认为中医药是科学，是复杂性科学。只是当前流行的狭义的"科学"还不接受。

发源于西方的现代主流科学总是把复杂事物分解为基本组成单元来研究（即以还原论为基础）；以中医为代表的中国传统科学总是把复杂事物看作整体来研究，他们认为，若把事件简化成最基本的单元，就要把许多重要信息都去除掉，如单元之间的连接和组合方式等等，这样做就把复杂事物变样了。

朱清时院士指出，解剖学发现不了经络和气，气实际上是大量细胞和器官相互配合和集体组装形成的一种态势。这种态势正如战争中兵家的部署，士兵组织好了，战斗力就会大增，这种增量就是气。或者像放在山顶上蓄势待下的石头。总之，是一个复杂系统各个部分之间的关系、组装方式决定了它能产生巨大的作用。

英国《自然》杂志主编坎贝尔博士就世界科技发展趋势发表看法说：目前对生命科学的研究仍然局限在局部细节上，尚没有从整个生命系统角度去研究，未来对生命科学的研究应当上升到一个整体的、系统的高度，因为生命是一个整体。

著有《东方科学文化的复兴》的姜岩博士曾著文指出：混沌理论推动了复杂科学的诞生。而复杂科学的问世彻底动摇了还原论——能用还原论近似描述的仅仅是我们世界的很小的一部分。哥德尔不完备性定理断言，不仅仅是数学的全部，甚至任何一个系统，都不可能用类似哥德尔使用的能算术化的数学和逻辑公理系统加以概括。哥德尔的结果是对内涵公理化一个致命的打击。

著名生物学家、生命科学哲学家迈尔强调科学的多元性。他认为，由于近代物理学的进步，"仿佛世界上并没有活生生的有机世界。因此，必须建立一种新的哲学，这种哲学主要的任务是摆脱物理主义的影响"。他指出生物学中还原是徒劳的、没有意义的……生物学领域重要的不是本质而是个体。

诺贝尔奖获得者、杰出现代科学家普利高津说过："物理学正处于结束现实世界简单性信念的阶段，人们应当在各个单元的相互作用中了解整体，要了解在相当长的时间内，在宏观的尺度上组成整体的小单元怎样表现出一致的运动。"而这些观念与中医的学术思想更为接近。美国物理学家卡普拉把现代物理学与中国传统思想作了对比，认为两者在许多地方极其一致。哈肯提出"协同学和中国古代思想在整体性观念上有深刻的联系"，他创立协同学是受到中医等东方思维的启发。以中国古代整体论思想为基础的中医将大大促进医学和科学的发展。

（三）哲学家的洞见

曾深入研究过中医的哲学家刘长林先生指出，当前困扰中医学的不是中医药学术本身，而是哲学。一些流行的认识论观念必须突破、更新，这样才能树立正确的科学观，破除对西方和现代科学的迷信，正确理解中医学的科学价值，划清中医与西医的界限，此乃发展中医学的关键。

刘先生认为：科学多元的客观依据是宇宙的无限性，宇宙和任一具体事物都具有无限多的方面和层面……任何认识方法都是对世界的一种选择，都是主客体的一种特殊的耦合关系。你的方法选择认识这一方面，就不能同时认识那一方面；你建立的耦合关系进入这一层面，就不能同时进入那一层面，因为世界是由各种对立互补的方面、层面所组成的。这就形成了不同的认识方法，而认识方法的不同，导致了认识的结果也就不同，所获规律的形态也不一样，从而形成不同的科学模型，但却都是对这一事物的正确认识。于是形成形态各异的科学体系，这就是科学的多元性。[1]

恩格斯说：一切存在的基本形式是空间和时间。孟庆云先生认为，《内经》的思想主旨是从时间结构的不同内容阐发有机论人体观，提出了关于阴阳始终、藏象经络、四时气化、诊法治则等学说中时间要素的生命特征，具有独特的科学价值。

刘先生指出：西方科学体系以空间为主。空间性实，其特性在于广延和并列。空间可以分割，可以占有。空间关系的特点是相互排斥，突显差别。对空间的深入认识以分解为条件。在空间中，人与物

[1] 刘长林. 关于中国象科学的思考——兼谈中医学的认识论实质. 杭州师范大学学报（社会科学版），2009，31（2）：4-11.

是不平等的，人居主位，对物持征服和主宰的态度。因此，主体与客体采取对立的形式……以空间为本位，就会着重研究事物的有形实体和物质构成，这与主客对立的认识方式是统一的。认识空间性质主要靠分析、抽象和有控制条件的实验。抽象的前提是在思维中将对象定格、与周围环境分割开，然后找出具有本质意义的共性。在控制的条件下做实验研究，是在有限的空间范围内（如实验室），在实际中将对象与周围环境分割开，然后寻找被分离出来的不同要素之间的规律性联系。

刘先生还认为：东方科学体系以时间为主。时间性虚，其特性在于持续和变异。时间不能分割，不能占有，只能共享。在时间里，人与人、人与万物是平等、共进的关系。主体与客体采取相融的方式……从时间的角度认识事物，着眼在自然的原本的整体，表现为现象和自然的流行。向宇宙彻底开放的状态，在"因""顺"对象的自然存在和流行中，寻找其本质和规律。用老子的话说，就是"道法自然"，这是总的原则。

"现象联系的本质是'气'，气是万物自然生化的根源。现象层面的规律体现为气的运动，通过气来实现。中医学研究的是现象层面的规律，在认识过程中，严格保持人和万物的自然整体状态，坚持整体决定和产生部分，部分受整体统摄，因而要从整体看部分，而不是从部分看整体。西医学研究的是现象背后的实体层面，把对象看作是合成的整体，因而认为部分决定整体，整体可以用部分来说明，故主要采取还原论的方法。"

"现象表达的是事物的波动性，是各种功能、信息的联系。现象论强调的是事物的运动变易，即时间方面。庄子说：'与物委蛇，而同其波。'（《庄子·庚桑楚》）'同其波'，就是因顺现象的自然流变，去发现并遵循其时间规律。所以中医学研究的是整体。而西医学以实体为支撑事物存在的本质，将生命活动归结为静态的物质形体元素，故西医学研究的是'粒子'的整体。"

"中医学认为：'器者，生化之宇。'(《素问·六微旨大论篇》)而生化之道，以气为本。'气始而生化，气散而有形，气布而蕃育，气终而象变，其致一也。'(《素问·五常政大论篇》)可见，中医学以无形的人体为主要对象，着意关注的是气化，把人看作是气的整体。而西医学则以有形的人体为对象，研究器官、细胞和分子对生命的意义，把人看作是实体的整体。"

刘先生进而指出：时间与空间是共存关系，不是因果关系。人无论依靠何种手段都不可能将时空两个方面同时准确测定，也不可能从其中的一个方面过渡到另一方面。量子力学的不确定性原理告诉我们，微观粒子的波动特性的关系也是这样。它们既相互补充，又相互排斥。

部分决定整体和整体决定部分，这两个反向的关系和过程同时存在。但是，观测前者时就看不清后者，观测后者时又看不清前者，所以我们只能肯定二者必定相互衔接，畅然联通，但却永远不能弄清其如何衔接，如何联通。这是认识的盲区，是认识不可逾越的局限。要承认这类盲区的存在，因为世界上有些不可分割的事物只是共存关系，而没有因果联系。

刘先生从哲学的高度对中西医把握客观事物认识论原理，燃犀烛微，深刻剖析，充满了哲学家的洞见，觉闻清钟，发人深省。

李约瑟曾经指出：中西医结合在技术层面是可以探讨的，理论层面是不可能的。刘长林先生也认为：人的自然整体（中医）与合成的整体（西医），这两个层面之间尽管没有因果联系，但却有某种程度的概率性的对应关系。寻求这种对应关系，有利于临床。我们永远做不到将两者真正沟通，就是说，无论用中医研究西医，还是用西医研究中医，永远不可能从一方走到另一方。

早在20世纪80年代，傅景华先生就形成了中医过程论思想。傅先生认为：中医不仅包括对有形世界的认识，而且具有对自然和生命本源以及发生演化过程的认识。中医的认识领域主要在生命过程与枢机，而不仅是人体结构与功能，中医是"天地人和通、神气形和通"的大道。傅先生认为中医五脏属于五行序列，分别代表五类最基本的生命活动方式。《素问·灵兰秘典论篇》喻以君主、相傅、将军、仓廪、作强之官，形象地反映出五类生命运动方式的特征。在生命信息的运行机制中，心、肺、肝、脾、肾恰似驱动、传递、反馈、演化、发生机制一样，立足于生命的动态过程，而非实体器官。针对实体层面探求中医脏腑经络实质已走入死胡同，傅景华先生以"中医过程论"诠释中医实质，空谷足音，振聋发聩，惜了无唱和。笔者曾多次和傅景华讨论，好像那时他并不知道怀特海的过程哲学，只是基于对《周易》等典籍中过程思想的理解，能提出如此深刻的见解，笔者十分敬佩他深邃的洞见。十几年后，怀特海的过程哲学已在中国传播，渐至大行其道了。

怀特海明确地说过，他的过程哲学与东方思想更加接近！而不是更接近于西方哲学。杨富斌教授指出，怀特海过程哲学的"生成"和"过程"思想，与中国哲学关于生成和变易的思想相接近。

怀特海的有机体概念，通常是指无限"绵延"（持续）的宇宙运动过程的某一点上包含了与其他点上的事物的相互关系，因而获得自身的具体现实规定性的事物。意在取代以牛顿物理学绝对时空观为基础的机械唯物论宇宙观中的"物质"或"实在"观，即宇宙观问题。在他看来，传统的机械论宇宙观中所说的"物质"或"实在"实际上都是处于过程之中的存在物或实有（entity），都是与其他存在物相互作用、相互影响、相互依赖的，并在此过程中获得自身的规定性，不是单纯的、永恒的、具有绝对意义的东西，而是具有过程性、可变性和相对性的复杂有机体；认识过程中的主体和客体也是同一运动（认识）过程中彼此相关、相互渗透和相互依赖的两个有机体，因而并没有完全自主、自足的"主体"，也没有绝对不受主体影响的、具有绝对意义的客体，因此对于主体与客体的关系，也应当从二者的相互作用、相互影响和相互渗透及其与周围的关系等方面来考察。而中国古代哲学追求超现象的本质、超感觉的概念、超个体性的普遍性（同一性）为哲学的最高任务。在中国哲学家看来，天地人相通，自然与社会相通，阴阳相通相合。《黄帝内经》通过揭示自然变化对人体生理的影响，自然变化与疾病、自然环境与治疗的关系，认为"人与天地相参也，与日月相应也。"（《灵枢·岁露论》）怀特海的有机体思想与中国哲学的天人合一确有相通之处。

（四）医学不是纯粹的科学

除了极少数的哲学家、科学家认为中医是科学，而中医不是科学几乎成为世人之共识。但医学哲学家同样拷问：西医学是科学吗？

西医学之父威廉姆·奥斯勒说，"医疗行为是植根于科学的一种艺术"，进而他解释道，"如果人和人都一样，那医学或许能成为一门科学，而不是艺术。"

1981年6月密苏里大学哲学系的罗纳尔德·穆森在《医学与哲学》（The Journal of Medicine and Philosophy）发表了25页的长文"为什么医学不可能是一门科学"，医学圈里为之哗然，因为文章发表在暑月，因此常常被称为"暑月暴动"。依照穆森的观点，"医学是科学"缺乏有说服力的论证；从历史和哲学上可以论证医学"不是""不应该是"也"不可能是"（单一的、纯粹的）科学。在愿景、职业价值、终极关怀、职业目的与职业精神上，医学与科学之间是有冲突的；医学一旦成为科学，就会必然遮蔽偏离医学的职业愿景、价值、终极关怀、目的与精神。科学的基本目的是获得新知，以便理解这个世界和这个世界中的事物，医学的目的是通过预防或治疗疾病来增进人们的健康；科学的标准是获得真理，医学的标准是获得健康和疗效；科学的价值旨向为有知、有理（客观、实验、实证、还原）、有用、有利（效益最大化）；医学的价值旨向为有用、有理、有德、有情、有根、有灵，寻求科学性、人文性、社会性的统一。针对人的医学诉求和服务，科学存在严重的"缺损配置"。

穆森的结论是：尽管医学（知识）大部分是科学的，但它并不是、也不可能成为一门科学。

范瑞平先生指出，不能完全按照当代科学性与科学化的指标、方法与价值来衡量医学，裁判中西医之争，在当代科学万能和科学至上的意识形态中，技术乌托邦的期盼遮蔽了医学的独立价值，穆森的文章力矫时弊。

医学的原本是人学，这是众所周知的事实，其性质必须遵循人的属性而定。穆森和拥护者所做的，其实是站在我们所处的时代——医学有离科技更近、离人性更远，离具体更近、离整体更远的趋势——发出的"重拾医学人性"的呼吁。

我们还用为中医是不是科学而捶胸顿足地大声疾呼吗？

二、理论－实践脱节与"文字之医"

理论－实践脱节，即书本上的知识（包括教科书知识），并不能完全指导临床实践，这是中医学术发展未能解决的首要问题。形成理论－实践脱节的因素比较复杂，笔者认为欲分析解决这一问题，必须研究中医学术发展的历史，尤其是正确剖析文人治医对中医学术的影响。

迨医巫分野后，随着文人治医的不断增多，中医人员的素质不断提高，因为大量儒医的出现，极大地提高了医生的基础文化水平。文人治医，繁荣了中医学，增进了学术争鸣，促进了学术发展。通医文人增加，对医学发展的直接作用是形成了以整理编次医学文献为主的学派。由于儒家济世利天下的人生观，促使各阶层高度重视医籍的校勘整理、编撰刊行，使之广为流传。

文人治医对中医学术的消极影响约有以下诸端：

（一）尊经崇古阻碍了中医学的创新发展

两汉后，在儒生墨客中逐渐形成以研究经学、弘扬经书和从经探讨古代圣贤思想规范的风气，后人称之为"经学风气"。

儒家"信而好古""述而不作"一直成为医学写作的指导思想，这种牢固的趋同心理，削磨、遏制了医家的进取和创新。尊经泥古带给医坛的是万马齐喑，见解深邃的医家亦不敢自标新见，极大地禁锢了人们的思想，导致了医学新思想的难以产生及产生后易受抑压，也导致了人们沿用陈旧的形式来容纳与之并不相称的新内容，从而限制了新内容的进一步发展，极大地延缓了中医学的发展。

（二）侈谈玄理，无谓争辩

一些医学家受理学方法影响，以思辨为主要方法，过分强调理性作用，心外无物，盲目夸大了尽心明性在医学研究中的地位，对医学事实进行随意的演绎推理，以至于在各家学说中掺杂了大量的主观臆测、似是而非的内容（宋代以前文献尚重实效，宋代以后则多矜夸偏颇、侈谈玄理、思辨攻讦之作）。

无谓争辩中的医家，所运用的思辨玄学的方法，使某些医学概念外延无限拓宽，无限循环，反而使内涵减少和贫乏，事实上思辨只是把人引入凝固的空洞理论之中。这种理论似乎能解释一切，实际上却一切都解释不清。它以自然哲学的普遍性和涵容性左右逢源，一切临床经验都可以成为它的诠注和衍化，阻碍和束缚了人们对问题继续深入的研究。理论僵化，学术惰于创新，通过思辨玄学方法构建的某些理论，不但没有激起后来医家的创新心理，反而把人们拉离临床实践的土壤。命门之争，玄而又玄，六味、八味何以包治百病？

（三）无病呻吟，附庸风雅的因袭之作

"立言"的观念在文人中根深蒂固，一些稍涉医籍的文人，也常附庸风雅，编撰方书，有的仅是零星经验，有的只是道听途说，因袭之作，俯拾皆是。

（四）重文献，轻实践

受经学的影响，中医学的研究方法大抵停留在医书的重新修订、编次、整理、汇纂，呈现出"滚雪球"的势态。文献虽多，而少科学含量。从传统意义上看，尚有可取之处，但在时间上付出的代价是沉重的，因为这样的思想延缓了中医学的发展。

伤寒系统，有人统计注释《伤寒》不下千余家，主要是编次、注释，但大都停留在理论上的发挥和争鸣，甚或在如何恢复仲景全书原貌等问题上大做文章，进而争论诋毁不休，站在临床角度上深入研究者太少了。马继兴先生对《伤寒论》版本的研究，证明"重订错简"几百年形成的流派竟属子虚乌有。

整个中医研究体系中重经典文献，轻临床实践是十分明显的。

一些医家先儒而后医，或弃仕途而业医，他们系统研究中医时多已年逾不惑，还要从事著述，真正从事临床的时间并不多，其著作之实践价值仍需推敲。

苏东坡曾荐圣散子方。某年大疫，苏轼用圣散子方而获效，逾时永嘉又逢大疫，又告知民众用圣散子方，而贻误病情者甚伙。陈无择《三因方》云：此药实治寒疫，因东坡作序，天下通行。辛未年，永嘉瘟疫，被害者不可胜数。盖当东坡时寒疫流行，其药偶中而便谓与三建散同类。一切不问，似太不近人情。夫寒疫亦自能发狂，盖阴能发燥，阳能发厥，物极则反，理之常然，不可不知。今录以备寒疫治疗用者，宜审究寒温二疫，无使偏奏也。

《冷庐医话》记载了苏东坡孟浪服药自误：士大夫不知医，遇疾每为庸工所误。又有喜谈医事，孟浪服药以自误。如苏文忠公事可悯叹焉……

文人治医，其写作素养，在其学问成就上起到举足轻重的作用。而不是其在临床上有多少真知灼见。在中医学发展史上占有重要地位的医学著作并非都是经验丰富的临床大家所为。

《温病条辨》全面总结了叶天士的卫气营血理论，成为温病学术发展的里程碑，至今仍有人奉为必读之经典著作。其实吴鞠通著《温病条辨》时，从事临床只有六年，还不能说是经验宏富的临床家。《温病条辨》确系演绎《临证指南》之作，对其纰谬，前哲今贤之驳辨批评，多为灼见。研究吴鞠通学术思想，必须研究其晚年之作《医医病书》及其晚年医案。因《温病条辨》成书于1798年，吴氏40岁，而《医医病书》成于道光辛卯（1831）年，吴氏时已73岁。仔细研究即可发现风格为之大变，如倡三元气候不同医要随时变化，斥用药轻描淡写，倡治温重用石膏，从主张扶正祛邪，到主张祛除邪气，从重养阴到重扶阳……

《证治准绳》全书总结了明代以前中医临床成就，临床医生多奉为圭臬，至今仍有十分重要的学术价值。但是王肯堂并不是职业医生、临床家。肯堂少因母病而读岐黄家言，曾起其妹于垂死，并为邻里治病。后为其父严戒，乃不复究。万历十七年进士，选翰林院庶吉士，三年后受翰林院检讨，后引疾归。家居十四年，僻居读书。丙午补南行人司副，迁南膳部郎，壬子转福建参政……独好著书，于经传多所发明，凡阴阳五行、历象……术数，无不造其精微。著《尚书要旨》《论语义府》《律例笺释》《郁冈斋笔尘》，雅工书法，又为藏书大家。曾辑《郁冈斋帖》数十卷，手自钩拓，为一时刻石冠。

林珮琴之《类证治裁》于叶天士内科心法多有总结，实为内科之集大成者，为不可不读之书，但林氏在自序中讲得清清楚楚：本不业医。

目尽数千年，学识渊博，两次应诏入京的徐灵胎，亦非以医为业，如《洄溪医案》多次提及：非行道之人。

王三尊曾提出"文字之医"的概念（《医权初编》上卷论石室秘录第二十八）：

夫《石室秘录》一书，乃从《医贯》中化出。观其专于补肾、补脾、疏肝，即《医贯》之好用地黄汤、补中益气汤、枳术丸、逍遥散之意也。彼则补脾肾而不杂，此又好脾肾兼补者也……此乃读书多而临证少，所谓文字之医是也。惟恐世人不信，枉以神道设教。吾惧其十中必杀人之二三也。何则？病之虚者，虽十中七八，而实者岂无二三，彼只有补无泻，虚者自可取效，实者即可立毙……医贵切中病情，最忌迂远牵扯。凡病毕竟直取者多，隔治者少，彼皆用隔治而弃直取，是以伐卫致楚为奇策，而仗义执言为无谋也……何舍近而求远，尚奇而弃正哉。予业医之初，亦执补正则邪去之理，与隔治玄妙之法，每多不应。后改为直治病本，但使无虚虚实实之误，标本缓急之差，则效如桴鼓矣……是书论理甚微，辨症辨脉则甚疏，是又不及《医贯》矣……终为纸上谈兵。

"文字之医"实际的临床实践比较少，偶而幸中，不足为凭。某些疾病属于自限性疾病，即使不治疗也会向愈康复。偶然取效，即以偏概全，实不足为法。

"文字之医"为数不少，他们的著作影响并左右着中医学术。

笔者认为理论与实践脱节，正是文人治医对中医学术负性影响的集中体现。

必须指出，古代医学文献临床实用价值的研究是十分艰巨的工作。笔者虽引用王三尊之论，却认为《石室秘录》《辨证录》诸书，独到之处颇多，同样对非以医为业的医家，如王肯堂、徐灵胎、林珮琴等之著作，亦推崇备至，以为不可不读。

三、辨病下的辨证论治

笔者师从洪哲明先生临诊时，先生已近八旬。尝见其恒用某方治某一病，而非分型辨治。小儿腹泻概以"治中散"（理中丸方以苍术易白术）治之，其效甚捷；产后缺乳概用双解散送服马钱子；疝气每用《金匮》蜘蛛散。辨病还是辨证？

中医是先辨病再辨证，即辨证居于第二层次。《伤寒论》"辨太阳病脉证并治""辨阳明病脉症论治"……已甚明了。后世注家妄以己意，曲加发挥，才演绎出林林总总的"六经辨证"，已背离仲师原旨。

1985 年，有一次拜谒张琪先生，以中医是辨病下的辨证论治为题就教，张老十分高兴地给我讲了一个多小时：同为中焦湿热，淋病、黄疸、湿温有何不同，先生毫分缕析，剀切详明。张老十分肯定中医是辨病下的辨证论治。

徐灵胎《兰台轨范》序：欲治病者，必先识病之名，能识病名，而后求其病之由生，知其所由生，又当辨其生之因各不同，而病状所由异，然后考其治之之法。一病必有主方，一方必有主药。或病名同而病因异，或病因同而病症异，则又各有主方，各有主药，千变万化之中，实有一定不移之法。

中医临床流派以经典杂病派为主流，张石顽、徐灵胎、尤在泾为其代表人物，《张氏医通》为其代表作。张石顽倡"一病有一病之祖方"，显系以辨病为纲领。细读《金匮要略》，自可发现仲景是努力建立辨病体系的，一如《伤寒论》。

外感热病中温病学派，临证每抓住疫疠之气外犯，热毒鸱盛这一基本病因病机，以祛邪为不易大法，一治到底，同样是以辨病为主导的。

《伤寒论》是由"三阴三阳"辨"病"与"八纲"辨"证"的两级构成诊断的。如"太阳病，桂枝证"（34 条）、"太阳病……表证仍在"（128 条）。首先是通过辨病，从整体上获得对该病的病性、病势、病位、发展变化规律以及转归预后等方面的全面了解，从而把握贯穿该病过程的始终，并明确其发生、发展的基本矛盾，然后才有可能对各个发展阶段和不同条件（如治疗、宿疾等）影响下所表现出来的症候现象做出正确的分析和估价，得出符合该阶段病理变化性质（即该阶段的主要矛盾）的"证"诊断，从而防止和克服单纯辨证的盲目性。只有首先明确"少阴病"的诊断，了解贯穿于少阴病整个发展过程中的主要矛盾是"心肾功能低下，水火阴阳俱不足"，才有可能在其"得之两三日"仅仅出现口燥咽干的情况下判断为"邪热亢盛，真阴被灼"，果断地用大承气汤急下存阴。正确的辨证分析，必须以明确的"病"诊断为前提，没有这个前提就难以对证候的表现意义做出应有的估价，势必影响辨证的准确性。

辨"病"诊断的意义在于揭示不同疾病的本质，掌握各病总体矛盾的特殊性；辨"证"诊断的意义在于认识每一疾病在不同阶段、不同条件下矛盾的个性和各病在一定时期内的共性矛盾，做到因时、因地、因人制宜。首先，辨病是准确诊断的基础和前提；结合辨证，则是对疾病认识的深入和补充。二者相辅相成，缺一不可。

"六经辨证"的说法之所以是错误的，就在于把仲景当时已经区分出的六个不同外感病种，看成了一种病的六个阶段，即所谓的太阳病是表证阶段，阳明病是里证阶段，少阳病是半表半里阶段等。这种认识混淆和抹杀了"病"与"证"概念区别，既与原文事实相违背，又与临床实际不相符合。按照这种说法去解释原文，就难免捉襟见肘，矛盾百出。"六经辨证"说认为太阳病即是表证，全不顾太阳病还有蓄血、蓄水的里证；认为阳明病是里证，却无视阳明病还有麻黄汤证和桂枝汤证。既为阳明病下了"里证"定义，却又有"阳明病兼表证"之说。试问阳明病既为里证，何以又能兼表证，则阳明病为里证之说又何以成立？

张正昭先生指出："六经辨证"说无端地给三阴三阳的名称加上一个"经"字，无形中把"三阴三阳"这六个抽象概念所包括的诸多含义变成了单一的经络含义，使人误认为"三阴三阳"病就是六条经络之病，违背了《伤寒论》以"三阴三阳"病名的原义。可见，把"三阴三阳"病说成"六经病"固属不妥，而称其为"六经证"就更是错误的了。

李心机先生鉴于《伤寒论》研究史上"注不破经，疏不破注"的顽固"误读传统"，就鲜明地指出"让伤寒论自己诠释自己"。

四、亚健康不是"未病"是"已病"

近年来，较多的中医学者把亚健康与中医治未病、欲病等同起来，亚健康不是中医的未病，机械的对应、简单的比附，不仅仅犯了逻辑上的错误，于全面继承中医学术精华并发扬光大十分不利。

（一）中医"未病"不能等同于亚健康

《素问·四气调神大论篇》："圣人不治已病，治未病，不治已乱，治未乱，此之谓也。夫病已成而后药之，乱已成而后治之，譬犹渴而穿井，斗而铸锥，不亦晚乎。"体现了治未病是中医对摄生保健的指导思想，强壮身体，防于未病之先。

"未病"是个体尚未患病，应注意未病先防。中医的"未病"和"已病"，是相对概念，健康属于未病，疾病属于已病。

《难经·七十七难》："上工治未病，中工治已病者，何谓也？然所谓治未病者，见肝之病，则知肝当传之与脾，故先实其脾气，无令得受肝之邪，故曰治未病焉。"此时，未病是以已病之脏腑为前提，以已病脏腑之转变趋向为依据，务先安未受邪之地。

《灵枢·官能》中有"正邪之中人也微，先见于色，不知于其身。"指出病邪初袭机体，首先见体表某部位颜色的变化，而身体并未感到任何不适，然机体的气血阴阳已出现失衡，仅表现一些细微病前征象的状态便为未病状态。由健康到出现机体症状，发生疾病，并非是卒然出现的，而是逐渐形成，由量变到质变的过程。

《灵枢·顺逆》也指出，"上工刺其未生者也；其次，刺其未盛者也……上工治未病，不治已病，此之谓也"。

《素问·八正神明论篇》："上工救其萌芽，必先见三部九候之气，尽调不败而救之，故曰上工。下工救其已成，救其已败。"显示早期诊断，把握时机，早期治疗，既病防变之意。

唐孙思邈的《千金方》中有"古之医者，上医治未病之病，中医治欲病之病，下医治已病之病"的论述，明确地将疾病分为"未病""欲病""已病"三个层次。未病指机体已有或无病理信息，未有任何临床表现的状态或不能明确诊断的一种状态，是病象未充分显露的隐潜阶段。

中医的治未病是一种原则和指导思想，既包涵未病先防的养生防病、预防保健思想，也包涵既病防变、早期治疗、控制病情的临床治疗原则。

亚健康无论如何都是有明显身体不适而又不能符合（西医的）某种疾病诊断标准的状态，把未病和亚健康等同起来，是毫无道理的。

（二）亚健康是中医的已病

作为"中间状态"的亚健康，应包括三条：首先，没有生物学意义上的疾病（尚未发现躯体构造方面的异常）及明确的精神心理障碍（属"疾病"）；其次，它涉及躯体上的不适（如虚弱、疲劳等非特异性的，尚无可明确躯体异常、却偏离健康的症状或体验，但还够不上西医的"疾病"）；再次，还可涉及精神心理上的不适（够不上精神医学诊断上的"障碍"），以及社会生存上的适应不良。以亚健康状态常见的头痛、头晕、失眠等为例，均已构成中医"病"的诊断。多数亚健康个体，其体内的病机已启动，已经出现了阴阳偏盛偏衰，或气血亏损，或气血瘀滞，或有某些病理性产物积聚等病机变化。

"亚健康状态"指机体正气不足或邪气侵犯时机体已具备疾病的一些病理条件或过程，已有一些或部分病症（证）存在，但是未具备西医学疾病的诊断标准。我们不能采取把中医的"病"的概念与西医"疾病"的概念等同起来的思考和研究方式。

笔者认为全部中医的"病"只要还不具备西医学疾病诊断的证据，均属亚健康范畴。

中医生存和发展有一最关键的因素，就是临床范围日益窄化，中医文化基础日渐式微，信仰人群的迁移，观念的转变，后继乏人。很多研究都表明，人群中健康状态占10%，疾病状态占15%，75%属于亚健康状态。西医还没有明确的方法和药物治疗亚健康。中医学在亚健康状态方面的潜在优势，不仅可拓展中医学术新的生存空间，而且必将促进整个世界医学的进化与发展，从而为全人类的健康做出新的贡献。

闫希军先生所著《大健康观》中提出了大健康医学模式。在大健康医学模式中，中医被赋予十分重要的地位，而拥有了更加广阔的空间。中医理论与系统生物学及大数据方法契合，并将与系统生物学和生态医学等领域取得的成果相互交通，水乳交融，这是未来西方医学和中医学发展必然的走向。

五、正本清源，重建中医范式

范式是某一科学共同体在某一专业或学科中所具有的共同信念，这种信念规定了它们的共同的基本观点、基本理论和基本方法，为它们提供了共同的理论模式和解决问题的框架，从而成为该学科的一种共同的传统，并为该学科的发展规定了共同的方向。

库恩认为"范式"是成熟科学的标志，由于"范式"的存在，科学家们一方面可以在特定领域里进行更有效率的研究，从而使他们的研究更加深入；而另一方面，"范式"也意味着该领域里"更严格的规定"，"如果有谁不肯或不能同它协调起来，就会陷于孤立，或者依附到别的集团那里去"。因此，同一范式内部，研究者拥有相同的世界观、研究方法、理论、仪器和交流方法，但在不同"范式"之间却是不可通约的。不同"范式"下的研究者对同一领域的看法就像是两个世界那样完全不同。这也是造成"一条定律对一组科学家甚至不能说明，而对另一组科学家有时好像直观那样显而易见"的原因。

李致重等学者从具体研究对象、研究方法及基础理论等方面论述了中西医范式的不可通约性。而且，中、西医关系的特殊之处还在于，它们不只是同一领域的两个不同"学派"，更是基于两种完全不同的文化而发展起来的，这也使得二者之间的不可通约性表现得尤其明显和强烈。正是由于这种不可通约性导致了中西医之争。屈于特定历史条件下"科学主义"的强势地位，中医最终被迫部分接受了西医"范式"。"范式丢失"是近现代中医举步维艰、发展停滞、甚至后退的根本原因。

任何一门科学的重大发展，都表现在基本概念的更新和范式的变革上……变革范式，是现时代中医理论发展的必经之路。

如何正本清源，重建范式？

正本清源是中医范式或重建的基础，这是一项十分艰巨浩大的工程。正本首先是建立传统范式。必须从经典著作入手，梳理还原，删汰芜杂，尽呈精华。

（一）解释学·语言能力与重建

东汉许慎在《说文解字·叙》中说："盖文字者，经艺之本，王政之始，前人所以垂后，后人所以识古。故曰：本立而道生。"给予中国古典解释学以崇高的地位。

解释学把生命哲学、现象学、存在主义分析哲学、语言哲学、心理学、符号学等理论融合在一起，强调语言的本体论地位，认为我们所能认识的世界只能是语言的世界，人与世界的关系的本质是语言的关系，不仅把解释当作人文科学的方法论基础，而且是哲学的普遍方法。

狭义解释学特指现代西方哲学领域中的解释学理论，它经过狄尔泰、海德格尔、伽达默尔、利科、哈贝马斯等思想巨匠在理论上的构建和推动，形成了哲学释义学；广义解释学则不限于西方哲学领域，一切关于文本的说明、注解、解读、校勘、训诂、修订、引申及阐释的工作都属于解释活动，都要依靠相应的解释方法和解释理论来完成，因而都可以称作解释学。中医书籍中只有少部分是经典原著，而其余大部分都属于关于经典原著的解释性著作。

从当代解释学观点看，任何现代理论或现代文化都发轫于传统，传统文化的生命力则在于不断的解释和再解释之中。传统文化和现代文化并不是对立的，而是统一的，确切地说，是对立统一。人类文化是一条河流，它从传统走来，向未来走去，亦如黑格尔所说，离开其源头愈远，它就膨胀得愈大。

拉法格相信：《老子》在其产生之初，在它的著者与当时的读者之间存在着一种共识，这种共识便是《老子》的初始意义，《老子》著者传达的是它，当时的读者从中读懂的也是它。那么，这种共识又是从何而来的呢？拉法格认为：处于同一时代同一环境中的人可能会在词义的联想、语言结构的使用、社会问题的关注上具有共同之处，所以他们之间能够彼此理解。拉法格采用语言学家乔姆斯基的"语言能力"一词来指代这种基于共有的语言与社会背景的理解能力。在他看来，这种"语言能力"是历史解释学的关键，是发现历史文本原始意义的途径。他建议读者利用多种传统方法增强自己理解《老子》的语言能力，如古汉语字词含义的研究、历史事件与古代社会结构的分析，其他古代思想家思想的讨论等。也就是说，旨在发现《老子》原始意义的现代读者应尽可能地将自己置于《老子》所处的时代，将当时的社会背景、语言现象等历史的事物内化为自己的"语言能力"。

历史的解释者的任务是利用历史的证据重新将《道德经》与它产生的背景联结起来，在该背景下对其进行分析研究。解释者首先必须去掉成见，不可以将我们现代的思想强加于古人，或用现代思想批判古人。

历史解释学方法是中医经典著作、传统理论研究的基本方法。其要旨在于忠实细密地根据经典话语资料和现代方法对原典重新解读。旧有的词语和概念通过词语组合方式和语境组件方式的特殊安排，突显出原典文本固有的基本意义结构。通过意义结构分析，探询其原始涵义、历史作用和现代意义。

（二）解构与重建

理解分析就是"解构"，而"解构"旨在重建，使新的理论概念或理论结构因此建立。自然科学家就是依循这一程序不断地改弦更张，发展其理论系统的……解构和重建与科恩所说的"范式变革"有所类同。何裕民先生认为：对原有理论概念或规则的重新理解和分析，对传统中医理论体系进行解构和重建，是现阶段中医理论发展的切实可行的最佳选择。

事实的确认和概念的重建是重建的途径与环节。

严肃的科学研究应以经验事实为基础，而不仅仅是古书古人的描述，古人的认识充其量只是帮助人们寻找经验事实，并在研究中给予一定的启示。

概念的重建与事实的确认可以说是互为因果的两大环节。梳理每个名词术语的历史演变和沿革情况、分析它们眼下使用情况及混乱原因，这两者有助于旧术语的解构；组织专家集体研讨以期相对清晰、合理地约定每一概念（名词术语）的特征和实质。

阴阳五行学说对传统中医理论之建构，具有决定性的作用。它们作为主导性观念和认识方法渗入中医学，有的又与具体的学术内容融合成一体，衍生出众多层次低得多的理论概念。藏象、经络、气血津液等可视作中医理论体系的第二层次，第三层次的是众多较为具体的概念或术语，其大多与病因病机、治法及"证"相关联。最低层次的是一些带有经验陈述性质的论述。形成这些概念，司外揣内、援物比类等起着主要作用，不少是从表象信息直接跳跃到理论概念的，许多概念与实体并不存在明确的对应关系，其内涵和外延有时也颇难作出清晰的界定。

一些学者主张：与学术内容融合在一起的阴阳五行术语，应通过概念的清晰化、实体化和可经验化而清理出去。亦即使哲学的阴阳五行与具体（中医）的科学理论分离……愚意以为不可，以其广泛渗透而不可剥离，阴阳五行已成为不可或缺的纲领框架，当以中医学理视之，而不仅仅视为居于指导地位的古典哲学思想。

（三）方法

正本清源，重建范式，必须有良好的方法。我们反对科学主义，但我们崇尚科学精神，我们必须学习运用科学方法，尤其是科学思维方法，科学观察方法，科学实证方法（不仅仅是实验室方法）。

"医林改错，越改越错"，《医林改错》中提出的"心无血，脉藏气"之说，显然是错误的。为什么导致错误的结论？主要是他不知道，观察是有其一定条件，一定范围的。离开原来的条件、时间、地点，观察结果会有很大差异。运用观察结论做超出原条件、原范围的外推时，必须十分审慎。他所观察的都是尸体，由于动脉弹力大，把血驱入静脉系统。这是尸体的条件，不可外推到活着的人体。对观察结果进行理解和处理时，必须注意其条件性、相对性和可变性。

在广泛占有资料的基础上，还必须要有正确的思维方法。对于马王堆汉墓出土的缣帛及竹木简医书成书年代的推定和对该批资料的运用，我国的有关专家认为："如果从《黄帝内经》成书于战国时期来推定，那么两部灸经的成书年代至少可以上溯到春秋战国之际甚至更早。"而日本山田庆儿先生认为，这种"推论的方法是错误的。不管我们最后会达到什么样的结论，我都不应该根据所谓《黄帝内经》是战国时期的著作这个还没有确证的假定，去推断帛书医书的成书年代，而必须相反地从关于后者已经确证了的事实出发，来推断前者成书的过程和年代"。山田庆儿先生基于"借助马王堆医书之光，可以逐渐看清中国医学的起源及其形成过程"。

吴坤安认为：喻嘉言、吴又可、张景岳辈，治疫可谓论切治详，发前人所未发。但景岳宜于汗，又可宜于下，嘉言又宜于芳香逐秽，三子皆名家，其治法之所以悬绝若此，以其所治之疫各有不同。景岳所论之疫，即六淫之邪，非时之气，其感同于伤寒，故每以伤寒并提，而以汗为主，欲尽汗法之妙，景岳书精切无遗。又可所论之疫，是热淫之气，从口鼻吸入，伏于募原，募原为半表半里之界，其邪非汗所能达，故有不可强汗、峻汗之戒；附胃最近，入里尤速，故有急下、屡下之法。欲究疫邪传变之情，惟又可之论最为详尽，然又可所论之疫，即四时之常疫，即俗名时气症也。若嘉言所论之疫，乃由于兵荒之后，因病致病，病气、尸气混合天地不正之气，更兼春夏温热暑湿之邪交结互蒸，人在气交中，无隙可避，由是沿门阖境，传染无休，而为两间之大疫，其秽恶之气，都从口鼻吸入，直行中道，流布三焦，非表非里，汗之不解，下之仍留，故以芳香逐秽为主，而以解毒兼之。是三子之治，各合其宜，不得执此而议彼。

学术研究中，所设置的讨论的问题必须同一，必须是一个总体，这是比较研究的基本原则。执此而议彼，古代医家多有此弊，六经辨证与卫气营血辨证、三焦辨证之争论，概源于方法之偏颇。

六、提高疗效是中医学术发展的关键

中医药学历数千年而不衰，并不断发展，主要依靠历代医学家临床经验的积累、整理提高。历代名医辈出，多得自家传师授。《周礼》有"医不三世，不服其药"，可见在很早人们即已重视了老中医经验。

以文献形式保留在中医典籍之中的中医学术精华仅仅是中医学术精华的一部分。为什么这样说？这是因为中医学术精华更为宝贵的部分是以经验的形式保留在老中医手中的。这是必须予以充分肯定、高度重视的问题。临床家，尤其是临床经验丰富、疗效卓著者，每每忙于诊务，无暇著述，其临床宝贵经验，留下来甚少。叶天士是临床大家，《外感温热篇》乃于舟中口述，弟子记录整理而成。《临证指南医案》，亦弟子侍诊笔录而成，真正是叶天士自己写的东西又有什么？

老中医经验，或禀家学，或承师传，通过几代人，或十几代或数百年的长期临床实践，反复验证，不断发展补充，这种经验比一般书本中所记述的知识要宝贵得多。老中医经验是中医学术精华的重要组成部分，舍全面继承，无法提高疗效。

书中的知识要通过自己的实践，不断摸索不断体会，有了一些感受，才能真正为自己所利用。真正达到积累一些经验，不消说对某些疾病能形成一些真知灼见，就是能准确地把握一些疾病的转归，亦属相当困难，没有十年二十年的长期摸索，是不可能的。很显然，通过看书把老中医经验学到手，等于间接地积累了经验，很快增加了几十年的临床功力，这是中青年医生提高临床能力的必由之路。全面提高中医队伍的临床水平，必将对中医学术发展产生极大的推动作用。

老中医经验中不乏个人的真知灼见，尤其是独具特色的理论见解、自成体系的治疗规律都将为中医理论体系的发展提供重要的素材。尤其是传统的临床理论并不能完全满足临床需要时，理论与临床脱节时，老中医的自成规律的独特经验理论价值更大。

在强大的西医学冲击下，中医仍然能在某些领域卓然自立，是因为其临床实效，西医学尚不能取而代之。这是中医学赖以存在的基础，中医学的发展亦系之于此。无论如何，提高临床疗效都是中医学术发展的战略起点和关键所在。

中医以其疗效，被全世界越来越多的人认可，仅在英国就有3000多家中医诊所（这已是多年前的数字）。在美国有超过30%的人群，崇尚包括中医在内的替代医学自然疗法。在医学界也认为有一些疾病，西医学是束手无策的，应从中医学中寻求解决的办法。美国医学会在1997年出版的通用医疗程序编码中特别增加两个针灸专用编码，对没有解剖结构，没有物质基础的中医针灸学予以承认；在2015年实施的"国际疾病分类"ICD-11，辟专章将中医纳入其中。我们应客观地对待百年中医西化历史，襟怀大度地包容对中医的批评，矜平躁释，心态平和，目标清晰，化压力为动力，寓继承于创新，与时俱进。展望未来，我们对中医事业发展充满了信心。

单书健

2016 年 12 月

序

    十年前出版之《当代名医临证精华》丛书，由于素材搜罗之宏富，编辑剪裁之精当，一经问世，即纸贵洛阳，一版再版，被医林同仁赞为当代中医临床学最切实用、最为新颖之百科全书。一卷在手，得益匪浅，如名师之亲炙，若醍醐之灌顶，沁人心脾，开慧迪智，予人以钥，深入堂奥，提高辨治之水平，顿获解难之捷径，乃近世不可多得之巨著，振兴中医之辉煌乐章也，厥功伟矣，令人颂赞！

    名老中医之实践经验，乃中医学术精华之最重要部分，系砺炼卓识，心传秘诀，可谓珍贵至极。今杏林耆宿贤达，破除"传子不传女，传内不传外"之旧规，以仁者之心，和盘托出；又经书健同志广为征集，精心编选，画龙点睛，引人入胜。熟谙某一专辑，即可成为某病专家，此绝非虚夸。愚在各地讲学，曾多次向同道推荐，读者咸谓得益极大。

    由于本丛书问世迨已十载，近年来各地之新经验、新创获，如雨后春笋，需加补充；而各省市名老中医珍贵之实践经验，未能整理入编者，亦复不少，更应广搜博采，而有重订《当代名医临证精华》之议，以期进一步充实提高，为振兴中医学术，继承当代临床大家之实践经验，提高中青年中医辨治之水平，促进新一代名医更多涌现，发展中医学术，作出卓越贡献。

    与书健同志神交多年，常有鱼雁往还，愚对其长期埋首发掘整理老中医学术经验，采撷精华，指点迷津，详析底蕴，精心编辑，一心为振兴中医事业而勤奋笔耕，其淡泊之心志，崇高之精神，实令人钦佩。所写《继承老中医经验是中医学术发展的关键》一文，可谓切中时弊，力挽狂澜，为抢救老中医经验而呼吁，为振兴中医事业而献策，愚完全赞同，愿有识之士，共襄盛举。

顷接书健来函，出版社嘱加古代医家经验，颜曰：古今名医临证金鉴。愚以为熔冶古今，荟为一帙，览一编于某病即无遗蕴，学术发展之脉络了然于胸，如此巨构，实令人兴奋不已。

书健为人谦诚，善读书，且有悟性，编辑工作之余，能选择系之于中医学术如何发展之研究方向，足证其识见与功力，治学已臻成熟，远非浅尝浮躁者可比。欣慰之余，聊弁数语以为序。

八二叟朱良春谨识
时在一九九八年夏月

凡　例

1. 明清之季中医临床体系方臻于成熟，故古代文献之选辑，以明清文献为主。

2. 文献来源及整理者，均列入文后。未列整理者，多为老先生自撰。或所寄资料未列，或转抄遗漏，间亦有之，于兹恳请见谅。

3. 古代文献，间有体例欠明晰者，则略作条理，少数文献乃原著之删节摘录，皆着眼实用，意在避免重复，简而有要。

4. 古代文献中计量单位，悉遵古制，当代医家文献则改为法定计量单位。一书两制，实有所因。药名多遵原貌，不予划一。

5. 曾请一些老先生对文章进行修改或重新整理素材，使主旨鲜明，识邃意新；或理纷治乱，重新组构，俾叶剪花明，云净月出。

6. 各文章之题目多为编纂者所拟，或对仗不工，或平仄欠谐，或失雅训，或难概全貌，实为避免文题重复，勉强而为之，敬请读者鉴谅。

7. 凡入药成分涉及国家禁猎和保护动物的（如犀角、虎骨等），为保持方剂原貌，原则上不改。但在临床运用时，应使用相关的替代品。

8. 因涉及中医辨证论治，故对于普通读者而言，请务必在医生的指导下使用，切不可盲目选方，自行使用。

目　录

述 要

　　臌胀之病名首见于《内经》,《灵枢·水胀》《素问·腹中论》具体描述了臌胀的临床表现。《内经》所创之"中满者,泻之于内"、"去菀陈莝"、"塞因塞用"诸治则,对臌胀之治疗,有一定的指导意义。《素问·腹中论》"鸡矢醴"乃治疗臌胀最早之方剂。

　　《金匮要略·水气病脉证并治篇》记述的肝水、脾水、肾水均以腹部胀大为主症,与《内经》描述的臌胀相似。《金匮》的一些名方,如枳术汤、防己茯苓汤、苓桂术汤、五苓散、己椒苈黄丸,俱为后世常用之方。尤其值得注意的是,仲景提示了黄疸和臌胀的联系:黄家日晡所发热而反恶寒,此为女劳得之;膀胱急,少腹满,身尽黄,额上黑,足下热,因作黑疸,其腹胀如水状,大便必黑,时溏,此女劳之病,非水也。腹满者难治,硝石矾石散主之。黄疸本系病在肝脾,然久而不解,致脾肾衰败,血瘀水结,转而成臌胀,故治之以除湿散瘀之硝石矾石散。后世论臌之"气血水"理论实肇基于此。

　　唐代孙思邈《备急千金要方》在《诸病源候论》的基础上记载了"蛊胀"有下血,腹中结瘕等症状,并指出蛊胀与水肿的主要区别在于前者"腹满不肿",后者"四肢面目俱肿",切忌"治蛊以水药,治水以蛊药。"这些(水肿第四)对后世临床产生了很大影响。他还认为,放腹水的方法,虽可使腹胀减轻一时,但每多迅速积聚如故,故列为禁忌："凡水病忌腹上出水，出水者月死，大忌之。"此与晋代葛洪所倡大相径庭。

杨士瀛《仁斋直指方》把本病称为"胀证"，并加以分类：伤于饮食者，是为谷胀；七情郁结者，是为气胀；水邪渍肠胃而溢于体肤，是为水胀；血瘀内积者，是为血胀。诸胀罹至晚期，"久病羸乏，卒然肿满，喘息不得，与夫脐心突起，或下利频频，百药遍尝，未见一愈耳。"这里所论的"脐心突起"，是臌胀危重征象之一。

刘完素在《内经》"诸病有声，鼓之如鼓，皆属于热"的基础上，指出腹胀大"是以热气内郁，不散而聚，所以扣之如鼓也"。《河间六书·胀病》强调"阳热之邪"致臌。

张子和主张用舟车丸、濬川散、禹功丸等攻下方剂，认为："养生与攻疴本自不同，今人以补剂疗病，宜乎不效。如张承应，年岁五十，腹如孕妇，面黄食减……以舟车丸引之……腹平软，健啖如昔。"

李东垣《兰室秘藏》云："诸腹胀大，皆属于热者何也？此乃病机总辟，假令外伤风寒有余之邪，自表传里，寒变为热，而作胃实胀满……亦有膏粱之人，湿热郁于内成胀满者，此热胀之谓也。""或食已便卧，使湿热之气不得施化，致令腹胀满，亦是热胀。"认为风寒传变入里化热，嗜食肥甘油腻等致水湿不运，蕴而为热，中焦为之受损，湿热浊邪交并于中，是臌胀的病因病机。针对臌胀偏寒偏热不同，设中满分消丸以治热胀，中满分消汤以治寒胀，两方都是寒热并用、攻补兼施，唯侧重不同。

朱丹溪则把臌胀病因归纳成为七情内伤、六淫外袭、房室不节、房劳致虚等诸方面，认为其可致"脾土之阴受伤，转运之官失职，胃虽受谷，不能运化"，从而"清浊相混，隧道壅塞……湿热相生，遂成胀满"。这段话实质上对臌胀的气滞、水裹病理作出了初步阐述。在治疗方面，理应补脾"、"宜大补中气行湿"，必用大剂参术，佐陈皮、茯苓、苍术之类。指出臌胀为"腹满不肿"，水肿则"四肢面目俱肿。"

朱丹溪反对用攻法，认为："病者苦于胀急，喜行利药，以求一时之快，不知宽得一日半日，其肿愈甚，病邪甚矣，真气伤矣。"强调养正补虚。金元四家于臌胀，均有建树。尤其是朱丹溪之论臌胀对后世之影响最巨。论病，清浊相混，隧道壅塞……湿热相生，遂成胀满，气滞、水裹之病理已初步阐明。于臌胀之治，丹溪所拟诸法，亦足资临证师法。

虞抟《医学正传·医学或问》认为，李东垣、朱丹溪虽在臌胀病机认识上有相同一面，即皆以湿热为论；但还有不同的一面，即一主土败木贼，一主寒多热少。"东垣北方人也，其地土高燥，湿热少而寒气多，故有是论。我丹溪先生，生长于东南之地，故病此者，尽因脾虚受湿，肝木太旺，故言然也。"

李梴《医学入门·臌胀证治》以虚胀、实胀为刚，又具体分为各脏腑胀证，且列有方治。其虚、实分类法，尚为今之臌胀分类所沿用。是篇在此基础上，还根据病因病机不同，进一步划分为谷胀、虫积胀、积块癥瘕胀、水胀、酒胀、瘀血胀、中满胀、久病疟痢胀等，从而对前人诸家分类法做了概括发挥。

赵养葵《医贯·气虚中满篇》曰："中满者……属之气虚……气虚者，肾中之火气虚也。"

《景岳全书·杂证谟·水肿论治》对前人攻补之争，认为："逐水利水之剂，但察其果系实邪、则此等之法，诚不可废。但必须审证的确，用当详慎也。"有是证用是药，不唯水肿、臌胀或其他诸疾，律应守此。

孙一奎更进一步阐析病机云："由于下焦原气虚寒，以致湿气壅遏于肤里膜外之间，不能发越，势必肿满。"(《赤水玄珠·臌胀说》)。在治疗上，两家均强调补火的重要性，但赵养葵从中下焦分别而治，虚在中焦用补中益气汤，虚在下焦用肾气丸。孙一奎则中下焦合治，自制壮元汤中，既用补骨脂、桂心、附子补命火，亦用干姜、白术、砂仁运补脾阳。

喻昌力主"阴气不散"而致"水裹气结血凝"。他所谓"阴气不散"，如云："阴气包裹阴血，阴气不散，阴血且不露，可驱其血乎？"(《医门法律·胀病论》)故本为阴气结聚，阴行血自散。而散阴以溃坚，非"舍雄入九军，单刀取胜之附子"莫属。所以借附子雄悍辛热之力，以消水之裹，以散气之结，以解血之凝。故他所列治胀诸方，如人参芎归汤、人参丸、小温中丸、强中汤等，皆为一派辛温之剂。臌胀病机的气、血、水病理观正式确立。

清代怀抱奇《医彻》则进一步提出具体方法为十攻而一补、半攻而半补、十补而一攻等。吴谦《医宗金鉴·杂病心法要诀》更为具体："欲投诸攻下之药，而又难堪，然不攻之终无法也。须行九补一攻之法。是用补养九日，俟其可攻之机，而一日用泻下之药攻之……其后或补七日、攻一日，补五日、攻一日，补三日、攻一日，缓缓求之，以愈为度。"融前人攻补之说为一体，提出了攻补兼施法。

丹溪、一奎、喻昌、景岳之论臌胀，均属临证必读之文献。

考虑到目前中医治疗的黄疸、胁痛、臌胀似以肝胆疾病为主，故卷中现代医家的经验以肝胆疾病为主。

于臌胀之治，关幼波先生重益气化瘀，兼顾毒郁热伏湿滞；陈继明先生主张补下启中、养正消瘀；邹良材先生于臌胀析为四证，诸方乃多年经验积累而来，临证均堪师法。

化瘀治臌，已为临床家所共识。刘树农先生之佐以养阴，章次公先生之辅以导滞，郑荪谋先生之伍用升清降浊；李丹初先生之养血搜剔，各有千秋，均开治臌法门。

魏长春先生主张首运大气以治臌；顾丕荣先生之补脾开塞，逐水兼以化瘀亦各具特色。

临床名家诸法，砺炼有得，均各臻佳妙，沉疴痼疾，每可赖以回春。

李东垣

中满腹胀论

李东垣（1180~1251），名杲，金代医家

《素问·六元正纪大论》云：太阴所至为中满，太阴所至为蓄满。诸湿肿满，皆属脾土。论云：脾乃阴中之太阴，司湿土之化，脾湿有余，腹满食不化。天为阳、为热，主运化；地为阴、为湿，主长养也。无阳则阴不能生化，故云脏寒生满病。《素问·调经》云：因饮食劳倦，损伤脾胃，始受热中，末传寒中。皆由脾胃之气虚弱，不能运化精微，而致水谷聚而不散，而成胀满。经云：腹满膜胀，支膈胠胁，下厥上冒，过在太阴阳明，乃寒湿郁遏也。《脉经》所谓胃中寒则胀满者是也。《针经》三卷杂病第八：腹满，大便不利，上走胸嗌，喘息喝喝然，取足少阴。又云：胀取三阳。三阳者，足太阳寒水为胀，与《素问·通评虚实论》说腹暴满，按之不下，取太阳经络胃之募也正同。取者，泻也。经云：中满者，泻之于内者是也。宜以辛热散之，以苦泻之，淡渗利之，使上下分消其湿，正如开鬼门，洁净府。温衣缪刺其处，是先泻其血络，后调其经气，气和血平，阳布神清，此治之正也。或曰：诸腹胀大，皆属于热，何也？此乃病机总辞。假令外伤风寒有余之邪，自表传里，寒变为热，而作胃实腹满，仲景以大承气汤治之。亦有膏粱之人，湿热郁于内而成胀满者，此热胀之谓也。大抵寒胀多而热胀少，治之者宜详辨之。

诸腹胀大，皆属于热。此乃八益之邪，有余之证，自天外而入，是感风寒之邪传里，寒变为热作胃实，日晡潮热，大渴引饮，谵语，是太阳阳明并大实大满者，大承气下之，少阳阳明微满实者，小承气汤下之。泄之则胀已，此之谓也。假令痎病为胀满，亦有寒胀、热胀，是天之邪气，伤暑而得之，不即时发，至秋暑气衰绝，而疟病作矣。知其寒也，《局方》用交解饮子者是也。

内虚不足，寒湿令人中满，乃五脏六腑俱有胀满，更以脉象寒热多少较之。胃中寒则胀满，浊气在上则生䐜胀。䐜胀取三阳，三阳者，足太阳膀胱寒水为胀，腹暴满，按之不下，取太阳经络者，胃之募也，正同腹满䐜胀，支膈胠胁，下厥上冒，过在太阴阳明，胃中寒湿郁遏也。太阴䐜胀，腹不利，不欲食，食则呕，不得卧，按所说寒胀之多如此。

中满治法，当开鬼，洁净府。开鬼门者，谓发汗也；洁净府者，利小便也。中满者，泻之于内，调脾胃有病，当令上下分消其湿，下焦如渎，气血自然分化，不待泄滓秽。如或大实大满，大小便不利，从权以寒热药下之。或伤酒湿面及味厚之物，膏粱之人，或食已便卧，使湿热之气不得施化，致令腹胀满，此胀亦是热胀。冶热胀，分消丸主之。

如或多食寒凉，及脾胃久虚之人，胃中寒则胀满，或脏寒生满病，以至寒胀，中满分消汤主之。

（《兰室秘藏》）

严用和

积 聚 论

严用和（1199~1267），宋代医家

夫积有五积，聚有六聚。积者生于五脏之阴气也；聚者成于六腑之阳气也。此由阴阳不和，脏腑虚弱，风邪搏之，所以为积为聚也。有如忧、思、喜、怒之气，人之所不能无者，过则伤乎五脏，逆于四肢，传克下行，乃留结而为五积。故在肝曰肥气，在心曰伏梁，在脾曰痞气，在肺曰息贲，在肾曰奔豚，其名不同，其证亦异。

肥气之状，在左胁下，大如覆杯，肥大而似有头足，是为肝积，诊其脉弦而细，其色青，其病两胁下痛，牵引小腹，足寒转筋，男子为积疝，女子为瘕聚；伏梁之状，起于脐下，其大如臂，上至心下，犹梁之横架于胸膈者，是为心积；诊其脉沉而芤，其色赤，其病腹热面赤，咽干心烦，甚则吐血，令人食少肌瘦。痞气之状，留于胃脘，大如覆杯，痞塞不通，是为脾积；诊其脉浮大而长，其色黄，其病饥则减，饱则见，腹满呕泄，足肿肉削，久不愈，令人四肢不收；息贲之状，在右胁下，大如覆杯，喘息奔溢，是为肺积；诊其脉浮而毛，其色白，其病气逆，背痛，少气，喜忘，目瞑，肤寒，皮中时痛，或如虱缘，或如针刺。奔豚之状，发于小腹，上至心下，上下无时，有若豚走之状，是为肾积；诊其脉沉而急，其色黑，其病饥则见，饱则减，小腹里急，腰痛口干，目昏骨冷，久不愈，令人骨痿少气。

又如六聚之成于六腑则异是矣，何者？六腑属于三阳，太阳利清气，阳明泄浊气，少阳化精气，有如都会之府，主转输以为常也。夫苟六腑失常，则邪气聚而不散，始发既无根本，上下无所留止，其痛亦无常处，故在上则格，在下则胀，傍攻两胁，如有杯块，易于转动，故非五积之比也。

凡诊其脉快而紧者，积聚也；脉浮而牢者，积聚也；脉横者，胁下有积聚也；脉来小沉实者，胃中有积聚也。

大抵病各有证，治各有方。如诊心腹积聚，其脉牢强急者生，虚弱急者死。又诸脉实强者生，沉下者死。此又不可不察也。

《严氏济生续方》积评治：夫积者，伤滞也。伤滞之久，停留不化，则成积矣。且人之脏腑，皆因触冒以成疾病，惟脾胃最易受触。盖日用饮食，稍或过多，停滞难化，或吐或呕，或泄或痢。

当是之时，法宜推荡，然后助养脾胃。所谓推荡者，更宜斟量人之虚实，伤滞之轻重而推荡之。停滞一消，则不成积；克化失宜，久之必成积聚癥瘕矣。

所谓积者，有气积、肉积、酒积、茶积、食积、痰积，更有妇室月经不通，逐成血积。凡治诸积之要，并载于后，倘于前证，参酌而用之可也。

（《严氏济生方》）

朱丹溪

臌 胀 心 法

朱丹溪（1281~1358），名震亨，字彦修，元代医家

臌胀又名单臌。宜大补中气行湿。此乃脾虚之甚，必须远音乐，断厚味。大剂人参、白术，佐以陈皮、茯苓、苍术之类。有血虚者，用四物汤行血药。有脉实坚人壮盛者，或可攻之，便可收拾，用参术为主。凡补气必带厚朴宽满，厚朴治腹胀，因味辛以气聚于下焦故也。须用姜汁制之。如肥胖之人腹胀者，宜平胃、五苓共服之。如白人腹胀者，是气虚，宜参、术、厚朴、陈皮；如瘦人腹胀者，是热，宜黄连、厚朴、香附、白芍；如因有故蓄血而腹胀者，宜抵当丸下死血；如因有食积而腹胀者，有热，用木香槟榔丸，有寒，用木香、厚朴、丁香、砂仁、神曲、香附；如因外寒郁内热而腹胀者，用藿香、麻黄、升麻、葛根、桂枝；因大怒而腹胀者，宜青皮、陈皮、香附、木香、栀子仁、芦荟。实者，按之不坚不痛。治须实者下之、消之，次补之；虚者温之升之，补为要。朝宽暮急，血虚；暮宽朝急，气虚；终日急，气血皆虚。腹胀不觉满者，食肉多，以黄连一两，阿魏半两，醋浸蒸饼为丸，同温中丸，白术汤下。食肉多腹胀，三补丸料内加香附、半夏曲，蒸饼丸服。

心肺，阳也，居上；肝肾，阴也，居下；脾居中，亦阴也，属土。经曰："饮食入胃，游溢精气，上输于脾，脾气散精，上归于肺，

通调水道，下输膀胱，水精四布，五经并行。"是脾具坤静之德，而有乾健之运，故能使心肺之阳降，肾肝之阴升，而成天地交之泰，是为无病之人。今也七情内伤，六淫外侵，饮食不节，房劳致虚，脾土之阴受伤，转输之官失职，胃虽受谷，不能运化，故阳自升，阴自降，而成天地不交之否。于斯时也，清浊相混，隧道壅塞，气化浊血，瘀郁而为热，热留而久，气化成湿，湿热相生，遂生胀满，经曰臌胀是也。以其外虽坚满，中空无物，有似于鼓。其病胶固，难以治疗，又名曰蛊，若虫侵蚀，有蛊之义。验之治法，理宜补脾，又须养肺金以制木，使脾无贼邪之虑，滋肾水以制火，使肺得清化之令，却盐味以防助邪，断妄想以保母气，无有不安。医不察病起于虚，急于作效，炫能希赏，病者苦于胀急，喜行利药，以求一时之快。不知宽得一日半日，其肿愈甚，病邪甚矣，真气伤矣，去死不远。古方惟禹余粮丸，又名石中黄丸，又名紫金丸，制肝补脾，殊为切当，亦须随证，亦须顺时，加减用之。

余友俞仁叔，儒而医，连得家难，年五十得此疾，自制禹余粮丸服之。予诊其脉，弦涩而数。曰：此丸新制，锻炼之火邪尚存，温热之药太多，宜自加减，不可执方。俞笑曰：今人不及古人，此方不可加减。服之一月，口鼻见血色，骨立而死。

又杨兄，年近五十，性嗜好酒，病疟半年，患胀病，自察必死，来求治。诊其脉弦而涩，重则大，疟未愈，手足瘦而腹大如蜘蛛状。予教以参、术为君，当归、川芎、芍药为臣，黄连、陈皮、茯苓、厚朴为佐，生甘草些少，作浓汤饮之，一日定三次，彼亦严守戒忌。一月后，疟因汗而愈；又半年，小便长而胀愈。中间稍有加减，大意只是补气行湿。

又陈氏，年四十余，性嗜酒，大便时见血，于春间患胀，色黑而腹大，其形如鬼。诊其脉数而涩，重似弱。予以四物汤加黄连、黄芩、木通、白术、陈皮、厚朴、生甘草，作汤与之，近一年而安。一补气，一补血，余药大率相出入，皆获安以保天寿。或曰：气无补法，何子补气而获安，果有说以通之乎？予曰：气无补法，世俗之言也。以气之为病，痞闷壅塞，似难于补，恐增病势，不思正气虚者，不能运行，邪滞乃著而不出，所以为病。经曰壮者气行则愈，怯者著而成病。苟或气怯不用补法，气何由行？或曰：子之药审则审矣，何效之迟也？病者久在床枕，必将厌子之迂而求速者矣！予曰：此病之起，或三五年，或十余年，根深矣，势笃矣，欲求速效，自求祸耳。知王道者，能治此病也。或曰：胀病将终不可与利药耶？予曰：灼知其不因于虚，受病亦浅，脾胃尚壮，积滞不痼而又有可下之证，亦宜略与疏导。若援张子和浚川散、禹功丸为例，行速攻之策，实所不敢。

（《格致余论》）

虞抟

师法丹溪，肿胀正传

虞抟（1438~1517），字天民，明代医家

《内经》曰：诸湿肿满，皆属于脾。又曰：诸腹胀大，皆属于热。夫脾虚不能制水，水渍妄行，故通身面目手足皆浮而肿，名曰水肿。或腹大如鼓，而面目四肢不肿者，名曰胀满，又名臌胀。皆脾土湿热为病，肿轻而胀重也。丹溪曰：心肺阳也，居上；肾肝阴也，居下；脾居中，亦阴也，属土。经曰：饮食入胃，游溢精气，上输于脾，脾气散精，上归于肺，通调水道，下输膀胱，水精四布，五精并行。是脾具坤静之德，而有乾健之运，故能使心肺之阳降，肾肝之阴升，而成天地交之泰，是为平人。今也七情内伤，六淫外侵，饮食不节，房劳致虚，脾土之阴受伤，转输之官失职，胃虽受谷，不能运化，故阳自升、阴自降，而成天地不交之否，清浊相混，隧道壅塞，湿郁为热，热又生湿，湿热相生，遂成胀满，经曰臌胀是也。以其外虽坚满，中空无物，有似于鼓，胶固难治。又曰蛊者，若虫侵蚀，有蛊之义。理宜补脾，又须养肺以制木，使脾无贼邪之虑，滋肾以制火，使肺得清化之令，却盐味以防助邪，断妄想以保母气，远音乐，戒暴怒，无有不安。医者不察，急于获效；病者苦于胀满，喜行利药，以求通快。殊不知宽得一日、二日，复胀愈甚，真气已伤，去死不远矣。俗谓气无补法者，以其痞满壅塞，似难于补。不思正气虚而不能

运行，邪滞著而不出，所以为病。经曰：壮者气行则愈，怯者著而成病。气虚不补，邪由何退，病何由安。且此病之起，固非一年，根深蒂固，欲取速效，自取祸耳，知王道者，可与语此。其或受病之浅，脾胃尚壮，积滞不固者，惟可略与疏导，而不可峻与利药也。

愚按：先生此论，详明殆尽，诚千古不易之定议也。及视东垣胀满论，又以脏寒生满病立说，引《脉经》胃中寒则胀满之语以为之证。愚恐南北风土寒热不同，难以一途而论。虽然，愚尝以丹溪法活人多矣，是以东垣之论，不与吻合，故不敢采取其言，以为后人之惑也。

……

丹溪曰：古方惟禹余粮丸，制肝补脾，殊为切当，然亦须随时随证加减。一友人得胀疾，自制此药服之。予曰：温热药多，且煅炼之火尚存，宜自加减。彼不听，服之一月，口鼻出血，骨立而死。

朝宽暮急，血虚；暮宽朝急，气虚；朝暮急，气血俱虚。

治肿胀，大法宜补中行湿利小便，以人参、白术为君，苍术、陈皮、茯苓为臣，黄芩、麦门冬为使以制肝木，少加厚朴以消腹胀，气不运加木香、木通，气下陷加升麻、柴胡提之，血虚加补血药，痰盛加利痰药，随证加减用之，无不效者。

《卢氏医镜》以水肿隶于肾肝胃而不及脾，又肺金盛而生水，水溢妄行，岂理也哉。夫脾土受病，肺为之子，固不能自盛而生水。然肺金气清而能生水，则滋长肾阴，奉行降令，为生化之源，何病肿之有。今为肿之水，乃腐浊之气，渗透经络，流注溪谷，灌入隧道，血亦因之而化水。欲借脾土以制之，通肾气以利之，殊不知脾病则金气衰，木寡于畏而来侮土，脾欲不病不可得矣。治法宜清心经之火，补养脾土，全运化之职，肺气下降，渗道开通，其精气之稍清者，复回而为气为血为津液，其败浊之甚者，在上为汗，在下而为溺，以渐而分消矣。

……

禹余粮丸（局方）　治中满气胀喘满及水气胀。

蛇含石煅，三两　针砂五钱　禹余粮同针砂炒，三两

以上三味为主，其次量人虚实，入下项药。

木香　牛膝　蓬莪术　白蒺藜　桂心　川芎　茴香　白豆蔻　三棱　羌活　茯苓　干姜　青皮　陈皮　附子炮　当归各五钱

上为末，汤浸蒸饼为丸，如梧桐子大，每服五十丸，空心温酒下。

絜矩三和汤（局方）

陈皮去白　紫苏　甘草炙，各七分　厚朴姜制　槟榔　白术各一钱　海金砂四分　木通二分

上细切，作一服，加生姜三片，水煎服。

紫苏子汤（济生）

专治忧虑过度，致伤脾肺，心腹胀满喘促。治肠鸣气走，辘辘有声，大小便不利，脉虚而紧涩。

紫苏子研，一钱　白术二钱　人参一钱　大腹皮酒洗净　草果仁　半夏　厚朴　木香　陈皮　枳壳麸炒黄色　甘草炙，各五分

上细切，作一服，加生姜三片，大枣一枚，水煎温服。

木香顺气汤（东垣）　治浊气在上，则生膜胀。

木香三分　厚朴四分　青皮　陈皮　益智　茯苓　泽泻　干生姜　半夏各二分　吴茱萸汤泡，二分　川归五分　升麻　柴胡各一分　草豆蔻三分　苍术五分　白术一钱

上细切，作一服，水二盏，煎至一盏，温服。

中满分消丸（东垣）　治中满，臌胀气胀，水胀热胀。

黄芩去朽，细切，酒拌炒二次，六钱　黄连　枳实麸炒黄色　半夏汤泡七次，去皮脐，各五钱　姜黄　白龙　人参各二钱五分　甘草炙　猪苓去黑

皮，各一钱　干生姜　白茯苓　砂仁各二钱　厚朴姜制，五钱　知母去毛，酒炒　泽泻　陈皮去白，各三钱

上为细末，蒸饼糊丸，如梧桐子大，每服百丸焙热，白汤或淡姜汤下。

广术溃坚汤（东垣）　治中满腹胀，内有积块坚硬如石，令人坐卧不宁，二便涩滞，上气喘促或通身虚肿。

厚朴姜制　黄芩　黄连　益智　草豆蔻　当归各五分　半夏七分广术　升麻　红花　吴茱萸各二分　生甘草　柴胡　泽泻　神曲炒　青皮　陈皮各三分　渴加干葛四分

上细切，作一服，加生姜三片，水二盏，煎七分，温服食远。忌酒、醋、湿面。二服之后，中满减半，止有积块未消，再服后药。

半夏厚朴汤

红花　苏木各半分　木香　青皮各二分　吴茱萸　干生姜　黄连各一分　肉桂　苍术　白茯苓　泽泻　柴胡　陈皮　生黄芩　草豆蔻面裹煨　生甘草各三分　京三棱　当归梢　猪苓　升麻各四分　神曲炒，六分　厚朴姜制，八分　半夏汤泡，三钱　桃仁去皮尖，研如泥，七个　昆布五分　如渴加干葛三分

上细切，作一服，水三盏，煎至一盏，稍热服。服此药二贴之后，前证又减一半，却于前药中加减服之。

破滞气汤　一名木香化滞散。（东垣）破滞气，心腹满闷。

甘草炙，一分　白檀香　藿香　陈皮　大腹子　白豆蔻　白茯苓　桔梗各二分　砂仁　人参　青皮　槟榔　木香　姜黄　白术各四分

上细切，作一服，水一盏半，煎至一盏，去渣温服，不拘时候。

草豆蔻汤（东垣）　治腹中虚胀。

泽泻一分　木香三分　神曲四分　半夏泡　枳实铁炒　草豆蔻　黄芪春夏不用　益智　甘草各五分　青皮　陈皮各六分　茯苓　当归各七分

上细切，作一服，加生姜三片，水二大盏，煎至一盏，温服。冬月加黄芪五、七分，春夏止服正药，食远温服。

葶苈木香散（河间） 治湿热内外甚，水肿腹胀，小便赤涩，大便滑泄。此药，下水湿、消肿胀、止泻、利小便之圣药也。

葶苈子 茯苓去皮 猪苓去皮 白术各二钱五分 木香五分 泽泻 木通 甘草各五钱 辣桂二钱五分 白滑石三两

上为细末，每服三钱，白汤调下，食前服。

白术木香散（河间） 治喘嗽肿满，欲变成水病者，不能卧，不敢多食，小便闭而不通者。

白术 木猪苓去皮 甘草 泽泻 木通 赤茯苓各五分 木香 槟榔各三分 陈皮去白，二钱 官桂二分 滑石二钱

上细切，作一服，加生姜三片，水一盏半，煎至一盏，温服。

二气散（河间） 治水气蛊胀满闷。

白丑 黑丑各二钱

上为细末，外用大麦面四两，同一处拌匀做烧饼，临卧用茶清一盏下，降气为验。

牵牛丸（河间） 治一切湿热肿满等证。

大黄 黑丑 椒目 黄芩 滑石各等份

上为细末，酒煮面糊为丸，如梧桐子大，每服五丸至七丸，生姜汤下，食后服，看虚实加减丸数。

三花神佑丸（河间） 治中满腹胀，喘嗽淋闷，一切水湿肿满、湿热肠垢、陈积变生诸疾，久病不已，黄瘦困倦，气血壅滞，不得宣通，或风热燥郁，肢体麻痹，走注疼痛，风痰涎嗽，头目眩晕，疟疾不已，癥瘕积聚，坚满痞闷，酒积食积，一切痰饮呕逆，及妇人经病不快，带下淋漓，无问赤白，并男妇伤寒湿热，腹满实痛，久新瘦弱，俗不能辨，兼治新旧腰痛，并一切下痢，及小儿惊疳积热，乳癖

腹满，并宜服之。

甘遂　大戟　芫花醋拌湿炒，各五钱　黑丑取头末一两净，二两　大黄一两　轻粉另包不研，一钱

上为细末，同轻粉拌匀，滴水为丸，如小豆大，初服五丸，每服加五丸，温水下，日三服，加至快利为度。利后却又常服，病去乃止。设病愈后，惟老弱久病虚人勿服，平人常服保养，宣通气血，消进饮食。病痞闷极甚者，便多服则顿攻不开，转加痛闷，宜初服二丸，每服加二丸，至快利为度，以意消息。小儿丸如麻子大，随强弱大小，增减丸数，三、四岁者三、四丸，依前法服。

宣明鸡屎醴饮　词出《素问·腹中论》。（河间）治臌胀，旦食则不能暮食，痞满壅塞难当。

大黄　桃仁去皮　干鸡屎

上各等份，为细末，每服二钱，水一盏，生姜三片，煎汤调下，食远临卧服。

丹溪活套

云：凡腹胀，须用姜制厚朴。肥人腹胀，必用利湿，苍术、茯苓、滑石、海金砂之类。色白人腹胀，必是气虚，用人参、白术、白茯苓之类。瘦人腹胀是热，必用黄连、黄芩、栀子、厚朴之类。如因有故蓄血而腹胀者，用桃仁、红花，甚者用抵当汤丸之类。如因食积而腹胀者，保和丸加木香、槟榔、阿魏之类。有热郁而胀者，木香槟榔丸之类下之。有寒积郁结而胀者，《局方》丁香脾积丸、东垣三棱消积丸之类。如因外寒郁内热而腹胀者，用藿香、官桂、升麻、干葛之类。如因多怒郁气而胀者，宜用苍术、抚芎、香附、青皮、芍药、柴胡，及龙荟丸之类。凡腹胀，初得是气胀，宜行气疏导之剂，木香、槟榔、枳壳、青皮、陈皮、厚朴之类。久则成水胀，宜行湿利水之剂。

祖传方

鸡屎醴 治臌胀、气胀、水胀等证。

羯鸡屎一升

上一味，研细炒焦色，地上出火毒，再研极细，百沸汤三升淋汁，每服一大盏，调木香、槟榔末各一钱，日三服，空腹服，以平为期。

又方 治肿胀，或通身水肿，或腹大坚满。

三棱 莪术各用醋炒 陈皮去白 青皮 砂仁 羌活 防己 泽泻 连翘 槟榔各三钱 甘遂二钱五分 椒目 木香 干漆炒烟尽，各一钱 白丑 黑丑取头末九钱，各二两 大黄八钱 双头莲三钱

上研为细末，面糊为丸，如梧桐子大，每服三钱重，空心温酒送下，以利为度，病退即止药。忌甘草、荍菜、盐酱。

桃奴丸 治妇人或室女月经不通，渐成胀满，及男子坠马，跌扑损伤，以致瘀血停积，成血蛊病，皆能治之。

桃奴桃树上干朽嫩桃也。十二月收用 玄胡索 獭鼠粪两头尖者是雄鼠粪也 香附子 官桂 五灵脂 砂仁 桃仁去皮类，各等份

上为末，每服三钱，温酒调下。

医案

予族八一兄，素能饮酒，年五十，得肿胀病，通身水肿，腹胀尤甚，小便涩而不利，大便滑也，召予治。予曰：若戒酒色盐酱，此病可保无危，不然去生渐远。兄曰：自今日戒起。予以丹溪之法，而以参术为君，加利水道、制肝木、清肺金等药。十帖而小水长，大便实，肿退而安。又半月，有二从弟平日同饮酒者曰：天民弟素不饮酒，山中之鹿耳。我与兄，水中之鱼也。鹿可无水，鱼亦可无水乎。三人遂痛饮，沉醉而止。次日病作甚于前，复来求治。予曰：不可为矣。挨过一月而逝。

梅林妻侄孙骆智二，得肿胀证，亦令戒前四事，用前法服药四五十帖而愈，颇安五年。一日叹曰：人不吃盐酱，与死何异。遂开盐，十数日后，旧病大作，再来求治，不许。又告欲行倒仓法，予曰：脾虚之甚，此法不可行于今日也。逾月，膨胀而死。予用丹溪之法治肿胀，愈者多矣，不能尽述，特书此二人不守禁忌者，以为后人病此者之戒云。

（《医学正传》）

王 纶

朘胀识标本先后，临证别肺证脾证

王纶，字节斋，明代医家

喘与胀，二证相因，必皆小便不利，喘则必生胀，胀则必生喘，但要识得标本先后。先喘而后胀者主于肺，先胀而后喘者主于脾，何则？肺金司降，外主皮毛。经曰：肺朝百脉，通调水道，下输膀胱。又曰：膀胱者，州都之官，津液藏焉，气化则能出矣。是小便之行，由于肺气之降下而输化也。若肺受邪而上喘，则失降下之令，故小便渐短，以致水溢皮肤而生胀满焉。此则喘为本，而胀为标，治当清金降火为主，而行水次之。脾土恶湿，外主肌肉，土能克水。若脾土受伤，不能制水，则水湿妄行，浸渍肌肉，水既上溢，则邪反侵肺，气不得降而生喘矣。此则胀为本，而喘为标，治当实脾行水为主，而清金次之。苟肺证而用燥脾之药，则金得燥而喘愈加；脾病而用清金之药，则脾得寒而胀愈甚矣。近世治二证，但知实脾行水，而不知分别脾肺二证，予故为发明之。

（《明医杂著》）

孙一奎

温补下元，化气消鼓

孙一奎（1522~1619），字文垣，明代医家

胀满之疾，谷食不消，小便不利，腹皮胀急而光，内空空然如鼓是矣。俗知谓之臌胀，不察其致之者有由也。《内经》曰：胀取三阳。三阳者，足太阳寒水膀胱经也。《灵枢经》曰：下焦溢而为水。《灵兰秘典》曰：膀胱者，州都之官，津液藏焉，气化则能出矣。历考三书，可见小便之不利，由下焦原气虚寒，以致湿气壅遏于肤里膜外之间，不得发越，势必肿满。是肿满之疾，起于下元虚寒也。若非温补下元，则小便何能独利。且夫人之胃如釜甑然，釜底火旺，则热气熏蒸，甑炊易熟，若徒有水而无火，则无气上升，物何由熟？即此可以例观矣。故治胀满者，先宜温补下元，使火气盛而湿气蒸发，胃中温暖，谷食易化，则满可宽矣。夫清气既升，则浊气自降，浊气降则为小便也，小便利，胀有不消乎？语谓地气上为云，天气下为雨。惟此气流行，斯为云为雨也。今之医者，一遇此疾，则曰《内经》有言，诸湿肿满，皆属脾土，土虚则湿停，湿停则渗透肌肤，遍身肿满，不可不通利也。辄用利小便及补中之剂，如五苓散、胃苓汤加木通、车前子、大腹皮、滑石之类，法未为爽，然乎谬乎？顾服之愈多，而小便愈少，肿胀愈急，何故哉？不温补下元，而徒以通利之药施之也。果若此，岂惟不效，则下元益虚，真气益弱，死期且至，安望其有瘳

乎？余尝究心《灵枢》《素问》，参会《易》理，憬然有得于中，且施之病者，随试辄效，故笔之于册，以公我之同志。壮原汤：治下焦虚寒，中满肿胀，小水不利，上气喘急，阴囊两腿皆肿，或面有浮气。人参、白术各二钱，茯苓、破故纸各一钱，桂心、大附子、干姜、砂仁各五分，陈皮七分，水煎，食远服。有痰，加半夏一钱；喉中痰声，加桑白皮一钱，咳嗽亦加；脚趺面肿，加薏苡仁二钱；中气不转运，不知饿，加厚朴、木香各五分；气郁不舒，加沉香、乌药各三分，临服磨入；气虚甚者，人参加作五钱，大附子加作一钱半；汗多者，再加桂枝五分，白芍药（酒炒过）八分；若夏月喘乏无力，或汗多者，加麦门冬一钱，五味子十粒；夜梦不安者，加远志一钱；两胁气硬，加白芥子八分；若面浮肿，胁下气硬，加白芥子、紫苏子各五分；若身重不能转动，加苍术一钱，泽泻七分；湿盛，加桑白皮、赤小豆各三钱。

（《赤水玄珠》）

龚廷贤

臌 胀 保 元

龚廷贤（1522~1619），字子才，明代医家

经云：其脉大坚以涩者，胀也。关上脉浮则内胀，迟而滑者胀，脉盛而紧者胀。胀脉浮大者易治，虚小者难治。水病腹大如鼓，脉实者生，虚者死，脉洪者生，微细者死。中恶腹大，四肢满，脉大而缓者生，浮而紧者死。

丹溪云：七情内伤，六淫外感，饮食不节，房劳致虚，脾土之阴受伤，转输之官失职，胃虽受谷，不能运化。故阴阳不交，清浊相混，隧道壅塞，郁而为热，热留为湿，湿热相生，遂成胀满。经云臌胀者是也。以其外壅坚满，中空无物，有似于鼓。其病胶固，难以治疗，又名曰蛊，皆蛊侵蚀之义。

阴阳愆伏，营卫凝滞，三焦不能宣行，脾胃不能传布，胀满之所由也。曰谷胀，曰水胀，曰气胀，曰血胀，谓之四病。或寒，或热，或虚，或实，又不可以无别也。若久病羸乏，卒病胀满，喘息不得，与夫脐心突起，或下利频数，百方调治，未见一愈者矣。

朝宽暮急者为血虚，暮宽朝急者为气虚，朝暮俱急者气血俱虚。

《脉经》曰：胃中寒则胀满。此论内伤不足之邪，乃久病也。寒者，非寒冷之寒，乃阴虚之义。故用参、术以补脾为君，苍术、茯苓、陈皮为臣，黄芩、麦门为使，以制肝木，少加厚朴以消腹

胀。气不运加木香，气下陷加升麻、柴胡提之，血虚加四物汤，有痰加半夏。经云：寒因寒用者是也。病胀久，脾胃虚者，虽有大小便不利之证，乃气不运血，血不润矣。当大补气血为主，慎不可用下药也。臌胀为病多端，宜照后方加减调治，毋得执泥以误人也。

一论病人初起心腹胀满，因于食伤脾胃，湿痰气郁，食积而作胀也，用此通治之剂。宜

香砂和中汤

藿香　砂仁各一钱二分　苍术炒，一钱五分　厚朴姜汁炒　广陈皮刮去白　半夏姜汁炒　白茯苓去皮　枳实麸炒　青皮去穰　神曲炒　山楂肉各一钱　白术去芦，炒，一钱半　甘草三分

上锉一剂，生姜煎服。

一论脾虚臌胀，手足倦怠短气，溏泄者。此调治胀满王道之药，久病虚弱之人宜服。

六君子汤

人参　白术去芦，炒　白茯苓去皮　半夏姜制　陈皮　甘草

上锉，生姜煎服。一方加当归、白豆蔻、苏梗，尤妙。

按：经曰：塞因塞用。故用补剂以治胀，初服则胀，久服则通。此惟精达经旨者知之，庸医未足道也。若朝宽暮急为血虚，加当归、川芎。暮宽朝急为气虚，依本方。朝暮俱急，亦加芎、归。

一论男妇因于气恼而心腹胀满，或痰嗽喘急者，予常见因气而作胀满者甚多，而用此方甚效。

分心气饮方见诸气，依本方加槟榔、枳壳、香附、乌药。

木香消胀丸　治证同前。

木香二钱五分　槟榔五钱　陈皮　大腹皮　枳壳麸炒　桑白皮　苏子　香附子炒，各一两　萝卜子炒，一两

上为细末，水煮稀神曲糊为丸，如梧子大，每服五七十丸，淡姜汤送下。

一论腹胀发热，以阳并阴，则阳实而阴虚。阳胜则外热，阴虚生内热。脉必浮数，浮则为虚，数则为热，阴虚不能宣导，饮食如故，固致胀满者，为之热胀。宜用

枳实分消汤

川厚朴去皮，姜汁炒，五钱　枳实麸炒，二钱五分　大黄酒蒸，一钱五分　官桂一钱二分　甘草炙，一钱五分

上锉一剂，姜枣煎服。呕吐加半夏，自利去大黄，寒多加干姜。

一论中满臌胀，气胀、水胀、热胀。宜

中满分消丸

人参二钱五分　白术去芦，炒，二钱半　姜黄二钱五分　猪苓去黑皮，一钱　甘草炙，一钱　砂仁　干生姜各二钱　泽泻　陈皮　知母去毛，酒炒，各三钱　白茯苓去皮，二钱　枳实麸炒　半夏姜炒　黄连姜汁炒，各五钱　黄芩酒炒，六钱　川厚朴姜沙，五钱

上为细末，水浸，蒸饼为丸，如梧子大，每服百丸，焙热，食远，白汤送下。

一论老人虚人，中寒下虚，心腹膨胀，不喜饮食，脉浮迟而弱，此名寒胀。

香朴汤

川厚朴姜汁炒，五钱　大附子炮，去皮脐，三钱八分　木香一钱五分

上锉一剂，生姜七片，枣二枚，水煎热服。

一论中满寒胀、寒疝，大小便不通，阴躁，足不收，四肢厥逆，食入反出，下虚中满，腹胀心下痞，下焦躁寒沉厥，奔豚不收。宜

中满分消汤

益智　半夏姜炒　升麻　茯苓　木香各三分　黄芪炒　吴茱萸

炒　草豆蔻　川厚朴姜炒，各五分　川乌炮　人参　泽泻　青皮去穰　当归　柴胡　黄连姜炒　澄茄　黄柏酒炒　干姜　生姜各二分

上锉一剂，水煎服。忌房劳、酒湿、面、生硬冷物。

一论中满腹胀，内有积聚，如石坚硬，令人坐卧不宁，二便涩滞，上气喘促，或通身虚肿。

广术溃坚汤

川厚朴去皮，姜炒　黄芩炒　黄连姜炒　益智仁　草豆蔻　当归各五分　半夏姜炒七分　广术　升麻　红花　吴茱萸各二分　生甘草　柴胡　泽泻　神曲炒　青皮去穰　陈皮各三分　口干加葛根四分

上锉一剂，生姜煎，食远温服，忌酒醋湿面。

一论浊气在上则生膜胀，清气在下则生飧泄。宜

木香顺气汤

木香三分　厚朴姜炒，四分　青皮去穰　陈皮　益智　泽泻　干生（姜）　茯苓　半夏姜炒　吴茱萸汤泡，二分　当归　苍术米泔炒，各五分　升麻　柴胡各一分　草豆蔻三分　白术一钱

上锉一剂，水煎温服，忌生冷硬物。

一治蛊胀

黑丑头末　木香　甘遂各一钱

上为末，用猪腰一对，俱分破，将药撒在二腰子内，合住，纸包，灰火烧熟，空心，或食一个，或食二个，大便行脓血见效。

一论血臌，腹如盆胀，积聚痞块。宜

化蛊丸

三棱煅　莪术煨　干漆炒尽烟　硇砂　虻虫糯米炒　水蛭石灰炒　琥珀　牛膝去芦，酒洗　肉桂　大黄各等份

上为末，用生地黄、自然汁和米醋调匀为丸，如梧桐子大，每服十丸，空心温酒下，童便亦可。

四炒枳壳丸

一治脾胃不和，气血凝滞，腹内蛊胀。

枳壳四两去穰，切作两指大块，分四处：

一两用萝卜子一两炒，去子不用；

一两用苍术四两炒，去苍术不用；

一两用干漆一两炒，去干漆不用；

一两用小茴一两炒，去茴香不用；

上用原炒苍术四味，用水两碗，煎至一碗，去渣，煮糊为丸，如梧子大，每服五十丸，食后米汤下。

（《寿世保元》）

张景岳

肿 胀 论 证

张景岳（1563~1640），名介宾，明代医家

肿胀之病，原有内外之分，盖中满者谓之胀，而肌肤之胀者亦谓之胀。若以肿言，则单言肌表，此其所以当辨也。但胀于内者，本由脏病，而肿于外者，亦无不由乎脏病。第脏气之病，各有不同，虽方书所载有湿热、寒暑、血气、水食之辨，然余察之经旨，验之病情，则惟在气水二字，足以尽之。故凡治此证者，不在气分则在水分，能辨此二者而知其虚实，无余蕴矣。病在气分，则当以治气为主，病在水分，则当以治水为主。然水气本为同类，故治水者当兼理气，盖气化水自化也；治气者亦当兼水，以水行气亦行也。此中玄妙，难以尽言，兹虽条列如下，然运用之法，贵在因机通变也。

病在气分者，因气之滞，如气血之逆，食饮之逆，寒热风湿之逆，气虚不能运化之逆，但治节有不行者，悉由气分，皆能作胀。凡气分之病，其色苍，其肉坚，其胀或连胸胁，其痛或及脏腑。或倏而浮肿者，阳性急速也；或自上及下者，阳本乎上也，或通身尽肿者，气无不至也。有随按而起者，如按气囊也。然此虽皆气分，而气病有不同，故有气热而胀者，曰：诸胀腹大，皆属于热也。有气寒而胀者，曰胃中寒则䐜胀，曰脏寒生满病也；有气湿而胀者，曰诸湿肿满，皆属于脾也；有气虚而胀者，元气虚也，曰足太阴虚则臌胀也；

有气实而胀者，邪气实也，曰肾气实则胀，曰脾气实则腹胀，曰胃气实则胀也。

凡此虽皆胀病，而治之之要，则全在察其虚实。大都阳证多热，热证多实，阴证多寒，寒证多虚。先滞于内，而后及于外者多实；先肿于表，而渐及于内，或外虽胀而内不胀者多虚。小便红赤，大便秘结者多实；小便清白，大便稀溏者多虚。脉滑有力者多实，弦浮微细者多虚。形色红黄，气息粗长者多实；形容憔悴，声音短促者多虚。年青少壮，气道壅滞者多实；中衰积劳，神疲气怯者多虚。虚实之治，反如冰炭，若误用之，必致害矣。

……

少年纵酒无节，多成水臌。盖酒为水谷之液，血亦水谷之液，酒入中焦，必求同类，故直走血分。经曰：饮酒者，卫气先行皮肤，先充络脉，此之谓也。然血者神气也，血属阴而性和，酒者淫气也，酒属阳而性悍，凡酒入血分，血欲静而酒动之，血欲藏而酒逐之，故饮酒者身面皆赤，此入血之征，亦散血之征也。扰乱一番，而血气能无耗损者，未之有也。第年当少壮，则旋耗旋生，固无所觉，及乎血气渐衰，则所生不偿所耗，而且积伤并至，病斯见矣。故或致血不养筋，则为中风；或致伤脾，则为痰饮、泻痢；或湿热上浮，则为喘、汗、鼻渊；或流于筋骨，则为瘘痹、疼痛；或致动血伤精，则为劳损、吐衄；或致伤肌腐肉，则为烂疮、痔漏；其有积渐日久而成水臌者，则尤多也。盖酒性本湿，壮者气行则已，酒即血也；怯者着而成病，酒即水也。不惟酒为水，而血气既衰，亦会随酒而悉为水矣。所以凡治水臌者，必当以血气为主，而养阴利湿，是诚善矣。

然奈无知少年，初不知畏，而惟酒是耽，此其浸渍已非一日，致令血气天真败极至此，又岂能以旦夕挽回者哉？故于诸臌之中，则尤以酒臌为最危难治之证。尝有一杜康之徒，不信余说，云：公为此言，其亦过矣，兹见有某人者，以酒为生，自朝继暮，今年已若干，未闻其病，岂酒果伤人者耶？是不知若人者，惟千百中之一二，而天禀之特出者也。不然，何善饮者如此其多，而寿于饮者仅见其人，则其他之困于此者，从可知矣，使不有斯人之禀，而有斯人之嗜，吾恐其不免于斯矣。

……

气分诸胀论治

凡胀满由于气分者，宜察气之虚实。若胀满在中而不在外者，其病多实。经曰：中满者，泻之于内。此之谓也。若果因酒食厚味，气滞脉滑而大满大实者，宜廓清饮主之；兼胀兼痛，诸药不效者，宜神香散主之。若脏腑胀实而坚痛者，宜承气汤或百顺丸下之，然必年壮力强，素无损伤虚弱等证而暴见胀满者，方可峻攻，否则，只宜缓治。如果气实于中而表里俱胀者，宜用蒜瓣以滚汤煮微熟留性，少蘸盐醋，常以佐食，大能破气消滞，亦佳法也。若气胀而兼小水不利者，宜用四苓散，以半熟蒜捣膏丸服，极妙。

饮食停滞而致胃口中焦胀满者，宜大小和中饮酌用之。兼痛者，宜排气饮主之。

怒气逆于中焦，或胀或痛者，宜排气饮、解肝煎之类主之。兼喘胀者，宜四磨饮或神香散。

……

脾胃虚寒，中气不健，而三焦胀满者，是为气虚中满。其为证也，必多吞酸嗳腐，恶食恶寒，或常为溏泄而别无火证火脉者，必属脏寒，此所谓脏寒生满病也，惟宜温补。寒在中焦者，宜温胃饮、理中汤；寒在下焦者，宜理阴煎、八味地黄汤之类主之。

单腹胀者，名为臌胀，以外虽坚满而中空无物，其象如鼓，故名臌胀。又或以血气结聚，不可解散，其毒如蛊，亦名蛊胀。且肢体无恙，胀惟在腹，故又名为单腹胀，此实脾胃病也。夫脾胃为中土之脏，为仓廪之官，其脏受水谷，则有坤顺之德，其化生血气，则有乾健之功，使果脾胃强健，则随食随化，何胀之有？此惟不善调摄，而凡七情劳倦，饮食房闱，一有过伤，皆能戕贼脏气，以致脾土受亏，转输失职，正气不行，清浊相混，乃成此证。凡治此者，若察其病由中焦，则当以脾胃为主，宜参、芪、白术、干姜、甘草之属主之；若察其病由下焦，则当以命门母气为主，宜人参、熟地、当归、山药、附子、肉桂之属主之。如果气有否塞，难于纯补，则宜少佐辛香，如陈皮、厚朴、砂仁、香附、丁香、白芥子之属。如或水道不利，湿气不行，则当助脾行湿而佐以淡渗，如猪苓、泽泻、茯苓之属。若诸药未效，仍当灸治，如后法。

以上诸法，大略如此，然病成单臌，终非吉兆，必其伤败有渐，然后至此，使非尽扫尘务，如意调理，则未有或免者矣。

治胀当辨虚实。若察其果由饮食所停者，当专去食积；因气而致者，当专理其气；因血逆不通而致者，当专清其血；其于热者寒之，结者散之，清浊混者分利之，或升降其气，或消导其邪，是皆治实之法也。第凡病肿胀者，最多虚证，若在中年之后，及素多劳伤，或大便溏滑，或脉息弦虚，或声色憔悴，或因病后，或因攻击太过，而反致胀满等证，则皆虚损之易见者也。诸如此类，使非培补元气，速救根本，则轻者必重，重者必危矣。若虚在脾肺者，宜四君子汤、归脾汤之类主之；若脾虚兼寒者，宜理中汤、温胃饮、五君子煎；若脾虚兼痰者，宜六君子煎；若肾虚兼痰者，宜金水六君煎；若虚在肝肾者，宜六味地黄汤；若肾虚兼寒者，宜理阴煎，或八味地黄丸，甚者加减金匮肾气汤主之。若以虚证而妄行消伐，则百不活一矣。其有果以少壮停滞，或肝强气逆，或时气亢害为邪者，方可直攻其病，但辨之宜详，不可忽也。

（《景岳全书》）

赵献可

气虚中满论

赵献可（1573~1664），字养葵，号医巫闾子，明代医家

中满者，其证悉与臌胀水肿无异，何故属之气虚？请得明言之否？曰：气虚者，肾中之火气虚也。中满者，中空似鼓，虚满而非实满也。大略皆脾肾两虚所致。海藏云：夫水气者，乃胃土不能制肾水，水逆而上行，传入于肺，故令人肿。治者惟知泄水，而不知益胃。故多下之，强令水出，不依天度流转，故胃愈虚，食无滋味，则发而不能制也。莫若行其所无事，则为上计。何今之人，不知此等高论，举手便以为水肿，用《内经》去菀陈莝，开鬼门、洁净府之法治之，如舟车丸、禹功散之类。若真知其为水湿之气，客于中焦，侵于皮肤，皮肤中如水晶之光亮，手按之随起者，以前药一服而退。若久病大病后，或伤寒疟痢后，女人产后，小儿痘后，与夫元气素弱者，概以前法施之，脾气愈泄愈虚，不可复救矣。故治肿者，先以脾土为主，须补中益气汤，或六君子汤温补之。俾脾土旺，则能散精于肺，通调水道，下输膀胱，水精四布，五经并行矣。或者疑谓喘胀水满，而又加纯补之剂，恐益胀满，必须补药中，加行气利水之品方妙。此论似深得病情，终非大方家体。盖肺气既虚，不可复行其气。肾水已衰，不可复利其水。纯补之剂，初时似觉不快，过时药力得行，渐有条理矣。

至于补肾以治肿，其说难明。盖禹之治水，行其所无事也。若一事疏凿，则失之矣。今人之治肾水者，牵牛、大戟，粗工之小智，正禹之所恶也。间有用五苓五皮者，以为中正，亦转利转虚。肾气愈衰，而愈不能推送矣，故须用补肾。经曰：肾开窍于二阴，肾气化则二阴通。二阴闭则胃膜胀。故曰：肾者胃之关，关门不利，故水聚而从其类也。又曰：肾主下焦。三焦者，决渎之官，水道出焉。膀胱者，州都之官，津液藏焉。必待三焦之火化，始能出也。其三焦之经，在上者布膻中，散络心包。在下者，出于委阳，上络膀胱。上佐天道之施化，下佐地道之发生，与手厥阴为表里，以应诸经之使者也。是故肾虚者，下焦之火虚也。宣明五气论云：下焦溢为水，以水注之，斯气窒而不泻，则溢而为水也。经曰：三焦病者，气满小腹尤坚，不得小便，溢则水留而为胀。惟张仲景制金匮肾气丸，补而不滞，通而不泄，诚治肿之神方。国朝薛立斋先生，屡用屡效，详载之医案中。余依其案，亲试之甚效，故敢详著焉。世有患此者，幸毋诞之乎。

金匮肾气丸　此方藏于《金匮玉函》。

白茯苓三两　附子五钱　川牛膝一两　肉桂一两　泽泻一两　车前子一两　山茱萸一两　山药一两　牡丹皮二两　熟地四两

中满之病，原于肾中乏火，气虚不能行水。此方内八味丸为主，以补肾中之火，则三焦有所禀命，浩然之气，塞乎天地，肾气不虚而能行水矣。内有附子、肉桂辛热之品，热则流通。又火能生土，土实而能制水矣。内加牛膝、车前子二味，最为切当。考之《本草》，云：车前子虽利小便，而不走气，与茯苓同功。强阴益精，令人有子。牛膝治老人失溺，补中续绝，壮阳益精，病人虚损，加而用之。方见《金匮要略》，故名金匮肾气丸。

前所论证治，乃脾肾两虚者。至于纯是脾虚之证，既以参芪四君为主，亦须以八味丸兼补命门火。盖脾土非命门火不能生，虚则补母之义，不可不知。

又有一等纯是阴虚者，其证腹大脐肿腰痛，两足先肿，小水短涩，喘嗽有痰，不得卧，甚至头面皆肿。或面赤口渴，但其人饮食知味，大便反燥。医见形肿气喘，水证标本之疾，杂用利水之药而益甚。殊不知阴虚，三焦之火旺，与冲脉之属火者，同逆而上。由是水从火溢，上积于肺而嗽，甚则为喘呼不能卧，散聚于阴络而为胕肿。随五脏之虚者，入而聚之，为五脏之胀。皆相火泛滥其水而生病也。以六味地黄，加门冬、五味大剂服之。余亲试有验，故录。

又有一等火郁者，其证口苦，胁痛，恶寒，目黄，面黄，呕酸等证，须用逍遥散舒其郁，继以六味、肾气滋其阴。亦禁用分利。

（《医贯》）

李中梓

攻 积 论

李中梓（1588~1655），字士材，号念莪，明代医家

积之成也，正气不足，而后邪气居之，如小人在朝，由君子之衰也。正气与邪气势不两立，若低昂然，一胜则一负，邪气日昌，正气日削，不攻去之，丧亡从及矣。然攻之太急，正气转伤，初、中、末之法不可不讲也。初者，病邪初起，正气尚强，邪气尚浅，则任受攻；中者，受病渐久，邪气较深，正气较弱，任受且攻且补；末者，病魔经久，邪气侵凌，正气消残，则任受补。盖积之为义，日积月累，非伊朝夕，所以去之亦当有渐，太亟则伤正气，正气伤则不能运化，而邪反固矣。

余尝制阴阳两积之剂，药品稍峻，用之有度，补中数日，然后攻伐，不问其积去多少，又与补中，待其神壮，则复攻之，屡攻屡补，以平为期，此余独得之诀，百发百中者也。经曰：大积大聚，其可犯也，衰其半而已。故去积及半，纯与甘温调养，使脾健运，则破残之余积，不攻自走，必欲攻之无余，其不遗人夭殃者鲜矣。经曰：壮者气行即愈，怯者著而为病。洁古云：壮盛人无积，虚人则有之，故当养正，则邪自除。譬如满座皆君子，一二小人自无容身之地。虽然，此为轻浅者言耳，若大积大聚，不搜而逐之，日进补汤无益也。审知何经受病，何为成疾，见之既确，发直入之兵以讨之，何患其不愈？

《兵法》云：善攻者，敌不知其所守。是亦医中之良将也夫！

阴阳攻积丸，治五积六聚，七癥八瘕，痃癖，虫积痰食，不问阴阳皆效。方用吴茱萸、干姜、官桂、川乌、黄连、半夏、橘红、茯苓、槟榔、厚朴、枳实、菖蒲、玄胡索、人参、沉香、琥珀、桔梗、巴豆霜，皂角煎汁泛丸。

治襄阳郡守于鉴如，在白下时每酒后腹痛，渐至坚硬，得食辄痛。余诊之曰：脉浮大而长，脾有大积矣。然两尺按之软，不可峻攻。令服四君子汤七日，投以自制攻积丸三钱，但微下，更以四钱服之，下积十余次，皆黑而韧者，察其形体不倦，又进四钱，于是腹大痛，而所下甚多，服四君子汤十日，又进丸药四钱，去积三次，又进二钱，而积下遂至六七碗许，脉大而虚，按之关部豁如矣，乃以补中益气调补，一月痊愈。

（《医宗必读》）

喻嘉言

胀　病　论

喻嘉言（1585~1664），名昌，清初医家

胀病与水病，非两病也。水气积而不行，必至于极胀，胀病亦不外水裹、气结、血凝，而以治水诸法施之，百中无一愈者，失于师承无人，妄施妄投耳。今天下医脉久断，医学久荒，即欲效司马子长，担簦负笈，遍访于江、淮、汶、泗，而师资果安在乎？昌于斯世无地可以著锥，然而皇皇斯人，不敢自外，请一比类，为后学商之。仲景谓水病，气分心下坚大如盘，边如旋杯，水饮所作。然则胀病，岂无血分腹中坚大如盘者乎？多血少气，岂无左胁坚大如盘者乎？多气少血，岂无右胁坚大如盘者乎？故不病之人，凡有癥瘕积块痞块，即是胀病之根。日积月累，腹大如箕，腹大如瓮，是名单腹胀，不似水气散于皮肤面目四肢也。仲景所谓石水者，正指此也。胸中空旷，气食尚可从旁辘转，腹中大小肠膀胱，逼处瘀浊占据，水不下趋，而泛溢无不至矣。《内经》明胀病之旨而无其治，仲景微示其端而未立法，然而比类推之，其法不啻详也。仲景于气分心下坚大如盘者，两出其方，一方治阴气结于心下，用桂枝去芍药加麻黄附子细辛汤，一方治阳气结于心下，用枳术汤。夫胸中阳位，尚分阴气阳气，而异其治，况腹中至阴之处，而可不从阴独治之乎？阴气包裹阴血，阴气不散，阴血且不露，可驱其血乎？舍雄入九军单刀取胜之附子，更有何药可

散其阴气、破其坚垒乎？推之两胁皆然，但分气血阴结之微甚，而水亦必从其类矣。此等比类之法，最上一乘，非中材所几，和盘托出，为引申启发之助。

律一条：凡治胀病，而用耗气、散气、泻肺、泻膀胱诸药者，杀人之事也。治病之药，贵得其宜。病有气结而不散者，当散其结。甚有攻下荡涤，而其气之结仍未遽散者，渐积使然也。今胀病乃气散而不收，更散其气，岂欲直裂其腹乎？收之不能遽收，亦渐积使然，缓缓图成可也。若求快意一朝，如草头诸方，明明立见杀人，若辈全不悔悟，辗转以售奸，吾不知其何等肺肠，千劫不能出地狱矣。

（《医门法律》）

张 璐

论 治 臌 胀

张璐（1617~1699），字路玉，号石顽，清代医家

《灵枢·胀论》云，其脉大坚以涩者，胀也。"水胀"云：肤胀者，寒气客于皮肤之间，鏊鏊然不坚，腹大，身尽肿，皮厚，按其腹，窅而不起，腹色不变，此其候也。腹胀身皆大，大与肤胀等，色苍黄，腹筋起，此其候也。夫胀者，皆在于脏腑之外，排脏腑而郭胸胁，胀皮肤，故命曰胀，五脏六腑，各有畔界，其病各有形状。营气循脉，卫气逆为脉胀，卫气并脉循分为肤胀。三里而泻，近者一下，远者三下，无问虚实，工在疾泻。夫心胀者，烦心短气，卧不安。肺胀者，虚满而喘咳。肝胀者，胁下满而痛引小腹。脾胀者，善哕，四肢烦悗，体重不能胜衣，卧不安。肾胀者，腹满引背，央央然腰髀痛。胃胀者，腹满胃脘痛，鼻闻焦臭，妨于食，大便难。大肠胀者，肠鸣而痛濯濯，冬日重感于寒则飧泄不化。小肠胀者，少腹䐜胀，引腰而痛。膀胱胀者，小腹满而气癃。三焦胀者，气满于皮肤中，轻轻然而不坚。胆胀者，胁下痛胀，口中苦，善太息。凡此诸胀，其道在一。明知逆顺，针数不失，补虚泻实，神归其室，久塞其空，谓之良工。

按：诸胀统言无问虚实，工在疾泻，次云补虚泻实，神归其室，二说相左，其义何居？原夫诸胀之因，良由卫气僭逆，故宜疾泻以下

其气，气下则胀消矣。卫为水谷之悍气，常行脉外，不能入于脉，今以僭逆过甚，乃并居营分而入于脉，则为脉胀。卫气并脉，循分肉间，则为肤胀。故昭揭于脏腑诸胀之前，且言凡此诸胀，其道在一，故其治，总不越针三里以疾泻之也。明知逆顺者，知胃逆之甚与不甚也；针数不失者，随近远之一下三下也。

《素问》云：有病心腹满，旦食则不能暮食，名为臌胀，治之以鸡矢醴，一剂知，二剂已。其有时复发者，何也？此饮食不节，故时有病气聚于腹也。胃脉实则胀。脾气实则腹胀，泾溲不利。浊气在上，则生䐜胀。中满者，泻之于内，下之则胀已。论实证，饮食起居失节，入五脏则腹满闭塞。论虚证，腹满䐜胀，支膈胠胁，下厥上冒，过在足太阴阳明。太阴之厥，则腹满䐜胀，后不利，不欲食，食则呕，不得卧。胃中寒则胀满。脏寒生满病。胃风膈塞不通，腹善满，失衣则䐜胀。论寒证，热胜则肿。诸胀腹大，皆属于热，诸病有声，鼓之如鼓，皆属于热。论热证。

丹溪曰：单腹胀，乃脾虚之甚，必用大剂参、术，佐陈皮、茯苓、苍术、厚朴之类。或曰，腹已胀矣，反用参、术，何耶？曰：乃《内经》塞因塞用之法。正气虚而不能运行，浊气滞塞于中，今扶助正气，使之自然健运，邪无所留，而胀消矣。

盛启东云：凡下气虚乏，中焦气壅，欲散满则恐虚其下，欲补下则满甚于中，况少服则资壅，多服则宣通，当以启峻汤峻补其下，疏启其中，故气既得峻补，则上行而启其中。中焦运行之令，使之疏通，则中满自消，下虚自实，乃塞因塞用也。补脾药必佐姜制厚朴，以其温能益气，辛能宽胀也。

张介宾曰：按五脏六腑，虽皆有胀，然无不本于脾肺肾三脏。脾属土主运化，肺属金主五气，肾属水主五液，故五气所化之液，咸本于肾；五液所行之气，咸本于肺；转输于金水二家，以制水而生金者，咸本于脾。是以肿胀之病，无不由此三者，但阴阳虚实，治法各殊耳。大抵阳证必热，热者多实；阴证必寒，寒者多虚。先胀于内后胀于外者，多实；先胀于外后胀于内者，多虚。小便黄赤，大便秘结者，多实；小水清白，大便稀溏者，多虚。脉滑数有力者多实，脉细微无力者多虚。形色红黄，气息粗大者，多实；容颜枯槁，音声喘促者，多虚。胀起于经年累月，由食少多泻而致者，虚也，当补中为主。胀起于旬日之间，忽因七情六气而成者，实也，当疏利为主。朝宽暮急，血虚；暮宽朝急，气虚；朝暮皆急，气血俱虚。余与胀满，察其实者，直清阳明，反掌收功；若涉虚者，温补脾肾，渐次康复。其有不大实亦不大虚者，先以清利见功，继以补中调摄。又有标实而本虚，泻之不可，补之无功，极为危险。在病名有臌胀与蛊胀之殊。臌胀者，中空无物，腹皮绷急，多属于气也。蛊胀者，中实有物，腹形充大，非蛊即血也。在治法有理脾、理肺之殊，先喘而后胀者，治在肺；先胀而后喘者治在脾。然胀则必喘，喘则必胀，二者相因也。脾不运而浊火上炎，肺不得清则喘；肺气被郁，喘而不得下降则胀。治分新久虚实。初起脉实大，二陈、苏子、葶苈泄之。二便通畅，喘胀俱减，其功易易也。喻嘉言曰：从来肿胀，遍身头面俱肿，尚易治，若只单单腹胀，则难治。遍身俱肿胀者，五脏六腑各有见证，故泻肝泻脾，泻膀胱、大小肠，间有取效之时，单单腹胀久窒，而清者不升，浊者不降，互相结聚，牢不可破，实因脾胃之衰微所致，而泻脾之药，安敢漫用乎？且肿胀之可泻者，但可施之于壮盛，及田野之流，岂膏粱老弱所能受？设为肿病，为大满大实，必从乎泻，则久病后肿与产后肿，将亦泻之耶？后人不察，概从攻泻，其始非不遽消，其后攻之不消矣，其后再攻之如针石矣。不知者见之，方谓何物邪气，若此之盛；自明者观之，不过为猛药所攻，即此身之元气，转与身为难，有如驱良民为盗贼之比。明乎此，则有培养一法，补益元气是也；则有招纳一法，宣布五阳是也；则有解散一法，开鬼门洁净府是也。三法是不言泻，而泻在其中矣。

　　夫胀皆脾胃之气虚弱，不能运化精微，致水谷聚而不散，故成胀满。饮食不节，不能调养，则清气下降，浊气填满胸腹，湿热相蒸，遂成此证。小便短涩，其病胶固，难以治疗，用半补半泻之法，健脾顺水宽中为主，不可过用猛烈，反伤脾胃，病再复胀，不可治也，宜分消汤、分消丸，随寒热虚实加减治之。胀满得之未久，或胀或消，腹皮稍软，不泄不喘，随治随愈，若脐心凸起，利后胀复急，久病羸乏，喘急不得安者，名曰脾肾俱败，无有愈期；至咳嗽失音，青筋横绊腹上，及爪甲青，卒肿，头面苍黑，呕吐头重，上喘下泄者，皆不治。蓄血成胀，腹上青紫筋见，或手足有红缕赤痕，小水利，大便黑，金匮下瘀血汤；不应，抵当丸去水蛭，加樗鸡作丸，空腹日进梧子大三丸，血下止后服，轻则散血消胀汤。肥白人腹胀，多是湿痰，二陈、六君、平胃、五苓参酌。瘦人腹满是热，用炒川连、厚朴、白芍、香附。妇人血肿，烦躁漱水不欲咽，神昏善忘，小便多，大便黑，散血消胀汤。虚人血蛊，琥珀人参丸。或因产崩血虚，或瘀血不散，亦成肿胀，其人必脉涩面黑，不可作水湿治之。腹胀便血，其脉大，时绝者死。腹大胀，四末清，形脱泄甚，上气喘息者死。腹胀误用攻药暂宽，复胀者皆不治。先胀于内，后胀于外，小便赤涩，大便秘结，气色红亮，声音高爽者，实也，木香、沉香、砂仁、枳实、厚朴、苍术、大腹皮，以治脾也；桑皮、葶苈、蔻壳、苏子、桔梗、枳、橘，以治肺也；木通、防己、茯苓、车前、泽泻、猪苓，以利小便也；麻黄、防风、羌活、葛根，以发汗也。如气壮能食，年少新病者，大黄，芒硝皆可应用。先胀于外，后甚于内，小便淡黄，大便不实，气色枯白，语言低怯者，虚也，参、苓、白术、陈皮、甘草，以补脾也；人参，黄芪、桔梗、苡仁，以补肺也；沉香、枳壳、木香，以理气也；桂、苓、泽泻、猪苓、白术，以利小便；升麻、柴胡以开鬼门。如虚甚多寒，桂、附、姜、萸，俱宜取用。金匮肾气丸，益火消阴，脉沉者，诚为切要之药，然必小腹胀极，而后旁及于上者为宜。试观冰盘冷气，必从下渗，冰坛胀满，则从上而裂矣。小建中汤，于土中泻木，必脉浮而弦强者，乃为合剂，亦须胁下胀急而后旁及于中者，方可投之。盖风木之邪起于东方，土败木贼，然后中央受闲耳。胀而本虚证实，攻补两难者，丹方，用陈香橼去瓤，入溺白垢煅过。水肿用通草汤，气肿用砂仁汤，血肿浓煎土牛膝汤，虚极用人参汤，每日空腹服二钱。此方能散积滞而不大伤元气也。

胀而虚实莫辨，宜用火酒热饮，觉辣喉者，属实热，当进苦寒燥湿攻坚之剂；若饮热火酒如啜冷水者，属虚寒，参、术、姜、桂须大剂频投，方可救援。金蟾散，治一切实胀。用大虾蟆一只，以砂仁堆满腹中，盐泥固济，煅令红透，烟尽去泥研末，陈酒下三钱，并治小儿疳积腹胀，米汤下一钱。肿胀服药，最忌盐、酱、糟物。愈久欲食，须用开盐酱法。用大鳢鱼一个破开，入五苓散，放瓦上封合，上下俱用火炙黄焦存性，为末，加麝香少许，空心姜、枣汤服之。水肿亦然，惟火胀不忌盐、酱，如面色枯槁，肢体消瘦，单腹胀急而块垒不平者，皆属火胀，此非水肿，无虑助肾水之邪也。若脉弦细涩，虽能饮食，终亦必亡。火肿误服金匮肾气等药，急投连、柏、金铃、白芍之类，仍用桂、附少许，为热因热用之向导，庶可挽回，若喘泻肢枯，脉无胃气者不救。

脉弦为肝克脾胃，脉实则胀，此属实；关上脉虚即胀满，此属虚。洪数为热胀，迟弱为阴寒，浮为虚满，紧为中实。虚数者不可治，实大浮洪者易治，沉微细小者难瘥。盛而紧大，坚以涩，迟而滑，皆胀满多热；脉浮大，腹胀为逆，发热不休，或寒热如疟，皆不可治。腹大胀，四肢冷，泄泻，不及一时而死；腹胀便血，脉大时绝为逆，胀而上则喘咳，下则泄泻，脉浮大沉细，皆不治。

项彦章治一女。腹胀如鼓，四体骨立，众医或以为妊为蛊为瘵。诊其脉，告曰：此气搏血室。其父曰：服芎、归辈积岁月，非血药乎？曰：失于顺气也。夫气道也，血水也。气一息不运，则血一息不行。经曰：气血同出而异名，故治血必先顺气，俾经隧得通，而后血可行，乃以苏合香丸投之，三日而腰作痛。曰：血欲行矣。急以芒硝、大黄峻逐之，下污血累累如瓜者数十枚而愈。缘其六脉弦滑而数，弦为气结，滑为血聚，实邪也，故行气而血大下。又一女病同而诊异，项曰：此不治，法当数月死。向者脉滑为实邪，今脉虚，元气夺矣。又一女病亦同，而六脉俱弦，真脏脉见，法当逾月死，后皆如之。

喻嘉言治一血蛊，服药百日后，大腹全消，左胁始露病根一条，如小枕状。以法激之，呕出黑污血斗许，余从大便泄去始消。每思蛊胀不论气血水痰，总必自开一字。如寇贼盘据，必依山傍险，方可久聚。《内经》论五脏之积，皆有定所，何独于六腑之积久为患，如臌胀等类者，进谓漫无根柢区界乎？

石顽治文学顾若雨，臌胀喘满，昼夜不得寝食者二十余日。吾吴名医，用大黄三下不除，技穷辞去。更一医先与发散，次用消克破气二十余剂，少腹至心下，遂坚满如石，腰胁与胮中，皆疼痛如折，亦无措指而退。彼戚王墨公邀余往诊。脉得弦大而革，按之渐小，举指复大，询其二便，则大便八九日不通，小便虽少而清白如常。此因克削太过，中气受伤，浊阴乘虚，僭据清阳之位而然。以其浊气上遂，不便行益气之剂，先与生料六味丸加肉桂三钱，沉香三分，下黑锡丹二钱，导其浊阴。是夜即胀减六七，胸中觉饥，清晨便进米粥，但腰胯疼软，如失两肾之状。再剂胸腹全宽，少腹反觉微硬，不时攻动，此大便欲行，津液耗竭，不能即去故也。诊其脉仅存一丝，改用独参汤加当归、枳壳，大便略去结块，腰痛稍可，少腹遂和，又与六味地黄仍加肉桂、沉香，调理而安。

（《张氏医通》）

陈士铎

臌胀大法，扶正祛邪

陈士铎（1627~1707），号远公，清初医家

臌胀数年而不死者，必非水臌。水臌之证，不能越于两年，未有皮毛不流水而死者。今两三年不死，非水臌，乃气臌、血臌、食鼓、虫臌也。但得小便利而胃口开者，俱可治。方用茯苓五两，人参、大黄、萝卜子各一两，雷丸三钱，白术五钱，附子一钱，水十碗，煎汤二碗。早服一碗，必然腹内雷鸣，少顷必下恶物满桶，急拿出倾去。再换桶，即以第二碗继之，又大泻大下，至黄昏而止。淡淡米饮汤饮之不再泻。然人弱极矣，方用人参、白芥子各一钱，茯苓五钱，薏苡仁一两，山药四钱，陈皮五分，水煎服。一剂即愈。忌食盐者一月，犯则无生机矣，先须断明。然后用药治之。

臌胀之病，年久不死，原是可救，所以用下药以成功。非土郁之中，固有水积，若果水证，早早死矣，安能三年之未死人。然而虽非水证，而水必有壅阻之病，方中仍用茯苓为君，以雷丸、大黄为佐。不治水而仍治水，所以奏功如神也。

水臌，满身皆水，按之如泥者是也。若不急治，水留于四肢而不得从膀胱出，则变为死证，而不可治矣。方用决流汤：牵牛、甘遂各二钱，肉桂三分，车前子一两，水煎服。一剂而水流斗余，二剂即痊愈。断不可与三剂也，与三剂，反杀之矣。盖牵牛、甘遂最善利水，

又加之车前、肉桂引水以入膀胱，利水而不走气，不使牵牛、甘遂之过猛，利水并走气也。但此二味，毕竟性猛，多服伤人元气，故二剂逐水之后，断宜屏绝。须改用五苓散调理二剂。又用六君子汤以补脾可也。更须忌食盐，犯则不救。

气臌，乃气虚作肿，似水臌而非水臌也。其证一如水臌之状。但按之皮肉不如泥耳，必先从脚面肿起，后渐渐肿至上身，于是头面皆肿者有之。此等气臌，必须健脾行气，加利水之药，即可救也。倘亦以水臌法治之，是速之死也。宜消气散：白术、薏仁、茯苓各一两，肉桂、甘草各一分，枳壳五分，山药五钱，人参、车前子、萝卜子、神曲各一钱，水煎服，日一剂。初服觉有微碍，久则日觉有效，十剂便觉气渐舒，二十剂而全消，三十剂而痊愈。此方健脾而俱是利水之品，故不伤气。奏功虽缓，而起死实妙也。然亦必禁食盐三月，后可渐渐少用矣。即秋石亦不可用，必须三月后用之。

虫臌，惟小腹作痛，而四肢浮胀不十分之甚，面色红而带点，如虫蚀之象，眼下无卧蚕微肿之形，此是虫臌也。必须杀虫可救，然过于峻逐，未免转伤元气，转利转虚，亦非生生之道。方用消虫神奇丹：雷丸、神曲、茯苓、白矾各三钱，当归、鳖甲醋炙各一两，地栗粉一两，鲜者取汁一茶瓯，车前子五钱，水煎服。一剂即下虫无数，二剂虫尽出无留矣，虫去而臌胀自消，不必用三剂也。盖雷丸最善逐虫去秽，而鳖甲、地栗更善化虫于乌有。然虫之生必有毒结于肠胃之间，故又用白矾以消之，诚虑过于峻逐。又佐之归身以生新血，血生而旧瘀去。更佐以茯苓、车前分利其水气，使虫从大便出，而毒从小便而出，自然病去如扫矣。但此药服两剂后，必须服四君、六君汤去甘草，而善为之调理也。

血臌之证，其由来渐矣。或跌闪而血瘀不散，或忧郁而血结不行，或风邪而血蓄不发，遂至因循时日，留在腹中，致成血臌。饮食入胃，不变精血反去助邪，久则胀，胀则成臌矣。倘以治水法逐之，而证犯非水，徒伤元气；倘以治气法治之，而证犯非气，徒增饱满，是愈治而愈胀矣。

宜消瘀荡秽汤：水蛭三钱，必须炒黑，大约一两炒黑，取末用三钱，当归二两，雷丸、红花、枳实、白芍、牛膝各三钱，桃仁四十粒去皮尖，捣碎。水煎服。一服即下血斗余。再服即血尽而愈。盖血臌之证，惟腹胀如鼓，而四肢手足并无胀意，故血去而病即安也。服此方一剂之后，切勿再与二剂，当改用四物汤调理，于补血内加白术、茯苓、人参，补气而利水，自然痊愈。否则血臌虽痊，恐成干枯之证。

（《石室秘录》）

尤在泾

胀 满 方 治

尤在泾（1650~1749），名怡，清代医学家

二阴一阳发病，善胀，心满善噫者，肾胆同逆，三焦行，气蓄于上也。

三阳盛入于阴，病膜胀而头痛，言三阳之邪盛也，盛则满，满则溢，而入于阴之分矣。夫头为阳，腹为阴，阴病故腹胀满也。

有所堕坠，恶血留内，腹中满胀，不得前后，此上伤厥阴之脉，下伤少阴之络。腹胀属脾胃者，则饮食少；属他脏腑者，则饮食如常。其胀在皮肤部络之间者，饮食亦如常；其在肠胃肓膜之间者，则饮食亦少；其气壅塞于五脏，则气促急不食而病危矣。是故病在表者易治，在腑者难治，入脏者不治。

腹胀满气不通者，加厚朴以破滞气，腹中夯闷。腹胀满，乃散而不收，可加芍药收之。是知气急而胀，宜厚朴以散之。气散而胀，宜芍药以收之。

脾 胀

湿气归脾，壅塞不行，其脉濡，其体重，其小便不利，大便溏而不畅。经云：诸湿肿满，皆属于脾。又土郁之发，民病心腹胀，跗肿

是也。又脾土受湿，不能制水，水渍于肠胃而溢于皮肤，辘辘有声，怔忡喘息，即为水胀是也。

小温中丸　治脾虚肝实，不能运化，不可下之。

陈皮　半夏　神曲　茯苓各一两　白术二两　生香附　针砂醋炒红，各一两五钱　苦参炒　川连炒　厚朴各半两　甘草三钱

为末，醋水各一盏打糊为丸桐子大，每服七八十丸。白术六钱、陈皮一钱、生姜一片煎汤吞下。虚甚加人参一钱。病轻者服此丸六七两，小便即长，病甚者服一斤后，小便如常。

胃苓汤　和脾胃，去湿消胀。

苍术　厚朴　姜汁炒　陈皮　白术　茯苓各一钱　泽泻　猪苓各一钱　甘草六分　官桂五分　加姜煎。

禹余粮丸《三因》　许学士、朱丹溪云：此方乃治臌胀之要药。

蛇含石大者，三两，置新铁铫上，入炭火中，烧与铫子一般红，倾入醋中，候冷取出，研极细　禹余粮石三两　真针砂淘净炒干，入余粮一处，用米醋二升，铜器内煮干为度，置铫上入炭火中烧红，倾净砖上，候冷研极细。五两

以上三物为主，其次量入虚实，加入下项：

羌活　木香　茯苓　川芎　牛膝酒浸　桂心　白蔻炒　茴香炒　蓬术　附子　青皮　京三棱炮　白蒺藜　当归酒浸，各半两

为末，入前末拌匀，以汤蒸饼，捩去水，和药再杵极匀，丸如桐子大，空心温酒，白汤下三十丸，至五十九丸。最忌盐，一毫不可入口，否则发病愈甚，但试服药，即于小便内旋去，不动腑病去，日两三服。兼以温和调补气药助之，真神方也。

肝　胀

怒动肝火，逆于中焦，其症口苦，脉弦，胁及小腹胀满或痛，发

则身热气逆是也。

左金丸

黄连六两　吴茱萸一两

粥为丸，椒目大，每服三十丸，白汤下。

按：《缪刺论》谓有所堕坠，恶血留内，腹中满胀，不得前后，先饮利药。此上伤厥阴之脉，下伤少阴之络，是火逆之外，又有血滞一证，火无形，以苦辛平之，血有形，故以利药行之。

新定

赤芍　生地　归尾　桃仁各一钱　红花　香附童便浸，二钱　大黄酒浸，一钱半　丹皮　青皮醋炒，各八分

膜胀即气胀

胸膈胀满也。经云：浊气在上，则生膜胀是也，宜升清降浊。盖清不升则浊不降也。又七情郁结，气道壅隔，上不得降，下不得升，腹大而四肢瘦削，即气胀也。

木香顺气汤

木香　苍术　草蔻　青皮　益智仁　陈皮　泽泻　茯苓　半夏　干姜　吴茱萸各一分　升麻　柴胡各一钱　厚朴四分　人参　当归各五分

水二盏，煎一盏，食前温服。

通幽汤　东垣云：浊阴本归六腑而出下窍，今在上，是浊气反行清道，气乱于中，则胀作矣。治在幽门，泄其阴，润其燥，使幽门通利，大便不闭，则浊阴得归下地，膜胀腹满俱去矣。

当归　升麻　桃仁　红花　甘草炙，各一钱　生地　熟地各五分

一方加枳壳五分。本方加大黄、麻仁，名当归润肠汤，治同。

血　胀

污血成积，石瘕之属也。经云：石瘕生于胞中，寒气客于子门，子门闭塞，气不得通，恶血当泻不泻，衃以留止，日以益大，似怀子状，可导而下。

经验桃奴丸

桃奴　延胡索　猳鼠粪　香附　官桂　砂仁　五灵脂　桃仁去皮尖，各等份

为末，每服三钱，温酒调下。

鸡矢醴散《宣明》

大黄　桃仁去皮尖　干鸡屎各等份

为末，每服二钱，水一盏，姜三片，煎汤调下。

夺命丹　治瘀血入胞衣，胀满难下。服此血即消，胞衣自下。

炮附子半两　牡丹皮一两　干漆碎之，炒令烟尽，一两

为末，醋一升　大黄末一两，同熬成膏，和匀丸如桐子大，温酒下五七丸。

食胀一名谷胀

饮食过节，停滞中焦，其症吞酸嗳气，恶闻食臭，得食则益甚。经云：饮食不节，起居不时者，阴受之。阴受之则入五脏，入五脏则䐜满闭塞是也。是宜消而去之，甚则下之，所谓中满者，泻之于内也。

枳实导滞丸

大黄一两　枳实麸炒　黄芩　黄连俱酒炒　焦神曲各五钱　白术土炒茯苓三钱　泽泻二钱

为末，蒸饼为丸。

人参丸《外台》 疗久心腹痛胀，痰饮不下食。

人参　白术　枳实各六分　厚朴　青木香　大黄　槟榔各六分　茯苓八分　橘皮五分

蜜丸桐子大，生姜、大枣煎汤，送下二十丸，日二服，渐加至三十丸。

无碍丸　治脾病横流，四肢胀满。

木香五钱　京三棱炮　蓬莪术炮　槟榔　郁李仁汤浸，去皮，各一两　大腹皮二两

为末，炒麦芽粉糊丸，桐子大，每服二十丸，生姜汤下。

热　　胀

热聚于里，口干便闭。经云：诸腹胀大，皆属于热是也。

枳壳锉散　治热证胀满。

厚朴　枳壳　桔梗各半两　炙草一钱　大黄蒸，三钱

锉，每服三钱　姜五片，枣二枚，乌梅一枚，煎服。

愚按：热胀有二，假令外伤风寒有余之邪，自表入里，寒变为热，而作胃实腹满，仲景以大承气汤下之。亦有膏粱之人，湿热郁积于中，而成胀满者，宜清热导湿，东垣中满分消丸主之。

中满分消丸　治中满热胀，有寒者勿用。

黄芩一两二钱　黄连炒，五钱　姜黄　白术　人参　猪苓各一钱　茯苓　干姜　砂仁各二钱　枳实　半夏各五钱　厚朴姜制，一两　知母四钱　泽泻　陈皮各三钱

为末，蒸饼为丸，如桐子大，每服百丸，热白汤下，食后，量病人虚实加减。

寒　胀

其症有二：有寒气袭表而胀于外者，经云：肤胀者，寒气客于皮肤，鑿鑿然不坚。腹大，身尽肿，皮厚，以手按其腹，窅而不起，腹色不变，此其候也。有寒气入里而胀于内者，盖阴气凝聚，久而不散，内攻肠胃，则为寒中胀满泄利之症，经云：脏寒生满病是也。在表者温而散之，在里者温而行之。

温胃汤　治冷则气聚，胀满不下食。

熟附子　当归　厚朴　人参　半夏曲　橘红　生姜各一两　炙草一两　川椒去合口者，三钱

锉散，每服三钱。

木香塌气丸《元戎》

丁香　胡椒各三钱　郁李仁四钱　白丑　枳实各一两　槟榔　大香蝎尾各半两

为细末，饭丸绿豆大，每服十丸，加至十五丸，姜汤下。

此温行之剂，治单腹胀最妙。若胸胁胀满，一身面目尽浮，鼻塞咳逆，清涕出，当用小青龙汤两三服，分利其经，却进消胀药。

实　胀

胃气实则胀也。脉大坚，便秘，按之痛。仲景云：腹满按之痛者为实，可下之。经云：中满者泻之愈，又云：下之则胀已是也。

沉香交泰丸　治胀而大便燥结者。

沉香　橘红　白术各二钱　厚朴五钱　吴茱萸　枳实　青皮　木香　茯苓　泽泻　当归各二钱　大黄酒浸，一两

为末，蒸饼为丸，梧子大，每服五十丸，加至七八十丸，温汤

下，微利为度。

四妙丸　治老幼腹胀，血气凝滞，用此宽肠顺气。

商州枳壳厚而绿背者，去瓤四两分作四份　一用苍术—两同炒　一用茴香—两同炒　一用莱菔子—两同炒　一用干漆—两同炒

炒黄后，去四味，只取枳壳为末，以四味煎汁煮面糊丸，桐子大，每食后米饮下五十丸。

虚　　胀

中气虚衰，脾胃不健而三焦痞塞，是为气虚中满。经云：足太阴虚则臌胀也。其脉软，其色白，其症腹胀，按之不痛，溏泄肠鸣，宜温养阳气为主，塞因塞用也。

参术健脾汤

人参　白术　茯苓　陈皮　半夏　缩砂　厚朴姜制各—钱　炙草三分

水姜煎服。一方无甘草，有麦芽、山楂，因甘能满中。

（《金匮翼》）

叶天士

胀 满 案 绎

叶天士（1667~1746），名桂，号香岩，清代医家

叶氏治疗臌胀，常用宣肺、调气利湿、泄木安土、活血通幽、温复脾肾诸法，此外还有一例用育阴利水，基本大法已备。他提出的"痞胀治在气，燥实治在血"，为其辨治臌胀的大纲，有一定指导意义。在治疗上，他慎用攻逐方法，在《三家医案》中曾总结说："考古治胀名家，以通阳为务……议用局方禹余粮丸暖其水脏，攻其秽浊，俟其小效，兼进通阳刚补，是为虚证内伤胀满治法。至于攻泻劫夺，都为有形而设，与气伤之病不同也"；"历考治胀诸贤，河间分消三焦，戴人必攻六腑，此皆有余治法。今乃虚证，若呆纯补阳，适助其胀，议通阳明，兼泄厥阴法。"（人参、川楝、延胡、麻仁、茯苓、茺蔚子）。叶氏治疗臌胀还说："当以脾胃为病薮，太阴不运，阳明愈钝。"尤重视用成药缓图脾胃，常用者有禹余粮丸、小温中丸两种。但两者有一定区别。禹余粮丸，方中以禹余粮、针砂、蛇含石三物为主，从温补脾元，调理肠胃着手，取祛湿利水之效。许叔微曾说："既非大戟、甘遂、葶苈、芫花之比，又能量人实老壮。"再加入其他理气和血之品，药性平和，虚人也可服用。禹余粮丸，又名紫金丹，叶氏在原方中去附子、莪术、青皮，加茯苓，又名"针砂丸"。小温中丸，由二陈汤加苦参、黄连、针砂、白术、香附、神曲组成，从清化湿热着

手，取祛湿利水之效，与禹余粮丸有异。叶氏在吞服这两个丸药时，为了和胃扶正，往往配以茯苓、白术、陈皮煎汤压服。

叶氏治疗肿胀，除了重视宣肺，理脾胃外，还有一个特点，主张宣通和通阳。他说："大凡经脉六腑之病，总以宣通为是"，"细推病属肝脾，气血不通，则为郁遏，久则阳微痹结，上下不行，有若否卦之义，阅医药或消或补，总不见效者，未知通阳之奥耳"；"考古治胀名家，必以通阳为务"。至于所谓宣通，他说："初用疏滞，继通三焦，续进通幽"，"辛香通其经腑之邪"，因此他对张仲景的麻杏石甘汤、瓜蒌薤白汤、泻心汤、五苓散、牡蛎泽泻散、附子汤、真武汤，甚则白通汤，用来得心应手。他还将仲景的大黄䗪虫丸加减，以创宣通血络治胀之法，更为可贵。

辨 治 规 律

一、肺气不宣

症见脘痹、腹胀、两便皆秘，治宜苦辛润降，开肺利水，用紫菀杏仁方（紫菀、杏仁、通草、郁金、山栀），兼进小温中丸。如症见咳嗽肉消、食下腹胀、大便稍利势减、兼之昼甚夜轻，为气机不宣，治宜宣肺利水，用米仁茯苓方（米仁、茯苓、泽泻、杏仁、寒水石）。如气郁单胀、上有咳喘、咳出脓血、治宜先宣通上焦法（紫菀、杏仁、蒌皮、郁金、厚朴、大腹皮、桑皮、茯苓皮、黑山栀）。

二、湿热壅塞

湿甚热化，症见脘中满胀、呕逆，治宜苦辛，以泻心汤法，用川连黄芩方（川连、黄芩、枳实、半夏、姜汁、杏仁）。湿热兼脾胃气伤结聚，症见食入则胀满，治宜分利，疏胃宜清，调脾当暖，用茅术广皮方（生茅术、广皮、丁香皮、黄柏、草豆蔻、川连、厚朴、茯苓、泽泻、水泛丸），或白术厚朴方（白术、厚朴、茯苓、猪苓、茵陈、通草），或用疏脾降胃方（金石斛、厚朴、枳实、橘白、苦参、神曲、茯苓皮、麦芽）。湿浊凝滞，腑阳不通，症见少腹单胀、二便通利后稍舒，或腹满下至少腹、腹痛泄泻、周身疥疮，治宜开太阳、通腑阳为要，用五苓散加椒目（猪苓、茯苓、泽泻、白术、桂枝、椒目），或用猪苓泽泻方猪苓、泽泻、海金沙、通草、椒目），或用四苓散加味猪苓、茯苓、泽泻、生术、椒目），或用茵陈苓皮方（茵陈、茯苓皮、金斛、大腹皮、蚕沙、寒水石）。如果症见胀痛，又舌绛烦渴、不欲纳食、病属湿热，则桂、术不宜，用甘露饮加减（猪苓、茯苓、泽泻、寒水石、椒目、炒橘核）。

三、寒湿凝滞

单腹胀，以脾胃为病薮，太阴不运，阳明愈钝，症见宿瘕、单腹胀、二便或通或闭、纳食必腹胀愈加、四肢恶冷，甚则热升赃血牙宣、脉左小弱、右缓大，治宜缓攻一法。轻则用桂枝大黄方（桂枝、大黄、白芍、厚朴、枳实、生干姜），或牡蛎泽泻散加减（牡蛎、泽泻、於术、桂枝、茯苓、厚朴）；重则用禹余粮丸（蛇含石、禹余粮、针砂、羌活、川芎、三棱、莪术、白蔻、白蒺藜、陈皮、青皮、木香、大茴、牛膝、当归、炮姜、附子、肉桂），或用玉壶丹配利水方（硫黄、麻油为丸，配以厚朴、砂仁、於术、猪苓、茯苓、泽泻煎送），或用针砂丸配苓术方（即禹余粮丸中去附子、莪术、青皮、加茯苓，配以茯苓、白术、广皮煎送）。如果脾肾阳伤，浊阴盘踞中宫，症见单腹臌胀、妨食呕吐、面黄瘦、露筋，脉右涩左弱，治宜通阳驱浊，用干姜附子方（干姜、附子、猪苓、泽泻、椒目），或附子汤加减（人参、茯苓、生干姜、附子、泽泻）。如阴盛格阳，症见瘅胀腹皮反热、下肢怯冷、饮必沸汤、大小便不利，治宜反佐，用白通汤加减（干姜、附子、猪胆汁、葱白），或再加川乌、吴萸、川楝、小茴。

四、肝犯脾胃

肝胃不和，症见呕逆吐涎沫、䐜胀、舌微黄，治宜两和肝胃，用黄连温胆汤加减（半夏、茯苓、橘红、枳实、竹茹、川连、白芍），或半夏泻心汤加减（川连、黄芩、半夏、枳实、干姜、白芍、铁针），或桂枝干姜方（桂枝、干姜、青皮、吴萸、川楝、炒半夏），或大半夏汤加减（熟半夏、云苓、姜汁、人参），或茯苓钩藤方（茯苓、胡麻、橘红、钩藤、半夏、旋覆花）。肝胃不和，兼有湿热，症见腹满䐜胀、不饥不运、便难溺少、色黄形瘦、喜凉饮恶热，脉右缓涩、左弦劲，治宜分消法，用杏仁厚朴方（杏仁、厚朴、海金沙、香橼、郁金、莱菔子、木通、鸡内金），或川连内金方（川连、内金、枳实、陈皮、桔梗、瓜蒌仁、半夏、莱菔子、郁金、杏仁，姜汁、竹沥，为丸），或钩藤丹皮方（钩藤、丹皮、黑山栀、川连、青皮、厚朴、莱菔子、橘白、薄荷），或茅术内金方（生茅术、内金、川连、厚朴、姜渣、针砂、椒目），或四逆散加减（白芍、枳实、柴胡、黄芩、半夏、杏仁、竹茹、生姜），或白术柴胡方（焦白术、半夏、柴胡、枳实、香附、广皮，干荷叶汤泛丸）。并且，他常合用丹溪小温中丸三钱（白术、茯苓、陈皮、熟半夏、甘草、神曲、香附、苦参、黄连、针砂）泄木安土，以缓治其胀。

肝脾不和，症见食入脘胀、恶心呕吐、泄泻，治宜泄木和脾，用逍遥散合左金丸。如兼见湿热，症见腹满便涩、舌黄微渴，用川连於术方（吴萸拌川连、生於术、川楝、山楂、黑山栀、厚朴、青皮、椒目），或四苓散（茯苓、猪苓、泽泻、白术）加椒目、厚朴、大腹皮、青皮。肝脾不和，清阳痹结，症见脘痛、食入不运、食减、腹形胀满、甚则胁肋皆胀、四肢不暖、大便旬日始通、形消色夺，脉右小促、左小弦劲，治宜通阳开结，用瓜蒌薤白汤（薤白、桂枝、瓜蒌仁、生姜、半夏、茯苓）。肝胃不和，症见妨食膜胀，治宜苦辛泄降为主，用越鞠丸加减（香附、川芎、半夏曲、橘红、黑栀、白芍、茯苓、麦芽）；如虚中夹实，用青皮香附方（青皮、香附、内金、茯苓、麦芽、香橼皮）。

五、气滞血涩

气郁，症见小腹坠胀，治宜辛香流气法，用金铃子散加味（川楝、延胡、小茴、黑山栀、木香、橘核，生香附磨汁泛丸）。气血不通，症见腹形胀满、按之微痛、大便旬日始通、四肢不暖、天寒时爪甲色紫、形消色夺，脉右小促、左小弦劲，治宜通阳理血，用薤白桂枝方（薤白汁、桂枝、瓜蒌仁、川楝子、半夏、茯苓、归须、桃仁、延胡，姜汁泛丸）。劳伤络瘀，症见失血之后、腹胀难运，治宜旋覆花汤加桃仁、大麦芽。瘀血壅滞，症见腹大蛊鼓，治宜温通，用桃仁承气汤加减（桃仁、肉桂、制大黄、椒目，香橼煎汤泛丸）。气血不调，兼有痰饮，症见胁肋少腹膜胀，用桃仁延胡方（桃仁、延胡、归尾、小茴、香附、半夏、茯苓、橘红、神曲）。瘀热在血，症见胸不爽，少腹坠、能食不渴、二便涩少、脉实，治宜通幽法，用桃仁大黄方（桃仁、郁李仁、归尾、小茴、红花、制大黄、桂枝、川楝子）。

六、脾胃阳虚

胃阳虚，症见食谷不运、腹胀呕恶、大便不爽、色黄、脉弦，治当温通阳气，用吴萸半夏方（吴萸、半夏、荜茇、干姜、生姜汁、橘白）。脾阳虚，如症仅见食入膜胀，或单腹胀、舌黄，治宜辛温开泄，温运脾阳，用白术广皮方（白术、广皮、茯苓、厚朴、淡附子、木瓜）。如症见胀满不运、便泄不爽、脉左弦，治宜温脾利湿，用草果仁茯苓皮方（草果仁、茯苓皮、大腹皮、广皮、青皮、厚朴、猪苓、椒目），或白术草果方（白术、草果、熟附、广皮、厚朴、茯苓、荜茇、猪苓）。脾胃阳虚，症见单腹胀、早上腹宽、暮夜气紧微硬、大便不爽、右胁痛、呕酸浊，治宜辛甘温中，用人参白术方（人参、白术、茯苓、肉桂、归身、益智、广皮、煨姜）。脾胃阳虚，兼有痰饮，症见胸腹胀满、痰多，用白术厚朴方（白术、茯苓、厚朴、肉桂）。

七、脾肾阳虚

症见食纳不适、肠鸣膜胀、午后暮夜转甚、时泄，治宜温复脾肾，用人参附子方（人参、附子、干姜、茯苓、菟丝、葫芦巴）。如症见单腹胀、暮食不化、黎明瘕泄，用金匮肾气丸。如症见胀满，但屡通大便，胀势不减，为阳气愈伤，阴浊益壅，治宜通阳，用真武汤（白术、茯苓、白芍、附子、干姜）去白芍，加泽泻、椒目。如真阳大伤，症见面黄白、消瘦无神、腹大脐突、足冷肿重，治宜通阳泄浊，用附子椒目方（附子、椒目、干姜、炒小茴、车前子）。

八、脏阴亏损

症见气浮肤热、腹膨、脉数，阴亏渐及阳位，治从虚损，用猪肚丸（猪肚、黄连、炒小麦、天花粉、茯神）。如瘕结阴络，络病善腹胀、二便不通，治用柏子仁松子仁方（桑叶、柏子仁、松子仁、黑芝麻，青果汁丸）。

方 案 选 析

一、琥珀麝香方

太平　左胁有形，渐次腹大，每投攻下泄夺，大便得下，胀必少减；继则仍然不通，频频便下，希图暂缓，病中胀浮，下部如针刺，以决水之出，肿消，病仍下去。病患六年，久已断想此病之愈。要知此病，初由肝气不和，气聚成瘕，屡发攻泻，脾胃反伤，古云脐突伤脾，今之所苦，二便欲出，痛如刀刺，盖气胀久下，再夺其血，血液枯，气愈结矣，宣通宜以利窍润剂。

琥珀屑一钱　麝香一分　大黑豆皮四钱　杜牛膝一两

二便通后，接服：茺蔚子，郁李仁，杜牛膝，当归身，冬葵子（《叶案存真类编·肿胀》）

主治：气结阻滞，肿胀，二便欲出则痛如刀割，下部如针刺。

方中以杜牛膝活血祛瘀，琥珀、麝香宣通利窍，大黑豆皮补肾顾阴。全方为通利小便，治肿胀的急治良方。

加减：二便通后，可减去琥珀、麝香之峻剂，加入冬葵子利尿、郁李仁润便、茺蔚子活血。

二、川连黄芩方

倪　湿热脚气，上攻心胸，脘中满胀，呕逆，乃湿上甚为热化，与苦辛先平在上之满胀，用泻心法。

川连　黄芩　枳实　半夏　姜汁　杏仁（《临证指南医案·肿胀》）

主治：湿甚化热，脘中满胀，呕逆。

本方由半夏泻心汤化裁而成。方中以川连、黄芩清热，半夏、枳实、杏仁化湿，姜汁降逆止呕。全方有辛开苦降、清热化湿、降逆和胃之功。

三、茅术广皮方

杨 味过辛酸，脾胃气伤结聚，食入则胀满，曾服礞石大黄丸，滞浊既下不愈，病不在乎肠中。前贤治胀治满，必曰分消，攻有形不效，自属气聚为瘕，疏胃宜清，调脾当暖，此宗前贤立法。

生茅术 广皮 丁香皮 黄柏 草豆蔻 川黄连 厚朴 茯苓 泽泻 水泛丸。(《临证指南医案·肿胀》)

主治：湿热兼脾胃先伤，食之则胀满。

方中以茅术、草豆蔻、厚朴、丁香温运燥湿，川连、黄柏清热，茯苓、泽泻利水渗湿，广皮理气。本方疏胃用清，调脾用暖，寒湿并施，脾胃双调，与一般单纯清化湿热者不同。

四、疏脾降胃方

某 脉弦，食下䐜胀，大便不爽，水谷之湿内着，脾阳不主默运，胃腑不能宣达，疏脾降胃，令其升降为要。

金石斛三钱 厚朴一钱 枳实皮一钱 广皮白一钱半 苦参一钱 神曲一钱半 茯苓皮三钱 麦芽一钱半 (《临证指南医案·脾胃》)

主治：水湿内着，脾阳不运，胃府不降，食下䐜胀，大便不爽，脉弦。

食下䐜胀，为脾气不升；大便不爽，为胃浊不降，故以广皮、神曲、麦芽疏脾中清阳，厚朴、枳壳降胃中浊气，脾胃同治，自然胀解便通。再配合苦参清利湿热，茯苓皮利水渗湿，金石斛清热护阴，更为全面。本方有疏脾降胃，清利湿热之功，使脾胃升降复常。不仅对于肿胀有效，而且对于痞满、不食、泄泻等症也可使用，是叶氏调治脾胃的一张良方。

五、杏仁厚朴方

方 诊脉百至，右缓涩，左弦劲。始而肠鸣泄气，由渐腹满䐜胀，纳食几废，便难溺少，此皆情怀少旷，清气不转，肝木侵侮胃土，腑阳窒塞，胀满日甚。据云，先因胃脘心下痛症，气郁显然，非旦晚图功之象，议河间分消法。

杏仁　厚朴　海金沙　陈香橼　郁金　莱菔子　木通　鸡肫皮（《临证指南医案·肿胀》）

主治：肝木侵侮胃土，腑阳窒塞，腹满䐜胀，便难溺少，纳食几废，脉右缓涩，左弦劲。

方中以郁金、香橼疏解肝郁，杏仁、厚朴、莱菔子调理气机，海金沙、木通利水渗湿，内金健脾消积。全方有疏调肝胃、分消水湿之功，方药平和，以缓调取胜。

加减：宣浊利水，加槟榔、椒目。呕恶，加半夏、竹沥。还可兼服小温中丸以泄木安土。

六、钩藤丹皮方

夏 夏四月，脾胃主气，嗔怒拂郁，无不动肝，肝木侮土，而脾胃受伤，郁久气不转舒，聚而为热，乃壮火害气，宜乎减食䐜胀矣。当作木土之郁调治，桂、附助热，萸、地滋滞，郁热益深，是速增其病矣。

钩藤　丹皮　黑山栀　川连　青皮　紫厚朴　莱菔子　广皮白　薄荷梗（《临证指南医案·肿胀》）

主治：肝木侮土，脾胃受伤，郁久气不转舒，聚而为热，䐜胀减食。

方中以丹皮、山栀、川连、钩藤、薄荷梗清泄肝经之郁热，厚朴、青皮、莱菔子、橘白调理肝胃之气滞。全方有清肝热、调胃气之功。

加减：湿热甚，加猪苓、泽泻、茯苓皮、通草。肿甚而大便不通，加控涎丹六分。胀满甚，可兼吞小温中丸三钱，以泄肝和胃。

七、薤白桂枝方

陈 壮盛年岁，形消色夺，诊脉右小促，左小弦劲。病起上年秋季，脘中卒痛，有形梗突，病后陡遇惊触，渐次食减不适，食入不运，停留上脘，腹形胀满，甚则胁肋皆胀，四肢不暖，暮夜渐温，大便旬日始通，便后必带血出，清早未食，自按脐上气海，有瘕形甚小，按之微痛，身动饮水寂然无踪，天气稍冷，爪甲色紫。细推病属肝脾，气血不通，则为郁遏，久则阳微痹结，上下不行，有若否卦之义。阅医药或消或补，总不见效，未知通阳之奥耳。

薤白 桂枝 瓜蒌仁 生姜 半夏 茯苓

又 薤白汁 桂枝木 瓜蒌实 川楝子皮 半夏 茯苓 归须 桃仁 延胡 姜汁 二汁泛丸。(《临证指南医案·肿胀》)

主治：肝脾不和，气血不通，郁遏日久，阳微痹结，上下不行，脘中卒痛，有形梗突，食减不适，食入不运，腹形胀满，胁肋皆胀，四肢不暖，脉右小促，左小弦劲。

方义：方中以薤白、桂枝、姜汁通阳，半夏、茯苓、瓜蒌仁祛痰湿，归须、桃仁、延胡活血通络，川楝子皮疏肝理气。本方为活血化痰、通阳理气的缓治方，也可治胸痹、心痛。

八、桃仁延胡方

徐 平素肝气不和，胁肋少腹膜胀，气血不调，痰饮渐聚，厥阴阳明同治。

桃仁　延胡　归尾　小茴　香附　半夏　茯苓　橘红　神曲（《临证指南医案·肿胀》）

主治：气血不调，痰饮渐聚，胁肋少腹膜胀。

方中以桃仁、延胡、归尾活血通络，香附、橘红、小茴理气疏郁，半夏、茯苓、神曲化痰和胃。本方肝胃同治，理气活血，化痰和中。

加减：二便涩少，加郁李仁、大黄、桂枝通幽。疏肝，还可加入川楝子。

九、草果茯苓皮方

某　左脉弦，胀满不运，便泄不爽，当温通脾阳。

草果仁一钱　茯苓皮三钱　大腹皮三钱　广皮一钱半　青皮一钱　厚朴一钱半　木猪苓一钱半　椒目五分　（《临证指南医案·肿胀》）

主治：脾阳不运，水湿泛滥，胀满不运，便泄不爽，脉左弦。

方中以草果温运脾阳，广皮、青皮、厚朴理气，茯苓皮、大腹皮、猪苓、椒目利水。全方有温通脾阳、调气利湿之功。与实脾饮相比，实脾饮以温运脾阳为主，本方以调气利湿主。

加减：脾阳虚，加白术、附子、荜茇。

十、白术厚朴方

赵　胸腹胀满，久病痰多。

生白术二两　茯苓二两　厚朴一两　肉桂五钱　姜汁丸（《临证指南医案·肿胀》）

主治：脾虚不运，气壅成胀，湿聚成肿，胸腹胀满，痰多足肿。

叶氏说："《本草》云，厚朴与白术能治虚胀，仿洁古枳术之意也。佐茯苓通胃阳，肉桂入血络，则痛邪可却矣。"叶方中常仿张洁古枳术丸，以厚朴代枳实，用白术、厚朴为对药，配合其他药物治疗，足见是叶氏的有效方之一。

加减：脾阳不运，加草果、附子、广皮、茯苓。水湿肿甚，加大腹皮、广皮、椒目、猪苓、泽泻。苔腻湿重，可以茅术代白术。

十一、人参附子方

陈 老人脾肾阳衰，午后暮夜，阴气用事，食纳不适，肠鸣䐜胀，时泄，治法初宜刚剂，俾阴浊不僭，阳乃复辟。

人参一钱半　淡附子一钱　淡干姜八分　茯苓三钱　炒菟丝三钱　葫芦巴一钱（《临证指南医案·肿胀》）

主治：脾肾阳衰，食纳不适，肠鸣䐜胀，午后暮夜为甚，时泄泻。

叶氏说："此治阳明之阳也，若参入白术、甘草，则兼走太阴矣。"可见本方主要为肾胃阳虚而设。方中以菟丝子、葫芦巴、附子温肾阳，人参、干姜温胃阳，茯苓利湿。本方以温复肾胃之阳为主。

加减：脾阳不足，可加白术、甘草。脾肾阳虚，可兼服玉壶丸五分。呕逆，加半夏、枳实、姜汁。

（据陈克正主编《叶天士诊治大全》改写）

叶天士

积聚案绎

叶天士（1667~1764），名桂，号香岩，清代医家

叶氏治疗积聚，主要分为气血两纲，叶氏说："初为气结在经，久则血伤入络。"气分受病，以脾胃气伤为主，常夹有湿、食、痰、热、寒等，叶氏宗东垣疏补兼施，以运脾祛邪为法。运脾，如於术、内金、枳实为主；必配以理气药。祛邪者，化湿用苍术、厚朴，消食用山楂、莱菔子，化痰用蛤粉、白芥子、瓜蒌皮，清热用黄芩、黄连、芦荟，温胃用吴萸、丁香，温脾用草果、荜澄茄。其中消积破癥药，以阿魏为甚。

血分受病，叶氏提示要讲究络病工夫，他说："考仲景于劳伤血痹诸法，其通络方法，每取虫蚁迅速飞走诸灵，俾……血无凝着，气可宣通，与攻积除坚，徒入脏腑者有间。"如果仅是一般的气血凝滞，叶氏也仅用当归、桃仁、益母草之类即可获效。如果病久血伤入络，必须用虫蚁通络法。

络病，其邪伏匿于血络深沉之所，攻补消磨都不能取效，必须用虫蚁动物药，借其体阴用阳之功，才能入阴通阳，剔邪外泄，通络治顽。叶氏除用蜣螂、䗪虫、鳖甲、山甲、麝香等外，还常配以辛泄、润泽之品。辛泄，如当归须、桃仁、香附、茴香、薤白；润泽，如牡蛎、夏枯草、鹿角霜。

叶氏治疗积聚，还有一个特点，常用丸剂缓攻。因为积聚乃由邪气留滞不去而成，所以疏通祛邪也不可急切求功；况且病久正气已怯，更需缓攻取效。俞震在《古今医案按》中说："阅叶氏医案积聚门，只用鸡肫皮、莱菔子、蛤粉、芥子、蜣螂、䗪虫、青、朴等，并无古方狠药，其理尤可想见。"

证治规律

一、病在气分

1. 肝木犯土

腹胀满痛，气下鸣响，此属肝木犯土、中虚挟滞之证，治疗不可攻伐消导，否则必变腹满，宜温中理气，用丁香厚朴方（丁香、厚朴、茯苓、白芍、广皮、益智仁）。如胃阳虚而浊阴踞，用人参吴萸方（人参、吴萸、半夏、姜汁、茯苓、川楝、牡蛎），或厚朴肉桂方（厚朴、姜渣、白蒺藜、肉桂、茯苓、广皮白），以温通阳明、疏肝软坚。

2. 脾气受伤

症见面色黄滞、腹大青筋皆露、颈脉震动、痞满积聚、脉弦大，这属气分受病，脾胃受伤，正气已怯，治宜疏补兼施，用於术鸡肫方（於术、内金、川连、厚朴、新会皮，姜渣、水泛丸），或白术三棱方（白术、茯苓、三棱、白蒺藜、青皮、厚朴、桂心、莪术、麦芽、姜黄），或绛矾丸（皂矾、苍术、厚朴、陈皮、甘草、红枣、姜半夏），以健脾消结。

3. 湿热积聚

症见食物不化、聚积便秘，治宜清热运湿，用黄芩枳实方（黄芩、枳实、广皮、莱菔子、白芍、白术、苍术、炙内金，水泛丸）；甚则治宜清热导滞，用川连芦荟方（川连、芦荟、鸡内金、煨木香、小青皮、莱菔子、山楂、厚朴，蒸饼为小丸）。

4. 气聚痰凝

症见右胁有形高突，按之无痛，治宜化痰宣通，用蛤粉白芥子方（蛤粉、白芥子、瓜蒌皮、黑栀皮、半夏、郁金、橘红、蒌皮）。如症见左胁癖积、大便艰涩，治用半夏枳实方（半夏、生姜渣、枳实、杏仁、瓜蒌仁、麦芽）。如痰凝气血交结，络中不和，攻补皆不去病，仿五积散以疏通缓逐为法，用内金海浮石方（内金、海浮石、蛤粉、归须、桃仁、半夏、瓜蒌仁、枳实、山楂）。

5. 浊阴凝聚

症见疝瘕，卧则痛厉，交夏病加，春至痛缓，脉沉而微，舌白似粉，治宜以纯刚药直走浊阴凝结之处，用通脉四逆汤加减（附子、干姜、猪胆汁）。如症见脐右腹高突硬起，如怀胎妊，按之坚、推之移、治宜理气，用山甲麝香方（山甲、椒目、桂枝、川楝、小茴、茯苓、麝香、白芥子）。如寒痰凝滞，症见病后左胁起有形坚凝无痛胀、下焦常冷，治宜温通阳气，用牡蛎肉桂方（牡蛎、姜汁炒南星、肉桂、白附子、当归身、川芎，姜汁泛丸）。

6. 阳气已虚

如脾胃阳气已虚，症见积聚在左胁之旁、喜暖恶寒，治宜温运宣通，用草果荜茇方（草果、荜茇、鸡内金、砂仁壳、厚朴、广皮阿魏捣丸）。如下焦阳虚，气不能运化，症见膈间肿横如臂、坚硬痛楚，体髀股皆肿，治宜温补下焦阳气，用川附荜澄茄方（川附、荜澄茄、人参、鹿茸、茯苓）。如下焦阳虚，厥气犯胃，症见产后左小腹结块、发时小腹胀痛、上攻膈间、饮食入胃即吐，治宜温运消痞，用茴香当归方合阿魏丸（炒茴香、桂酒炒当归、鹿角霜、山楂、川芎、菟丝子，煎送阿魏丸七分）。

二、病入血分

血络凝着，症见初病胀痛无形、久则形坚如梗、着而不移，脉弦缓，或数左大，或数坚，初为气结在经，久则血伤入络，治宜虫蚁通络，用蜣螂䗪虫方（蜣螂虫、䗪虫、当归须、桃仁、川郁金、川芎、生香附、煨木香、生牡蛎、夏枯草，大酒曲末加水糊丸），或鳖甲丹皮方（鳖甲、丹皮、橘红、桃仁、牡蛎、白蒺藜），或金铃子散加味（延胡索、川楝、莪术、桃仁、鳖甲、土鳖虫、麝香、楂炭）。如果阴邪聚络，则宜辛温入血络法，用归须延胡方（当归须、延胡、官桂、橘核、薤白），或桃仁阿魏方（桃仁、阿魏、山甲、鳖甲、麝香，为丸）。以上诸方，皆用于积在胁侧为主。如果积在脐上，称"伏梁"者，用厚朴青皮方（厚朴、青皮、当归、郁金、益母草、茯苓、泽泻），或以桃仁、茺蔚子易当归、益母草。如积在少腹，症见妇女经水半年不来，越日必有寒热、少腹聚瘕，治宜活血软坚，用土鳖虫麝香丸（土鳖虫、延胡、山楂、桃仁、莪术、川楝子、麝香为末，青鳖甲捣碎用无灰酒煮汁为丸，益母草汤送下）。如少腹癥积、不时攻逆作痛、心中嘈杂，本当宜攻泄，但营血颇虚，不宜和之，用旋覆花汤（旋覆花、新绛、青葱茎）加桃仁、柏子仁、料豆衣。

方 案 选 析

一、人参吴萸方

葛又 下午倦甚，暮夜痛发，阳微，阴浊乃踞，用温通阳明法。

人参　吴萸　半夏　姜汁　茯苓　炒白芍

又，照前方去白芍，加川楝、牡蛎。(《临证指南医案·积聚》)

主治：肝木犯土，中虚阳微，阴浊留踞，腹痛突如有形，缓则无迹，气下鸣响，下午倦甚，暮夜痛发。

方中以人参、茯苓健中，吴萸、半夏、姜汁温胃化浊，川楝、牡蛎疏肝制木。全方温胃疏肝，对胃虚肝侮有浊滞者甚宜。

加减：方中可以丁香易吴萸、姜汁。气滞，可加厚朴、陈皮。泄泻，可加益智仁。

二、於术鸡肶方

白　疟邪久留，结聚血分成形，仲景有缓攻通络方法可宗。但疟母必在胁下，以少阳厥阴表里为病。今脉弦大，面色黄滞，腹大青筋皆露，颈脉震动，纯是脾胃受伤，积聚内起，气分受病，痞满势成，与疟母邪结血分，又属两途。经年病久，正气已怯，现东垣五积，必疏补两施，盖缓攻为宜。

生於术　鸡肶皮　川连　厚朴　新会皮　姜渣　水泛丸(《临证指南医案·积聚》)

主治：脾胃受伤，气分受病，积聚内起，痞满势成，面色黄滞，腹大青筋皆露，脉弦大。

方中以於术健脾，内金运脾消积，厚朴、陈皮理气宽中，川连配姜渣辛开苦降开痞。全方有运脾消积开痞之功，以丸剂缓图收效。

三、川连芦荟方

马　病后食物失和，肠中变化，传导失职，气滞酿湿，郁而成热，六腑滞浊为之聚。昔洁古、东垣辈，于肠胃宿病，每取丸剂缓攻，当仿之。

川连　芦荟箬叶上炙　鸡肫皮不落水、去垢、新瓦上炙脆　煨木香　小青皮　莱菔子　南山楂　紫厚朴　蒸饼为小丸。(《临证指南医案·积聚》)

主治：气滞湿热积聚积于肠胃，积聚，便秘，食物不化。

方中以川连、芦荟清泻肠胃之热积，内金、莱菔子、山楂消食化滞，木香、青皮、厚朴理气化湿。上药制成丸剂，以清理肠胃湿热食滞为法。

加减：如嫌芦荟、川连清泻太峻，也可改用黄芩、枳实清疏。如湿重，可加白术、苍术。

四、蛤粉白芥子方

吴　右胁有形高突，按之无痛，此属痃癖，非若气聚凝痰，难以推求。然病久仅在阴在脉，须佐针刺宣通，正在伏天宜商。

真蛤粉　白芥子　瓜蒌皮　黑栀皮　半夏　郁金　橘红　姜皮(《临证指南医案·积聚》)

主治：气聚痰凝，右胁有形高突，按之无痛。

方中以蛤粉、白芥子祛除痰凝为君，蒌皮、半夏、郁金、橘红协助君药理气化痰，姜皮辛温化饮，山栀清泄郁热。全方虽以化痰理气为主，但组方比较周到。

五、蜣螂䗪虫方

王　骑射驰骤，寒暑劳形，皆令阳气受伤。三年来，右胸胁形高微突，初微胀痛无形，久则形坚似梗，是初为气结在经，久则血伤入络。盖经络系于脏腑外廓，犹堪勉强支撑，但气钝血滞，日渐瘀痹，而延癥瘕。怒劳努力，气血交乱，病必旋发，故寒温消克理气逐血，总之未能讲究络病工夫。考仲景于劳伤血痹诸法，其通络方法，每取虫蚁迅速飞走诸灵，俾飞者升、走者降，血无凝着，气可宣通，与攻积除坚，徒入脏腑者有间。录法备参末议。

蛰螂虫　䗪虫　当归须　桃仁　川郁金　川芎　生香附　煨木香　生牡蛎　夏枯草　用大酒曲末二两，加水糊丸，无灰酒送三钱。（《临证指南医案·积聚》）

主治：血络凝着，右胸胁形高微突，形坚如梗，已有三年。

方中以蛰螂虫、土鳖虫为君，两味都咸寒入肝，破血逐瘀消癥，取虫蚁飞走，以达宣通攻积除坚之效。配以归须、桃仁、川芎、川郁金活血通络，香附、木香理气，牡蛎、夏枯草软坚散结。又引以酒曲、陈酒行散，有缓缓活血消结之功。本方既有蛰螂、䗪虫辛通，又有牡蛎、夏枯草润泽软坚，组方比较严密，是治疗癥块的良方。

加减：方中蛰螂、䗪虫、夏枯草三味性均寒，如属阴邪血凝，也可易以官桂、薤白辛温入血络。

六、厚朴青皮方

某　伏梁病在络，日后当血凝之虑。脉数左大，是其征也。

厚朴一钱　青皮八分　当归一钱　益母草三钱　茯苓一钱　泽泻一钱（《临证指南医案·积聚》）

主治：气血凝滞，伏梁，脉数左大。

方中以益母草、当归活血通络，厚朴、青皮、郁金理气，茯苓、泽泻利水湿。本方以气血分消为法，是治血络凝阻的轻方。

加减：活血，如不用益母草、当归，可易以桃仁、茺蔚子。理气，还可酌加枳实。

七、桃仁阿魏方

予曾亲见叶先生治一妇　产后着恼，左边小腹结一块，每发时小腹胀痛，从下攻上，膈间乳上皆痛，饮食入胃即吐，遍医不效。先用炒黑小茴香一钱，桂酒炒当归二钱，自制鹿角霜一钱半，生楂肉三钱，川芎八分，菟丝子一钱半，水煎送阿魏丸七分，八剂而愈。次用乌鸡煎丸原方半料，永不复发。又一人疟疾补早，左胁成痞，连于胃脘，按之痛甚，用炒桃仁为君，佐以阿魏、穿山甲、鳖甲、麝香丸服，全消。此二条较之《临证指南》所载者，为更佳。（《古今医案按·积块》）

主治：疟疾后气血凝滞，左胁成痞，连于胃脘，按之痛甚。

方中以桃仁活血化瘀为君，阿魏、山甲、鳖甲软坚散结，佐以麝香辛温香窜入络。全方有活血散结消痞之功。对脾肿大有良效。

八、草果荜茇方

某　病因食物不节，其受病在脾胃，既成形象在左胁之旁，是五积六聚，喜暖恶寒，阳气久伤，温剂必佐宣通，食物宜慎。

草果　荜茇　鸡内金　砂仁壳　厚朴　广皮　阿魏捣丸。（《叶案存真类编·痞证》）

主治：脾胃阳气久伤，积聚在左胁之旁，喜暖恶寒。

方中以草果、荜茇温中燥湿散寒，内金、阿魏消积散癥，砂仁、厚朴理气宽中。全方温中消积散癥，正如叶氏所说："温剂必佐宣通。"

（陈克正主编《叶天士诊治大全》）

曹仁伯

臌 胀 两 案

曹仁伯（1767~1834），字存心，清代医家

营血本亏，肝火本旺。责在先无，乃后天脾气不健，肝木乘之。所进饮食，生痰生湿，贮之于胃，尚可从呕而出，相安无事。迟之又久，渗入膜外。气道不清，胀乃作焉。脾为生痰之源，肺为贮痰之器。若非运化中宫，兼透膜外，则病势有加无已，成为臌病，亦属易易。夫脾统血，肝藏血，病久血更衰少，不得不佐以和养。古人之燥湿互用，正为此等证设也。

归芍六君子汤去参、草。加白芥子　莱菔子　车前子　川朴　苏子　腹皮　竹沥　雪羹

诸腹胀大，皆属于热；诸湿肿满，皆属于脾。脾经湿热交阻于中，先满后见肿胀，肤热微汗，口渴面红。理之不易。

防己　茯苓　石膏　腹皮　陈皮

再诊：湿热满三焦，每多肿胀之患。如邪热偏于下焦，小便必少。前人之质重开下者。原为此等证而设。然此病已久，尚盛于中上二焦。故以中上两焦法施之。诸恙不减，或者病重药轻之故。将前方制大其剂。

竹叶　石膏　鲜生地　麦冬　知母　半夏　五皮饮

（《柳选四家医案》）

蒋宝素

附子理中、金匮肾气合用治疗阳虚朘胀案

蒋宝素（1795~1873），字问斋，清代医家

曾经抑郁伤肝，近乃脾虚气馁，饮食迟于运化，二便带血频仍。现在腹满脐平，胸胁俱胀，呕吐，恶闻食臭，大便十日不行，脉来弦数无神，朘胀。危疴已著，至于或轻或重，乃剥复之象。所服诸方都是法程，病势良深，殊难奏效。勉拟附子理中加味，从乎中治。是否质诸明哲。

人参　制附子　冬白术　炙甘草　炮姜炭　当归身　陈橘红　小青皮

病原已载前方，第五进附子理中加味，不见燥热之象，阴霾不散可知。中满退而复进，剥极则复，复而又剥故也。

小便如淋不痛，阳虚气化不及州都。大解督溏，火力不足，失其常度。人身清阳无时不升，浊阴无刻不降，升降循其常度，不觉其升降也。清阳当升不升，则气坠；浊阴当降不降，则气哽。总是命门真火阳和之气，不足以腐熟胃中水谷之精微，驯致糟粕壅塞于中而不化，是以上为饮食难进，下为二便不爽，大腹如鼓，胁肋胀痛，时有太息、呻吟之状。弦数之脉如前，诚为剥极之候。考前贤证治诸方，惟附子理中、金匮肾气最为合法。然三焦痞塞不开，金匮肾气难于过中达下，服附子理中又如水投石。深思釜底加薪，氤氲彻顶，槁

禾经雨，生意归巅，孰非根蒂阳和之气使然也。谨拟二方合治，观其进退。

大熟地　怀山药　山萸肉　粉丹皮　建泽泻　赤茯苓　制附子　油肉桂　车前子　怀牛膝　人参　冬白术　炙甘草　炮姜炭

昨拟金匮肾气、附子理中二方合治，取其过中达下，益火之本，釜底添薪，冀有效机。而事乃有大谬，不然时值飘风，溽暑流行，邪乘虚入，遂至身热，汗出发背，沾衣，正气由此更虚。乃见痰嗽气急，喉间水鸡声，痰中间带粉红之色，继有鲜红之血，肺胃络伤所致。暑善归心，言乃心声，以故多言，间有谬误之语。经言：因于暑，汗，烦则喘喝，静则多言。气虚身热，得之伤暑是矣。大法微者逆之，盛者从之。火亏，本症不受清暑寒凉之品，宜乎从治。仍非理中不可，且理中汤能治伤胃吐血，不可见血畏而不服。张景岳以理中汤去参、术，加归、地，用理真阴。

即以二方合一，燮理阴阳，冀其命火内生，阳淫外散。谬蒙藻鉴，敢不尽心，是否有当，质诸明哲。

人参　冬白术　炙甘草　炮姜炭　大熟地　当归身

（《问斋医案》）

王旭高

疏通水道、泄木和中、活络化瘀治疗臌胀

王旭高（1798~1862），名泰林，清代医家

某　痞块由大疟日久而结，多因水饮痰涎与气相搏而成。久则块散腹满，变为臌胀，所谓癖散成臌也。脉细如丝，重按至骨乃见弦象，是肝木乘脾也。口干，小便短少，是湿热不运也。匝月腹日加大，急宜疏通水道，泄木和中。

五苓散加川朴、姜汁炒川连、青皮、陈皮、大腹皮、木香、车前子、通草。

附：厚朴散

川朴姜汁炒，三钱　枳壳三钱　巴豆合炒黄，去巴豆，七粒　木香晒干，研，三钱　青皮醋炒，三钱　陈皮盐水炒，三钱　甘遂面包煨，三钱　大戟水浸，晒干，炒，三钱　干姜炒黄，三钱

共为末。每服一钱，用砂仁、车前子泡汤调下。是治癖块散大成臌之妙剂。

渊按：此方诚妙。但可施正气不虚者。若久病及老年气血衰弱之人，恐目前稍松，转瞬而胀益甚，将不可治，用者宜审慎之。

秦　腹胀足肿，纳食则胀益甚。湿热挟气，填塞太阴，臌胀重症。

川朴　赤苓　大腹皮　青皮　泽泻　枳壳　黑丑　山楂炭　甘遂

面包煨　通草　生姜

复：腹胀稍宽，足仍浮肿。运脾化湿，冀其渐平。

川朴　赤苓　大腹皮　川椒目　苍术　泽泻　陈皮　焦六曲　黑丑　通草　枳壳　生姜

渊按：二方乃湿热实胀治法。

三诊：腹满月余，得食则胀甚。两进攻消运脾之法，胃脘之胀已松，大腹之满未化，再议疏通消导。

旋覆花　五加皮　赤苓　泽泻　槟榔　黑丑　鸡内金　木香　通草　砂仁

陆　经停一载有余，肝气不时横逆，胸脘胁肋疼痛，呕吐酸水，大腹日满，青筋绽露，此属血臌。盖由肝气错乱于中，脾土受困，血海凝瘀，日积月大，状如怀子，而实非也。今病已极深，药力恐难见效。

川楝子　丹参　归尾　香附盐水炒　延胡索　五灵脂醋炒　陈皮　砂仁　红花　淡吴萸

（《王旭高医案》）

怀抱奇

肿 胀 论 彻

怀抱奇，清代医家

经曰：诸气膹郁，皆属于肺。诸湿肿满，皆属于脾。又曰：诸腹胀大，敲之如鼓，皆属于热。盖气郁则生湿，湿郁则生热，湿热相搏，肺失清肃之令，则水不行而为肿。脾失健运之司，则谷不磨而为胀。甚则清阳不走上窍，浊阴不走下窍，天地闭塞，金不平木，土不制水，由是肚大、青筋、脐突、背平、足心平。五脏之阴，越出于外，六腑之阳，反扰于内。斯时而不亟泻其阳，则阴欲入而阳拒之，阳欲出而阴闭之，则阴阳愈乖，而肿胀益甚。譬之洪水泛滥，不事疏凿，乃欲以土实之，则愈隄防而愈泛溢，此必然之势也。子和出，立浚川、禹功等法，非不峻烈可畏。然不有荡涤之，则水何由而行。所蓄者，何由而泄。阴阳失位者，何由而复奠厥居乎。余每见从事温补者，一逢肿胀，辄进六君子、金匮肾气等，岂不纯正通达，卒至肿胀愈甚，迄无成功。及遇草泽医，每以大攻大泻药投之，反恒奏绩于俄顷，然后以参调之，以补济之。善其后图，乃可万全。虽然，此为实热者言也。若老人久病后，及肾元亏损者，病从阴而发，不从阳而入，前法又不可施。气喘脉弱，喜温恶寒，则金匮肾气之用桂附，以牛膝、车前为引。一则三焦为决渎之官，水道所出。一则肾为胃关，开窍二阴。谁谓补中不带泻哉。学者扩而充之可也。

一传鼓胀方

第一服

黑丑半生半熟，二钱　沉香五分

共为细末，酒调送。

第二服

陈皮　青皮　五加皮　茯苓皮　大腹皮　莱菔子　苏子　韭子
葶苈子　车前子各一钱　琥珀　沉香各五分　黑丑半生半熟，六分　朴
硝三分

共为细末，酒调送。

第三服

槟榔　厚朴　益智仁　木通　泽泻　白芍药　芫花各一钱　沉
香　琥珀各五分　朴硝三分　黑丑半生半熟，六分

共为细末，酒调送。

舟车神佑丸　去一切水湿痰饮。

甘遂　大戟　芫花俱醋炒，各一两　大黄二两　黑牵牛取头末　青
皮　陈皮　木香　槟榔各五钱　轻粉一钱

为末，水丸椒目大，空心服五丸，日三服。痞闷者多服反烦满，
宜初服二丸，每服加一丸，快利为度。戴人每令病者先服百余粒，继
以浚川等药投之。五更当下，种种病出。轻者一二度，重者五六度，
方愈。药虽峻急，为效极神，弱者当依河间渐次进，实者从戴人治之。

大圣浚川散

大黄煨　牵牛取头末　郁李仁各一两　木香　芒硝各三钱　甘遂五分

每服三钱，姜汁调下。戴人每言，导水丸必用，禹功散继之。舟
车丸必用，浚川散继之。

神芎导水丸

黄芩一两　黄连　川芎　薄荷各五钱　大黄二两　滑石　黑丑取头

末，各四两

为末，水丸。有血积者，加桂五钱。

禹余粮丸

蛇含石铁铫盛烧通红，钳取出，倾入醋中，候冷取出，研极细，三两　禹余粮石三两　针砂淘净炒干，用醋二盅，同余粮铫内煮干，更用铫并药烧红，倾净砖地上，候冷，研极细，五两　羌活　川芎　木香　茯苓　牛膝酒浸　桂心　白豆蔻　大茴香　蓬术炒　附子炮　炮姜　京三棱炒　青皮　白蒺藜焙研，去刺　当归酒浸，各五钱

共为末，入前三味拌匀，蒸饼丸如桐子大，食前白汤下三十丸至五十丸。前三味，非甘遂、芫花之比，又有各药扶持，虚人老人，亦可服也。最忌盐，一毫入口，发疾愈甚。服药后，即于小便内旋去，不动脏腑，每日三服，更以温补药助之。

金匮肾气丸

治脾肾虚，腰重脚肿，小便不利，或肚腹肿胀，四肢浮肿，喘急痰盛，已成蛊证，其效如神。此症多因脾胃虚弱，治失其宜，元气复伤而变症者，非此药不能救。

白茯苓三两　附子五钱　制牛膝　桂　泽泻　车前子　山萸肉　山药　牡丹皮各一两　熟地黄四两

上为末，和地黄加炼蜜丸如梧子，每服三钱，空心米饮下。

续论肿胀

尝观肿胀之疾，必发喘急，而喘病则有肿而不胀，胀而不肿者。又有先肿而后喘，先喘而后肿者。病情既殊，则治之者何可不为之别耶，试究详之。大抵肿胀在脾，喘满在肺。胀甚于肿，属肝乘脾。肿甚于胀，属肾乘肺。故治胀之法，先宜平肝，肝平则气调，而不中滞，次用补脾敛肝，土旺则能健运，土中泻木，白芍药酸以收之。若过于快气，则中州亦伤，而不能复其职矣。治肿之法，先宜清肺，肺清则气降，而不上逆，次用淡渗益阴，淡渗则能利窍，金藏水中，生

地黄苦以坚之。若过于疏泄，则有阳无阴，而亦不能以化矣。然由肿胀而至于喘者，则求其肿胀之因而调之，不治喘而喘自宁。若由喘而至于肿胀者，则求其致喘之因而理之，不治肿胀而肿胀自愈。木火之与金水，易而为治，比之操刃。况乎土位于中，四气皆得乘之也哉。善治者，必审脏腑所属，而以苦欲补泻求之，庶得乎病之情，而不胶于成法也。

一女人年三旬余，得气喘症，身发肿胀，他医疗已逾年，竟罔效。延余诊之，脉细带数，行动喘乏，所服破气药无遗。余见其肿甚，用大腹皮、陈皮、茯苓、泽泻、车前中，独入生地、白芍药、牡丹皮，以阴济阳，上收其逆气，而下得以化，不三剂减半，数剂乃愈，继以八珍调之。

（《古今医彻》）

王孟英

泄肺宣肝、畅达气机治疗臌胀案

王孟英（1808~1868），名士雄，清代医家

陈幼 素体肝胃俱强，肝热贼脾，以致痞积腹胀，发热干呛，善食而黄瘦。是脾受肝克不能运化，所以溺赤。

尚在肝肺气分，泄肝宣肺法。方用

川连酒炒，六分　白芍酒炒，一钱五分　桔梗一钱　旋覆花八分　黑栀皮一钱五分　粉丹皮一钱五　谷虫二钱　焦楂肉一钱　陈皮七分

二诊：方去川连、白芍、桔梗、栀皮。加川楝子二钱　炙鸡金一钱五分

三诊：方法旋覆、丹皮。加鳖甲四钱　煅牡蛎八钱　霞天曲一钱木瓜二钱

高 腹胀，有形如痞，吐酸气冲，肌肉消削。业已半载。诊脉沉弦而软滑，大便少，小便浑短。苔黄腻。乃肝郁气结，前医屡投温补，以致郁则生热，补则凝痰，宜疏肝泄热。方用

姜川连八分　延胡八分　乌药一钱　旋覆花三钱　炒枳实钱半　炙鸡金四钱　鳖甲尖八钱　姜竹茹三钱　茯苓三钱　半夏曲三钱

二诊：诸恙俱减，时发寒热，四肢酸痛，或疑为疟。良由气机宣达，郁热向外而泄，此病之转机。处方用

秦艽三钱　柴胡一钱半　大豆卷三钱　羚羊角磨冲，八分　晚蚕沙三

钱　桑枝酒炒，三钱

　　三诊：服后寒热止，攻冲亦减，腹胀尚坚硬。处方用龙荟丸、滚痰丸各二钱。一服渐愈。

（《王氏医案》）

马培之

化浊通温、肃肺分消治疗膙胀

马培之（1820~1903），名文植，晚清医家

宜兴，许左 肝脾不和，湿浊滞于气分，少腹膨硬，气逆膹胸，甚则作呛，大便旬余一解，兼带白垢。虑延成胀。当宣中利气，以化湿浊。

乌药一钱　丹参一钱五分　薤白头三钱　云苓二钱　炒莱菔子三钱青皮一钱　苡米三钱　炒枳壳一钱　炒半夏曲一钱五分　炒小茴香八分全瓜蒌三钱　香橼皮二钱　姜二片

复诊：气逆较平，少腹膨硬亦减，二便欠利，时常嗳逆，口鼻觉闻尿臊之味。乃浊阴凝聚下焦，阳不斡旋。宜温通达下、以泄浊阴。

熟附子一钱五分　杏仁二钱　青皮一钱　吴萸一钱五分　乌药一钱炒枳壳一钱五分　法半夏一钱五分　炒小茴一钱　云苓三钱　降香一钱五分姜二片

某 停饮吐水，水湿由脾而至胃，胃不降则便溲不行，水由内腑泛溢肌肤，腹膨足肿，脐突青筋。决水之后，消而复肿，又加喘急，谷少神疲，小便不利，症势极重。姑拟肃肺分消。

东洋参　半夏　黑丑　琥珀　茯苓　炒干姜　赤小豆　陈皮　泽泻　椒目　镑沉香　冬瓜皮

二诊：胸腹内胀较松，已能纳谷，小溲稍利，喘疾亦平，似有转

机。宗前法进治，不再反复乃佳。

东洋参　茯苓　半夏　泽泻　陈皮　川萆薢　西琥珀　沉香　牛膝　赤小豆　椒目　冬瓜皮子　生姜皮　黑丑

三诊：胸腹腰胁胀势稍松，少腹依然膨硬，胁痛足酸，二便不畅，幸内腑胀松，饮食渐增。还宜分消主治。

归须　冬葵子　黑丑　郁李仁　防己　赤小豆　青皮　牛膝　延胡索　大腹皮　桃仁　江枳壳　陈瓢子

（《马培之医案》）

费绳甫

臌 胀 医 案

费绳甫（1851~1914），晚清医家

某 胸腹胀大如鼓，知饥能食，缓则难忍，食入作胀，虽胀仍纳，此虫积成胀。治宜杀虫化湿。

大雷丸三钱　使君子三钱　陈鹤虱三钱　炙内金三钱　冬瓜子四钱　陈广皮一钱　茯苓皮三钱　开口花椒子二十粒

某 胸腹胀大如鼓，四肢不肿，腹皮色黄，青筋皆见，名单腹胀，土虚木乘。治宜抑木扶土。

潞党参三钱　连皮苓四钱　大白术一钱　全当归二钱　炮姜炭五分　上肉桂三分　江枳实一钱　川厚朴一钱　焦茅术一钱　金铃子三钱　瓦楞子三钱　炙内金三钱　冬瓜子皮各三钱

江北吴某 肝木乘脾，致成单腹，胀大如鼓，脐凸筋青，背平腰满，症属危险。姑拟抑木扶土、湿通渗湿。

制附子四分　甜冬术一钱半　连皮苓三钱　白归身一钱半　上肉桂五分　陈广皮一钱　花槟榔一钱半　川厚朴一钱　白蔻壳一钱半　细青皮一钱　半江枳实一钱半　冬瓜子四钱　车前子二钱　大腹皮二钱　椒目二十四粒　生苡仁一两

徽州汪某 单腹胀大，其形如鼓，坚硬不舒。急宜温通化浊。

连皮苓三钱　江枳实一钱半　陈广皮一钱　全当归一钱半　制附

子三分　上肉桂四分　焦白术一钱　半川厚朴一钱　半夏曲二钱　补骨脂一钱　小茴香一钱　荜澄茄一钱　半广木香五分　白蔻壳一钱　统车前二钱　冬瓜皮四钱　生苡仁一两

横渠殷某　脾阳困顿，肠胃不和，便红食少，肚腹臌胀，治宜扶土和营，兼以化浊。

全当归一钱五分　京赤芍一钱　赤茯苓二钱　生苡仁三钱　大腹皮钱五分　建猪苓一钱　统车前二钱　冬瓜皮三钱　真福曲三钱　枳壳一钱五分　台乌药一钱　广木香五分　橘饼三钱　降香五分

心之积为伏梁，肺之积为息贲，肝之积为肥气，脾之积为痞气，肾之积为奔豚。《难经》已详论之。五脏之积，半虚半实，最难图治。惟奔豚上窜，可用桂枝加桂以伐肾邪，仲景立法最为精当。六腑为聚，聚散无定，气痛也，理气即可消散。有物可征谓之症，气血凝结而成。瘕者假也，气聚则凝，气散则平，无形气病与六腑之聚无异，所以治法相同也。

某　腹内结块，按之不移，渐长渐大，此癥块也，气血凝结而成。治宜理气行血。

全当归二钱　大丹参二钱　净红花五分　桃仁泥一钱　延胡索一钱　广木香五分　炙鳖甲四钱　白蒺藜三钱　泽兰叶三钱　细青皮一钱　降香五分

某　腹内结块，时有时无，聚散无定，此瘕也，无形气痛。治宜和营理气。

香附米一钱半　全当归二钱　细青皮一钱　台乌药一钱半　陈广芝一钱　制半夏一钱半　大砂仁一钱　广木香五分　佛手五分

某　向来阴虚火旺，腹有瘕气，聚散无定。治宜养阴清火、调和气机。

南沙参四钱　川石斛三钱　生白芍一钱半　牡丹皮半钱　天花

粉半钱　左牡蛎四钱　女贞子三钱　金香附一钱　大麦冬三钱　陈香橼皮一钱

(《费绳甫医案》)

曹沧洲

臌胀医案选辑

曹沧洲（1849~1931），名元恒，字智涵，江苏苏州人，清末民初医家

某左

初诊：单腹胀，朝宽暮急，筋青脐突，少腹痛，溲极黄，脉细弦。本元极虚，湿热深重，宜从标疏化。

官桂　猪苓　白术皮　五谷虫　大腹皮　生米仁　冬瓜皮　茯苓　泽泻　炙鸡金　焦六曲　水姜皮　陈香橼　乌药汁

二诊：脾虚不克化湿，单腹胀幸减，是症易于反复，须慎饮食起居。

台参须　茯苓　五谷虫　大腹皮　泽泻　生米仁　生谷芽　制苍术　炙鸡金　冬瓜皮　川草薢　焦六曲　乌药汁

三诊：单腹胀，胀大减，朝宽暮急，筋青脐突，脉弦。

台参须　茯苓　炙鸡金　水姜皮　春砂仁　泽泻　乌药汁　台术皮　淡吴萸　五谷虫　广木香　车前子　焦六曲　生熟谷芽

肝脾失调，湿热气滞较重。故一诊方参五苓散合五皮饮之意变通，以冬瓜皮易桑皮，以香橼易陈皮。盖陈皮调气行滞偏中上二焦为主，香橼则专行中焦为主。配合乌药汁行气消胀，专主下焦气滞之品，则胀可宽。五谷虫消积清利，鸡金、六曲消导和中化滞。二诊腹胀虽减，脾虚未复，故以参须补脾气，并配制苍术燥脾化湿，谷芽消食醒脾，草薢渗浊分清。三诊合四君子汤意并加熟谷芽、木香、砂仁

进一步补气健中善后，俾邪去正复，以防病情反复。

某右

初诊：右脉弦劲，倍大于左，腹大胀满入腰肋，病属单腹臌胀。拟上润肺阴，下疏肝脾，以希服此应手。

南沙参一钱半　春砂仁后下，三分　醋煅瓦楞粉包，一两　川石斛四钱　大白芍二钱　通草一钱　旋覆花包，一钱半　朱茯苓四钱　五谷虫焙，二钱　炙蟾皮一钱　川楝子一钱半　小茴香同炒，三分　炙鸡金二钱　冬瓜皮五钱　陈麦柴煎汤代水，一两

二诊：满腹膜胀，坐久即易腰右牵引左半，痛则神思顿乏，脉弦少冲和状，口干，头蒙，目眊少力，声音不扬。水不涵木，血不养筋，肝木横肆，上侮肺金，下克脾土，温凉补泻，各有窒碍，理之实非易事，大节尤宜当心。

西洋参米炒另煎，一钱　丝瓜络藏红花三分泡汤，炒，二钱　白芍二钱　醋煅瓦楞粉一两　炙鸡金砂仁末五分拌，三钱　炙蟾皮一钱半　五谷虫焙，一钱半　杜仲一钱半　香橼皮一钱　路路通一钱半　川楝子二钱　小茴香同炒，三分

外治水焙方

木瓜三钱　白芷三钱　小茴香三钱　乳香三钱　没药二钱　五灵脂三钱　橘叶三钱　木香藤五钱

上药以布包水煎浓汤，用布两块浸汤内，绞干后，趁热更迭熨焙痛处。

三诊：昨胃安寐竟夜，胀满腰肋均定，惟脉仍弦劲搏手，神倦，头蒙。本体积虚，血不养肝，水不涵木，拟由原法增损。

上肉桂去皮锉末为丸，另吞，一分　白芍四钱　麦冬二钱　煅牡蛎一两　茯苓四钱　川断二钱　川石斛四钱　盐半夏二钱　鳖甲心生，四钱　鸡金砂仁末三分拌，三钱　炙川楝子小茴香三分拌炒，二钱　延胡索醋

炒，一钱半　绿萼梅一钱　生谷芽包，七钱

四诊：肝病起于血少，气失敛藏，脾土受克　转输不健，蒸湿化痰，上烁肺津胃液，满腹膨胀，小溲不利，舌面干，纳食式微，脉状弦。症情虽见起色，但久病积虚，奏功不易，勿以小效为恃。

西洋参一钱　南沙参四钱　玄参心朱拌，一钱　川石斛四钱　白芍四钱　海蛤粉包，一两　蟾皮一钱半　鸡金砂仁末五钱拌炙，三钱　鳖甲心四钱　磁朱丸包，四钱　车前子四钱　九香虫焙，一钱　绿萼梅一钱　生谷芽煎汤代水，一两

五诊：肝无血养，其气散而不收，脾失运用，肾不摄纳，全是本元自病，互相克贼，病情屡有出入，昨寐得安，似乎诸恙均减，内因之病，小效恐不足恃。

吉林老山人参入秋石三分拌，一钱　洋参三钱　枫斛三钱　带心麦冬朱拌，三钱　北五味四分　蛤蚧尾洗，一对　生鳖甲五钱　生牡蛎一两　远志一钱　川贝杵，包，三钱　杜仲三钱　九香虫焙，七分　车前子三钱　炒谷芽包，五钱

六诊：形色脉均有佳象，大便欲行不行，音夺不畅，腹大较软，高年积虚之体，久病而涉暑湿主令，最怕波折，格外珍摄为要。

人参入秋石三分另煎，一钱　西洋参生切，三钱　枫斛另煎冲，三钱带心麦冬朱拌，二钱　瓜蒌皮四钱　北五味四分　蛤蚧尾洗，一对　北沙参四钱　生鳖甲五钱　柏子霜四钱　沙苑子三钱　九香虫焙，七分　川通草一钱　生熟谷芽包，各五钱

又因大便不行，加大生地一两，开水浸烂研绞汁冲，火麻仁泥五钱与前药同煮。

七诊：血少气散，近日颇见起色，尚觉积痰黏滞，咯吐不易，大便又阻四日，小溲亦少，六阳升泄之时，只有育阴主之，为固摄根本之法。

人参一钱　洋参三钱　原生地浸研，绞汁，冲，七钱　枫斛三钱　朱麦冬三钱　海浮石四钱　生鳖甲七钱　海蛤粉包，一两　川贝三钱　竹茹三钱　白芍三钱　蛤蚧尾洗，一对　资生丸包，三钱　车前子包，四钱　川续断三钱

此单腹胀属肝脾失和，兼肺阴不足，金虚木侮之证。故一诊治以疏肝和脾之外，另以南沙参养阴润肺、干石斛益肺胃之阴。二诊气阴俱见亏乏，故南沙参已嫌力薄，改西洋参益气养阴，并以杜仲滋肾水以涵木。配合外治辛香温通则胀易除。三诊仍见弦劲之脉，木失滋荣久矣，故以鳖甲心、牡蛎二甲滋水敛阴固本。少用肉桂为反佐之法，亦张会卿"阳中求阴"之旨。四诊肺胃津伤之象见有加重，舌干小溲不利，故加南沙参、玄参，去牡蛎之涩，并添西洋参益气生津，以九香虫易肉桂，因九香虫可温肾运脾，善通滞气也。五诊见标象减，即着力培元为主，为长远计。六诊虽经培补，形、色、脉均有起色，但恐暑湿当令，湿滞气机，毕竟壅补碍运，故以瓜蒌皮、通草行气化湿，并以养血润肠之品助其通便。七诊值六阳升泄之节，易与浊痰胶结，故上以竹茹、海浮石、海蛤粉、川贝清热化痰，下使鳖甲、生地、蛤蚧养阴填精潜敛，人参、洋参斡旋于中，深得因时之宜，用药之灵巧。

某右

黄疸胀满，腹胀不能食，脉左细右弦，宜燥湿疏运。

越鞠丸包，三钱　上川连姜汁炒，四分　泽泻三钱　滑石五钱　橘红一钱　枳壳一钱半　炙鸡金去垢，四钱　车前子包，三钱　法半夏三钱　沉香曲四钱　大腹皮三钱　西茵陈三钱　陈麦柴四钱　鲜佛手一钱半

湿热蕴结而成黄疸胀满，脾胃气机不利，故以苦辛淡渗之品行气清热泄浊，并加沉香曲、鸡金助运，为正治之法。

某右

湿郁气阻，腹满足肿，溲少面黄，脉濡，延防喘塞变幻。

苏梗一钱半　白杏仁四钱　五加皮三钱　车前子三钱　包制香附一钱半　炙鸡金四钱　防风一钱　猪苓三钱　陈麦柴三钱　白麻骨一两（后二味煎汤代水）

此湿滞较重，气机受累之证。故化湿利湿为第一要务，亦即叶桂《温热论》所言"通阳不在温，而在利小便"之义。

某左

浊气在上则生䐜胀，得食腹中尤甚，大便燥结，不能畅行，溲少，舌黄，脉细。膨状渐著，宜疏利二便，以防迁延增剧。

越鞠丸绢包，四钱　炙鸡金去垢，三钱　茯苓皮四钱　全瓜蒌打，一两　橘红炙，一钱　沉香曲绢包，三钱　川楝子一钱半　柏子仁五钱　宋半夏一钱半　大腹皮洗，三钱　陈香橼皮一钱半　火麻仁泥一两　车前子包，三钱　陈麦柴四钱

本案为湿阻气滞，肝失疏泄，健运失司，二便不利之证。故行气化湿助运为正治之法，另以柏子仁、火麻仁通利大肠，车前子、茯苓利湿通利小肠。全方解郁消胀，行气泄浊，使气行浊降，不致迁延增剧。

某左

湿郁气阻，中州转运失司，满腹胀大，肠鸣不已，大便溏，气化不及州都，小溲为之不利，膨状显著，延恐作喘。

桂枝五分　猪苓一钱半　五加皮三钱　范志曲三钱　生苍术一钱半　泽泻小茴香二分同炒，三钱　葫芦巴一钱半　炙鸡金去垢，三钱　茯苓四钱　水姜皮四分　冬瓜皮五钱　车前子包，四钱　陈麦柴四钱　白麻骨一两

此湿阻中焦，气化不利之单腹胀证。故治以五苓散加味，参入五皮饮之意。而去陈皮，以冬瓜皮易桑皮、五加皮易大腹皮者，实因需着力中焦之故。仍恐水湿淹缠难尽，加葫芦巴峻下逐水、车前子清利，可得万全。

单腹胀病名，首见于明代张景岳《景岳全书》："单腹胀者，名为

臌胀……胀惟在腹，故又名为单腹胀。"沧洲公论治六案，皆主从调和肝脾、行气化湿、和中助运论治。

毕竟大腹主脾，肝主疏泄，与其最为密切。见兼证与气运之转化，故方药随机应变而投之，不失大家风范。

某左

脘腹结癖十年，得嗳气，矢气始松，大便后气升胀塞，脉弦溲少，三阴同病，理之不易。

川桂木　制半夏　紫石英　乌梅肉　香橼皮　九香虫　橘白　瓦楞壳　白芍　炙鸡金　车前子　泽泻

评按：此三阴受病，沉寒结癖，浊阴不降之积聚证。故其治用川桂木、紫石英、九香虫、制半夏、香橼皮温通泄浊为主。惟厥阴肝木体阴用阳，须刚柔兼用，故合白芍、乌梅酸敛之品。用瓦楞壳者，取其咸以软坚散结也。

某右

左胁肋下结瘕顶心脘，食下恶心，脉不畅，宜治肝胃。

旋覆花包，一钱半　煅瓦楞粉一两　法半夏一钱五　川楝子一钱半　代赭石吞服，一钱　橘红一钱　六曲四钱　泽泻三钱　生谷芽包，五钱

评按：肝胃失和，胃失和降之聚证。故以旋覆代赭降肝胃之逆气，合川楝子疏肝行气，半夏、橘红和胃降逆，六曲、谷芽助运，泽泻利湿泄浊使邪有出路。

某右

血分不足，肝亢有余，腹中渐成瘕聚，上下无定，拟先疏畅气化以和肝脾。

四制香附一钱半　枳壳一钱半　大腹皮洗，三钱　茯苓四钱　陈皮一钱　煅瓦楞粉一两　陈佛手一钱半　泽泻三钱　宋半夏一钱半　台乌药一钱半　丹参三钱　炙鸡金三钱　炒香谷芽绢包，五钱

评按：属于肝脾失和、气滞湿阻之瘕聚证，故取二陈汤合正气天香散加减变通。

某左

腹右结瘕作痛攻逆，神疲，脉软弦右部尤软，两足肿。拟和肝脾利湿热，以防腹大成鼓。

旋覆花绢包，一钱半　炙鸡金去垢，三钱　五加皮三钱　漂白术枳壳一钱同炒，一钱半　代赭石煅，四钱　大腹皮洗，三钱　猪苓一钱半　广木香一钱　煅瓦楞粉包，一两　沉香曲包，三钱　泽泻三钱　炒谷芽包，五钱

评按：此肝脾失和，湿蕴较重且化热下注之证。故方选旋覆代赭汤合五苓散加减以调和肝脾，清利湿热。去桂枝、茯苓，嫌其温也；合沉香曲、鸡金以消导助运；大腹皮合五加皮利水消肿，取其下行之性并利经络也。

积聚本腹内结块，或痛或胀之病证。积与聚之不同，首见于《金匮要略·五脏风寒积聚病脉证并治》："积者，脏病也，终不移；聚者，腑病也，发作有时。"故积病在脏之血分，聚病在腑之气分。《杂病广要》所称"癥而积，瘕即聚"，实也同义。沧洲公所列治四案，实皆为聚（瘕）证，故主病在肝脾（胃）之气分为主，所治主从疏肝和脾（胃）入手。惟脾运失司，则湿易中生，且气滞久则津停为湿，故伍以渗湿为当然之法。

（《吴门曹氏三代医验集》）

贺季衡

健脾助运治腹胀案

贺季衡（1856~1933），名贺钧，清代医家

吴男 患痢疾未几即止，肠腑余浊未尽，脾肾之气不运，于是发生内胀。业经十年，必得大腑畅通，气鸣辘辘而胀退。夫腑以通为补，故腑通则胀减，脉沉滑，舌红。当运其中，而通其下。

淡苁蓉三钱　焦白术二钱　油当归一钱五分　南木香八分　云苓三钱　沉香曲一钱五分　小茴香盐水炒，七分　炒苡仁五钱　炒枳壳一钱五分　大白芍吴茱萸五分拌炒，二钱　冬瓜子四钱

服三五剂，如大便欠通调，原方加郁李仁四钱，通畅去之，再服。

二诊：前进运中通下，腑行颇爽，内胀虽减，继又发生便后带血，腑行又结，内胀复来，肠鸣辘辘，脉沉滑小数。病经十年，得于痢后，肠腑余浊未清，脾肾之运行不力也。虚实同巢，收效不易。

淡苁蓉四钱　炒茅术一钱　炒白术一钱五分　大砂仁八分　南木胀香一钱　云苓三钱　炒枳壳一钱五分　泽泻二钱　陈橘皮一钱五分　大白芍吴茱萸五分拌炒，二钱　炙甘草八分　海参肠剪开酒洗，二钱

三诊：进叶香岩润肾燥脾法，便后带血已止，腑行亦通，惟内胀未减，由脐上而下达少腹，或而作痛，肠鸣辘辘，食与不食，与胀势并无增减，脉沉滑细数，舌红无苔。脾肾两亏，肠腑积热未尽之候。

潞党参二钱　炒白术二钱　泽泻二钱　南木香八分　云苓三钱　大白芍二钱　淡苁蓉三钱　益智仁盐水炒，一钱五分　陈橘皮一钱五分　炒苡仁五钱　煨姜两片　大枣三个

另：归芍六君丸、理中丸，和匀，每服三钱。

按：腹内觉胀，腹外无形，得于痢后，每于腑通肠鸣则胀减，舌红少苔，可见脾肾皆虚，肠腑尚有余浊逗留。初诊从运中、通下立法，以健脾化湿为主，兼以润通，不用猛攻通腑者，因其是虚实同巢，非大实大聚可比。次诊时内胀虽减，但由便后带血，腑行又结，故从原法加海参肠以清肠化湿。三诊以脾肾双扶，兼以润通行气，是顾本为主。

观此例腹胀十年，固难根治于一旦，而其前后三诊立法处方，确有可以效仿之处。

胡童　小儿脾土不健，积湿内蕴，腹胀有形，食后尤甚，日形消瘦，面目萎黄，脉细数，舌红。虚中夹湿，延有单腹之害。

炒白术二钱　大腹皮四钱　炒建曲四钱　炒枳壳一钱五分　青陈皮各一钱　冬瓜子皮各三钱　炒谷芽四钱　炒苡仁五钱　炙内金一钱五分　云苓三钱　香橼皮一钱五分

另：十九味资生丸。

二诊：腹胀已减，胃纳渐复，而仍面黄形瘦，遍体蠕痒，脉细数右滑，舌红根黄。脾土不健，运行失常，兼有积湿之候。

孩儿参三钱　炒白术二钱　炙内金一钱五分　炒苡仁五钱　川石斛三钱　炒建曲四钱　云苓三钱　炒枳壳一钱五分　大腹皮四钱　炒谷芽四钱　青荷叶一角

按：腹胀形瘦，面目萎黄，脉细舌红，是为脾失健运，虚中夹湿之证，故立法以扶脾运中、行气化湿为主，加用缪仲淳的资生丸（即十九味资生丸），亦为健脾化湿兼施。

以上两例均以脾虚腹胀为主，故治疗都曾使用健脾助运一法。其不同点在于：吴男是得病于痢后，病史十余年，为脾肾两虚，肠腑余浊未清，故以健脾助运与行气润通并用，继则以脾肾双扶与行气润通共投；胡童是为脾虚夹湿之证，故以扶脾助运为主，兼以行气化湿。此为两例的同中之异。

（《贺季衡医案》）

张锡纯

气臌，血臌治法大要

张锡纯（1860~1933），字寿甫，民国医家

气 臌 治 法

气臌与水臌，原系两证，其肿胀处按之成凹，不能随手起者，水臌也；按之成凹，而能随手起者，气臌也。水臌当利其水，气臌当利其气，人所共知也。然治水臌者，易于奏效；治气臌者，难于见功；其故何也？盖水臌不必郁气，但治其水，病即可愈。气臌必兼瘀水，但治其气，病实难愈也。《衷中参西录》第二卷中，论治水臌之法甚详。而治气臌，止有鸡䏰汤一方，非略也，诚以治气臌之效方，难乎其选也。继又拟得一方，仍本鸡䏰汤之意，而为变通，且于临证之际，审病机而活泼施治，用之数次皆效，似可辅鸡䏰汤之不逮。其方以理气之药为主，以利水之药为辅，迨至气渐理，水渐利，又调剂以健补脾胃之品，以为完全善后之策。爰录其方于下。

生鸡内金捣碎，七钱　鲜白茅根去皮，切细，二钱

先将鲜茅根煎汤数茶杯（不可过煎，漫火煎两沸，候须臾茅根皆沉水底，汤即成），再用水一杯半，加生姜三片，煎鸡内金至半杯，又添茅根汤一杯，煎一沸，澄取清汤温饮之，所余之渣，仍宜重煎，

煎时但用茅根汤一杯半，煎三四沸服之。如此日进一剂，早晚各服药一次，初服小便即多，数日后大便亦多。若至大便日下两三次，宜加白术一钱，减鸡内金一钱，后其臌胀见消，而大便仍勤者，白术可以递加，鸡内金可以递减，迨白术加至三钱，生姜亦可不用，如此精心加减，俾其补破之力，时时与病机适宜，气臌虽难治，亦可完全治愈也。若无鲜茅处，可用药房中干茅根二两代之。所煎之茅根汤，宜当日用尽，煎药若有余者，可当茶饮之。若代以干茅根，煎鸡内金时即可不用生姜（《衷中参西录》，名鸡胵茅根汤）。《内经》谓诸湿肿满皆属于脾。诚以脾也者，与胃相连以膜，能代胃行其津液，且地居中焦（为中焦脂膜所包），更能为四旁宣其气化者也。王勋臣谓其中有玲珑管，西人谓其中多回血管，究之脾之为体，乃通体玲珑，为千万颗肉粒结成，易透气化，犹沙碛之地，善于渗漉也。有时因思虑过度，或忿怒过甚，致伤其脾（《内经》谓过思伤脾，又忿怒，甚则肝气横而克脾），而其体之本玲珑者，浸至变为瘀滞，其所瘀者系回血管之血液凝结，成丝成块，以致脾失其职，气化湮瘀。清不能升，浊不能降，而臌胀作矣。是以治此证者，当以消脾中瘀滞为第一要者。鸡内金为鸡之脾胃，具有盐酸成分，中有瓷石铜铁，皆能消化。其善化有形瘀积可知，且以脾治脾，原为同气相求，故能直入脾中，以消化瘀滞，使其成丝成块者，复为血液。随回血管泻出，于斯脾中之气化通，全体之气化因之皆通，而臌胀可消矣。至佐以茅根者，不但取其能利水也，易系辞谓："震于植物为萑苇。"茅根中空，其周遭廾上，且有十余小孔，喜生水边，固与苇为同类，而春日发生最早，实禀一阳震动之气而一升者也。故凡气之郁而不畅者，茅根能畅达之，能利水兼能利气，故能佐鸡内胵以奏殊功也。加生姜者，恐鲜茅根之性微寒也，继加白术者，因胀已见消，即当扶正以胜邪，而不敢纯用开破之品，致重伤其正气也。白术加至三钱，即不用生姜者，因白术性温，可代生姜。若用干茅根代鲜茅根，亦宜去生姜者，以干茅根之性不凉也。或有疑此方，初次即宜少加白术者，而愚亦曾几经试验，知早加白术，固不若晚加之有效也。

血臌治法

水臌、气臌之外，又有所谓血臌者，其证较气臌，尤为难治。然其证甚稀少，医者或临证数十年不一遇，即或遇之，亦止认为水臌、气臌，而不知为血臌，是以方书鲜有论此证者，诚以此证之肿胀形状，与水臌、气臌，几无以辨，所可辨者，其周身回血管之紫纹外现耳。

论血臌致病之由，或因努力过甚，激动气虚；或因暴怒动气，血随气升，以致血不归经，而又未即吐出泻出，遂留于脏腑，阻塞经络，周身之气化，因之不通。三焦之饮水，因之不行，所以血臌之证，初起即兼水臌、气臌也。迨至瘀血渐满，周身之血管，皆为瘀血充塞，其回血管较血脉管肤浅易见，遂呈紫色且由回血管而细纹旁达。初则两三处，浸至遍身皆是，此证于回血管紫色初见时，其身体或犹可支持，宜先用金匮下瘀血汤，加野台参数钱下之。其腹中之瘀血下后，可再用药消其血管中之瘀血，而辅以利水理气之品，程功一月，庶可奏效。若至遍身回血管多现紫色，病候至此，其身体必羸弱已甚，即投以下瘀血汤，恐瘀血下后，其身体转不能支持。若但服化瘀血，通经络，兼利水理气之品，程功两月，庶亦可愈。爰将此证应用之方。

详列于下：

金匮下瘀血汤。大黄三两，当为今九钱，桃仁三十个，䗪虫去足熬、炒也，二十枚上三味末之，炼蜜和为四丸。以酒一升（约四两强）煮一丸，取八合，顿服之，新血下如豚肝。

按此方必先为丸，而后作汤服者，是不但服药汤，实兼服药渣也。盖如此服法，能使药之力缓而且大，其腹中瘀久之血，可一服尽下。有用此方者，必按此服法方效。又杏仁之皮有毒，桃仁之皮无毒，其皮色红，活血之力尤大。此方中之桃仁，似宜带皮生用，然果用带皮仁时，须审辨其确为桃仁，勿令其以带皮之杏仁误充。又䗪虫，《纲目》谓状若鼠妇，一名地鳖，俗呼为土鳖。为其形扁，故名之为鳖，为其背多横纹故谓状若鼠妇。近在天津用此药，药房中竟与以水中之光滑黑背虫，及何其所以，言从前亦土鳖为䗪虫，后因有南方先生，方用䗪虫，与以土鳖。彼言非是，且谓北方若无䗪真虫，可购于上海，后自上海购来，即系此虫。若据药房之所云云，是上海亦以水中光滑黑背虫为䗪虫也。其何以能下瘀血乎？此事与医学甚有关系，医界同人，有居上海者，尚其详细查明，登诸医学志报。

新拟通络融血汤。生怀山药六钱，生鸡内金、生杭芍各四钱，白术三钱，连翘、桃仁、䗪虫各二钱，红花钱半，煎汤送服三七细末钱半，至煎渣服时，仍送服三七细末钱半，小便不利者，于服药之外，复煎茅根汤，当茶饮之。此方为化瘀血之剂，当服于下瘀血汤后，以化血管中未尽瘀血，若其身弱病剧，不堪下瘀血汤之推荡者，亦可不服下瘀血汤，即服此汤，需以日月，瘀血亦可徐消也。

（王咪咪编撰《张锡纯医学论文集》）

关幼波

血虚阴伤阳微，气虚是主重益气
毒郁热伏湿滞，瘀血为甚必化瘀

关幼波（1913~2005），北京市中医医院教授，著名中医学家

此病初患之时，多因湿热毒邪侵害肝胆，殃及脾胃，湿热困于中州，以致脾失健运；湿困日久而热蒸生痰，入于肝经，阻于血络，形成血瘀。脾为后天之本，生化之源，又有统血之功。肝为藏血之脏，性喜条达。但痰血瘀阻，肝脾运化失常，造成后天生化无源，新血不生，恶血不去，三焦阻塞，决渎无权，终成肝硬化腹水。

此病长期反复不愈，多因本身调养失宜及治疗延误。久病则气血大伤，身体自虚。故肝硬化腹水病人以虚证为多，虚实夹杂，后期已有正不抗邪之势。病人有痰血瘀阻，腹水等邪实的一面，又有气血大亏，脾失运化等正虚的一面；正虚为本，邪实为标。此病不能单以治疗腹水为目的，而应以扶正为主，在中焦下功夫，邪正兼顾，全面考虑，方可奏效。至于"舟车丸"等逐水之药，虽有驱邪之功，也有伤正之弊。此辈方药，与今人给以利尿剂大体相同，孤立运用此类方法，不过扬汤止沸，暂缓其胀而徒伤其正，腹水消后旋即复起，愈攻愈烈。对体实的患者，此法尚可一试，攻水之后进而扶正调理，而正气大虚之病人，已如风中残烛，岌岌可危，救恐不及，又安敢伐戮呢？治水如此，化瘀亦然。气为血帅，血为气母，气

旺血生，气帅血行。恶血久蓄，正气大伤，血失其帅，焉能自行？况且肝硬化一病乃痰血胶凝所成。脾虚不运，痰湿恣生，如不补气扶正，健脾化痰，而单纯寄希望于活血药物，实难收效。故化瘀应先补气养血、健脾化痰，而以平和之品行血即可。这叫作见水不治水，见血不治血，气旺中州运，无形胜有形。即以无形之气而胜有形之水、血。

基于上述观点。我临床常用的基本方药是：生芪、当归、白芍、白术、茯苓、杏仁、橘红、木瓜、赤芍、泽兰、丹参、藕节、茵陈、车前、香附、腹皮、生姜。此方包括了补气养血扶正，健脾利湿化痰，行气活血祛瘀等诸法，临证加减化裁，用之得心应手。方中以当归补血汤为君；二芍、泽兰、丹参、香附、藕节佐之。君药中重用生芪，取其补气扶正，以帅血行，更能祛湿而消肿。今之药理分析，黄芪有恢复各脏器细胞再生的功能，用量可由30g至150g，未发现不良反应。当归补血汤养血生血而不伤血，对气血大亏而有瘀滞之病人，可称对证之方。佐药中二芍味酸，直接入肝，以缓肝急，为止痛养肝之要药；一味丹参，功同四物，能养能行；泽兰善通肝脾之血脉，活血不伤正，养血不滋腻，药力横向作用，对所云"门静脉循环障碍"确有通达之力；香附、藕节为血中气药，气血兼行，且藕节还兼有开胃之长。臣药白术、茯苓、杏仁、橘红、木瓜、厚朴、腹皮、茵陈、车前实脾运湿，且杏仁、橘红苦辛微温兼有芳香之气，辛开苦降，通畅三焦，醒脾开胃，化痰和中；木瓜味酸，入肝、脾、胃经，调胃不伤脾，疏肝不伤气，能柔肝止痛，为调和肝胃之要药；厚朴、腹皮行气利水消胀；茵陈、车前利水祛湿，有黄无黄，皆可用之。少量生姜辛温醒脾，为方中之使。此方药性力求平和，无峻猛之品，立意在于"疏其血气，令其条达，而致和平"。然而，治疗肝硬化腹水一病，非一方一药所能胜任。临床运用，贵在灵活权变。如湿热仍炽，伴有黄疸，舌苔厚腻者，则应先治其标。方中可去生芪，易茵陈为君，再伍以清热利湿解毒之品，俟湿热退后再扶其正。但在清理湿热之中，仍不能离去活血化痰之品。经治疗，如腹水顺利消退后，因患病日久，损及下焦肾经者，就应以取中下焦之法，滋补肝肾，健脾和胃，调理气血，以巩固疗效。如还有残毒余热未净者，仍可用清解，以除后患。对于白蛋白与球蛋白比例倒置者，我在治疗后期，于方中加用阿胶、鹿角胶、龟甲胶及河车大造丸等血肉有情之品，不但能改善白蛋白与球蛋白比例，更有恢复肝功能之效。软坚药物，我常选用生牡蛎、炙鳖甲、鸡内金、藕节、桃仁、红花等。至于三棱、莪术、水蛭、虻虫等药，我常弃而不用，虑其破血伤正，且有食管静脉出血之虞。

总之，治疗肝硬化腹水，应着眼于人之整体，时时顾及仅存之正气，以扶正调理为主，切莫拾标遗本，孟浪从之。

肝硬化系因湿热之邪未彻底清除，而至日益胶固，缠绵日久，伤及脏腑气血，导致脏腑气血实质性损害。在急慢性肝炎阶段，多为湿热困脾。脾困日久，运化失职，转输无权，正气亏耗，则脾气虚衰，正气不行，浊气不化，湿浊顽痰凝聚胶结，另一方面，热淫血分，伤阴耗血。由于气虚血滞，以致瘀血滞留，着而不去，凝血与痰湿蕴结，阻滞血络则成痞块（肝脾肿大），进而凝缩坚硬，推之不移，若脉道受阻则络脉怒张，青筋暴露。所以，气虚血滞为肝硬化之本。而湿毒热邪，稽留血分是为标。后天化生无源，则肝肾阴精无以济，又因湿热内耗，则肝肾阴精枯涸，肝无血养而失柔，肾无精填而失润，以致肝肾阴虚；阴虚则虚热内生，虚热与稽留血分之湿热相合，虚实夹杂以致阴虚血热；由于正不抗邪，气血日衰，阴精日耗，阴病及阳，气衰阳微，以致脾肾阳虚。所以，肝肾阴虚，阴虚血热和脾肾阳虚又为本病常见的三种证候。而湿热未清、毒热未清，热伤血络和血热痰阻湿热发黄又为常见的兼夹证。

在临床上，各证之间相兼见或相互交错，不可截然分开，主要仍应掌握其病理实质，辨证施治，从治疗上以补气活血、养血柔肝为基础，并根据其证型重点滋补肝肾、养阴清热，或温补脾肾，若见余邪未清等兼证，则应当佐以祛邪之品。

肝肾阴亏，气虚血滞

主要见症：面色晦暗或黧黑，身倦乏力，形体消瘦，眩晕耳鸣，失眠多梦，心烦急躁，腰腿酸痛，两胁隐痛喜按，胁下或见痞块。舌质红、舌苔白，脉弦细数。肾水内竭则面色黧黑而晦暗，肾精亏虚，气虚血少，肝血不足，精血失充，故全身乏力，形体消瘦，阴虚阳亢，虚热内扰故眩晕耳鸣，失眠多梦，心烦急躁。腰为肾府，肾主骨，肾阴亏虚故腰酸腿痛。舌红少苔，脉弦细数均为阴虚之象。治疗法则：补气活血、益肾柔肝。

周某 男，28岁。门诊简易病历。初诊日期：1963年2月27日。

患者自1961年下半年开始，自感两侧下肢轻度浮肿，疲乏无力，1962年2月份曾查血发现肝功能异常，谷丙转氨酶200U，麝浊12U，麝絮（+++），9月份以后症状加重，纳食不香，肝区虚胀隐痛，恶心乏力，下肢浮肿，尿黄，肝在肋下2指。复查肝功能：谷丙转氨酶500U，麝浊19U，麝絮（+++）。住院治疗，经保肝治疗，症状及肝功能均见好转，12月出院，1个月后症状重现，肝功能又恶化。逐渐面色晦暗，无黄疸，面部及手掌出现蜘蛛痣，肝在肋下触及，脾在肋下1cm，中等硬度，有轻触痛，两下肢有轻度可凹性水肿，肝功能化验：谷丙转氨酶正常，麝浊6U，麝絮（+++），查血白细胞3.2×10^9/L，血小板79×10^9/L，蛋白电泳：球蛋白0.29（29.5%），酚四溴潃钠试验：

30 分钟 15%，肝穿刺后则病理证实为：结节性肝硬化。食管造影：食管下端静脉曲张。住院 2 个月余，经保肝治疗，症状未减，遂来我院门诊。舌苔白、舌质红。脉象：沉细滑。西医诊断：结节性肝硬化，食管静脉曲张。中医辨证：肝肾阴亏、脾失健运、气虚血滞、瘀血阻络。方拟：

生芪 15g　白芍 30g　女贞子 15g　党参 12g　菟丝子 15g　川断 15g　木瓜 12g　阿胶珠 9g　白术 9g　地榆 15g　茵陈 15g　藿香 6g　蒲公英 15g　地龙 9g　香附 9g　小蓟 15g　乌梅炭 3g

水煎服，每日 1 剂，分早、晚 2 次服。

治疗经过：以上方为主稍有加减，连续服药 4 个月，1963 年 6 月 22 日曾换方如下：

生芪 30g　当归 12g　生地 15g　鳖甲 24g　何首乌 30g　白芍 30g　青蒿 12g　川连 6g　败酱草 9g　延胡索 9g　木瓜 12g　茵陈 15g　乌梅 9g　地榆 15g　小蓟 15g　生甘草 3g

直至 1965 年底均以上两方为主加减治疗，症状好转，肝功能逐渐恢复，两次食管造影复查，证明静脉曲张已消失，1966 年以后中断服药，1970 年 5 月复查食管造影仍未见静脉曲张，血小板计数 13.6×10^9/L，继服中药，门诊观察。

阴虚血热，气虚血滞

主要见症：除前述肝肾阴虚诸症外，兼见血分蕴热诸症，如咽干口燥，齿臭出血，五心烦热，盗汗，大便干，小便短赤，或有午后低烧，两颧微微红或有肝掌、蜘蛛痣，舌质红、少苔或龟裂，脉沉细稍数。阴液亏损，虚热内生，故见午后低烧，两颧微红或面部赤缕，口干咽燥，尿短赤，大便干。阴虚火动，热阻血络则见肝掌、蜘蛛痣，热伤血络，则齿衄。治疗原则：滋补肝肾，凉血活血。

王某 男，46岁，初诊日期：1973年3月18日。

1971年7月2日因高热寒战，诊为"疟疾"，大量服用伯氨奎宁及氯化奎宁治疗。于10月17日查尿三胆阳性，查血谷丙转氨酶205U，麝浊18U。曾疑诊为急性黄疸型肝炎。12月1日来京，经某医院门诊检查：肝在右肋下6cm，剑突下8cm，质偏硬、表面光滑。化验：血红蛋白100g/L，白细胞5.2×10^9/L，血小板94×10^9/L，血沉69mm/第1小时，黄疸指数12U，谷丙转氨酶495U，麝浊29U，麝絮（+++），碱性磷酸酶5U，白蛋白26g/L，球蛋白44g/L；肝扫描结果：肝增大，脾脏显影。门诊印象：奎宁中毒性肝炎，肝硬化。收住院治疗，曾用中西药及冻干人血白蛋白等多种方法治疗2个多月，至1972年2月出院时肝功能仍未恢复正常，麝浊27U。后在门诊调治，1973年3月初复查肝功能：谷丙转氨酶520U，麝浊20U，麝絮（+++）。

患者自发病以来达一年半，肝功能持续异常，面色黧黑，身倦腰酸，失眠多梦，心烦急躁，手脚心热，口苦齿臭，时常作衄血不止，小便黄短，肝掌明显。3月18日来我院门诊。舌苔白，舌质绛，脉弦。西医诊断：早期肝硬化。中医辨证：阴虚血热，气虚血滞。治法：益气养阴，凉血活血。方拟：

生芪24g　生地15g　白芍15g　丹参24g　藕节12g　红花15g　泽兰15g　草河车15g　木瓜12g　阿胶9g　郁金12g　王不留行12g　槐花炭12g　羚羊角粉分冲，0.6g

水煎服，每日1剂，分早、晚2次服。

治疗经过：此方共有14剂，复查肝功能明显好转，谷丙转氨酶142U，麝浊6.5U，麝絮（－）。坚持用上法调治，效不更方，药味基本如下，共达半年余，至1973年4月复查：谷丙转氨酶正常，麝浊

10U，麝絮（−），白蛋白 46g/L，球蛋白 32g/L。

脾肾阳虚，气虚血滞

主要见症：面色枯黄，神疲气怯，口淡不渴，小便清白，大便稀溏，腹胀阴肿，腰酸背寒，或有胁下痞块，手脚发凉，或肢冷肿胀，舌淡苔薄，脉沉弱。脾阳不足故见神疲气怯，畏寒肢冷，肿胀；肾阳虚亏，不能温养腺胃，故见面色枯黄无泽，腰酸背寒，便溏腹胀。舌淡苔白，脉沉细均属气不足之象。治以补气温阳，健脾柔肝，养血活血。

刘某 男，49岁，1972年4月4日初诊。

患者自1963年2月患黄疸型肝炎，多次反复。1970年10月以来，肝功能一直明显异常，持续已达一年半之久，最近一次肝功能化验结果：谷丙转氨酶350U，麝浊18U，麝絮（+++），血小板 84×10^9/L。白、球蛋白比值2.86/3.14。诊为早期肝硬化。曾服用中西药，症状及肝功能化验无显著变化。1972年4月4日来我院门诊，当时症见面色黄白无泽，气短乏力，全身倦怠，纳少，腹胀，便溏，两足发凉，舌苔白、舌质淡。脉象：沉细无力。西医诊断：慢性肝炎，早期肝硬化。辨证：脾肾阳虚，气虚血滞。治法：温补脾肾，益气养血柔肝。方拟：

生芪 30g　淡附片 10g　焦白术 10g　党参 12g　香附 10g　杏仁 10g　橘红 10g　白芍 15g　当归 15g　紫河车 12g　茵陈 15g

水煎服，每日1剂，分早、晚2次服。

治疗经过：此方服用1个月后，症状有所好转，两足尚温，腹胀轻减，大便仍稀，食纳渐进。复查白蛋白34.2g/L，球蛋白31.2g/L，其后仍服原方，改生芪为45g，继服月之久，于7月复查肝功能：白蛋白34g/L，球蛋白31.2g/L，至1973年1月复查白蛋白31.6g/L，球蛋白

28.2g/L。后将生芪改为每剂 60g，淡附片 15g。服至 1973 年 5 月份复查白蛋白为 33.6g/L，球蛋白为 25.3g/L，至年 8 月份结束治疗时，查白蛋白为 38.5g/L，球蛋白为 21.3g/L，谷丙转氨酶正常，麝浊 8U，麝絮（＋），患者食欲好转，二便正常，但易疲劳，睡眠欠安，舌净脉沉。

胡建华

利尿兼化瘀，水液方下行

胡建华（1924~2005），上海中医药大学附属龙华医院教授

治疗肝硬化腹水时，在腹大胀满，邪势壅盛，正气尚未大衰之际，攻逐水邪，固属常法。但究水邪之形成，多由肝郁气滞，血瘀阻于隧道，因此逐水利尿，必须与活血化瘀之剂同用，则隧道通利，水液始得下行。否则，单纯利尿，其效不大。

秦某　女，39岁，1976年2月12日初诊。

发现肝病已有3年，1975年11月浮肿加剧，并出现腹水，在山东省某医院诊治，诊断为：肝硬化腹水。当时曾用双氢克尿噻等西药治疗，腹水一度消退。现胸脘痞塞不舒，腹胀满疼痛，胁痛，嗳气，纳食甚少，烦躁，下肢浮肿，按之凹陷，小便短赤，大便干燥，月经量多，晚上肌肤灼热，脉沉细带弦，舌麻痛，质青紫。昨日在某医院做B超检查：腹部侧卧位见液平面，最宽2.5格。病由情志怫逆，以致肝失条达，气血郁滞，络脉瘀阻，水气停聚。治宜化瘀利尿，清热通腑。处方：

防己9g　椒目6g　葶苈子15g　制川军9g　莪术9g　枳实9g　失笑散包煎，15g　丹参12g

6剂，水煎服，每日1剂，早、晚分2次服。

二诊（1976年2月19日）：服上方后腹泻2天，腹部松动，胀痛

减轻，尿量增多，浮肿亦退。仍有轻度胸闷，晚上自觉发烧。舌质紫已减，脉沉细，再守原法治疗。处方：

防己 9g　椒目 9g　葶苈子 15g　制川军 12g　莪术 9g　枳实 9g　失笑散包煎, 15g　延胡索 12g

7 剂。

三诊（1976 年 2 月 26 日）：每天排出 2 次黑色大便，颇觉舒适，腹胀续减，胸胁偏右隐痛，月经来临且量多，精神较前振作。守上方制川军改为 9g，加郁金 9g。7 剂。

四诊（1976 年 3 月 4 日）：尿量续增，浮肿全退，大便每天 1 次，色黄不黑，胸胁仍觉隐痛，嗳气则舒。胃纳明显增加，初诊时每日仅食 3 两，最近每日食 1 斤 2 两，脉沉细，舌质青紫，苔根腻。今日本院作 B 超检查：肝肋下及剑突下均 1.5cm，脾肋下刚触及，肝较密微小波，无腹水。单用中药治疗 20 余天，气血流行渐畅，水气得以下行，病势已有起色。再予疏肝理气化瘀法。处方：

防己 9g　葶苈子 15g　制川军 9g　延胡索 12g　川楝子 9g　丹参 9g　煅瓦楞 30g　制香附 9g　失笑散包煎, 12g

7 剂。

医嘱：胃纳虽增，但需控制食量，每天以不超过九两为宜。

本病例患肝病已 3 年，再度出现腹水，中医属"臌胀"范畴。所见各症，均为血瘀阻络，水气停聚，兼有气郁化火之象。胡老与先师黄文东教授共同诊治，乃治以化瘀利水，清热通腑为主，用《金匮要略》己椒苈黄丸加味。方用防己、椒目、葶苈利尿，制川军逐瘀通腑，莪术、枳实、丹参、失笑散化瘀消癥，使气血畅行，脉络疏通，则水道得以通利。治疗本病时，如单纯用利尿剂，初则尚有小效，久则作用不大。只有从化瘀着眼，才能充分发挥利尿剂作用，利尿剂还需与通腑药配合，使水分从二便下行，则腹部痞满之症，自能渐渐消退。

由于本例患者月经过多，不宜桃仁、红花之类，故选用既化瘀，又止血的失笑散，活血养血的丹参，取其祛邪而不伤正，因而获得满意的疗效。

慢性肝病，往往属本虚标实。治疗必须寓攻于补，攻中有补。上述二例，虽均出现邪实之症，但久病肝体亏虚，仍须坚持用养血柔肝之法。在临床需根据不同情况，选用当归、白芍、丹参、生地、旱莲、女贞子、桑椹子、枸杞子、萸肉等药治疗。此法不仅可使肝体柔和，且可发挥配用的祛邪药物的作用，有较好效果。《先醒斋医学广笔记》指出："宜补肝不宜伐肝"，虽对吐血而言，但对本症亦有一定指导意义。

《金匮要略》已椒苈黄丸，治疗肝硬化腹水确有一定疗效。药虽仅有4味，如能配合利尿、化瘀、通腑于一方，则其效更宏。防己、椒目均有较强的利尿作用，葶苈子泻肺降气，使水道通调而下行，大黄兼化瘀通腑之功。诸药相配，使水气从二便分消，有利于腹水的消退。故使用本方时，或配当归、白芍、丹参等以养血柔肝；或伍莪术、失笑散等以祛瘀消痞；或加黄芪、黑白丑粉（吞服）、车前、茯苓以加强益气行水之力，疗效较好。

顾丕荣

补脾以开塞，逐水兼化瘀

顾丕荣（1912~2009），上海市第四医院主任医师

顾师认为，肝硬化延至晚期，引起不同程度的腹水，郁结于内，臌形于外，外似有余，内实不足，病机乃肝脾肾三脏俱病，肝病则疏泄失职，脾病则运机呆滞，肾病则开合不利，以致三焦决渎无权，水液内聚为臌。《内经》所谓"至虚有盛候"，水是病之标，虚乃病之本，又多兼气滞血瘀。

顾师治本病，遵照"足太阴虚则臌胀"之论为辨病依据，认为肝硬化腹水的形成，根深势笃，难求速效。顾师通过长期实践，奉朱丹溪治臌胀"必用大剂参术"为圭臬。

因为肝病至腹水，已是失代偿的晚期，元气不支，邪水猖獗，虚难任补，实不堪攻。而欲匡正逐邪，扭转乾坤，计维补脾运中，此不仅能制水消臌，亦即所以荣木疏肝。顾师侧重使用补脾开塞之法，参合补肾养肝，培根固佐之化瘀以消癥，逐水以除菀。注意补而不滞，利而不伐，相辅相成，每获良效。

顾师体会，治肝硬化腹水，着眼脾虚不能升清泄浊，抓住中土黄婆这一关键。因此他的立方以健脾益气为君，和肝活血为臣，理气消胀为佐，逐水导滞为使，再视具体的：脏气偏颇、邪结性质而化裁出入。基于这一认识，他研订消蛊饮为治臌主方：

党参 15~20g　白术 30~100g　茯苓 20~30g　柴胡 6g　当归 15~20g　赤芍 10~15g　大腹皮子各 10~15g　地骷髅 40~60g

喻嘉言氏谓："胀病亦不外水裹、气结、血瘀。"三者交织，难以凿分，但应辨明主次，方能切实用药。

大凡初起以脾虚气滞为多，按压腹部，随按随起，如按气囊，面色萎黄，纳谷难化，溲少便溏，舌质淡胖、苔腻，脉弦缓，丹溪所谓："脾虚之甚"之候。当敦崇土德，以制泛滥，佐之化滞制水，用消蛊饮原方，胀甚加蟾砂散 9~12g（分吞），满甚加中满分消丸 12g（分吞）。

肝病久延，由气入血，证见肝郁络瘀证候，腹上青筋暴露，面、颈、胸部出现红缕赤痕，腹坚满，按之不陷而硬，面色暗黑，口唇紫褐，大便常见黑色，舌质紫暗或有瘀斑，脉多细涩，叶天士所谓"络瘀则胀"之候也。治当健脾和肝以扶其正，活血化瘀以通其络，方用消蛊饮加马鞭草 30g、刘寄奴 12g、土鳖虫 12g、五灵脂 12g 等，或大黄䗪虫丸 12g（分吞）。

病势深重，腹大坚满，按之如囊裹水，此为肾虚水泛之候，肾阳虚者多见面㿠怯寒，肢冷浮肿，腹胀入暮为甚，舌质淡胖有齿痕，脉沉迟无力，当煦真火以行气化，治用消蛊饮加济生肾气丸（包煎）30g，水湿弥漫者可酌加椒目、防己、二丑、商陆等品；肾阴虚者多见形瘦面鳖、唇紫口燥，掌热齿衄，舌质红绛少津，脉来细数，当补其真水，逐其邪水，消蛊饮加六味地黄丸、滋肾通关丸（包煎）各 30g，齿衄甚加水牛角、茜根炭等。

顾师用药经验，商陆与木通同用，利水有殊功；人参与五灵脂同用，消瘀有卓效。但均不宜多投久用，应衰其大半而止。若加花蕊石、参三七于化瘀剂中，既能消瘀又能防止内脏出血；凡瘀凝成积者（脾肿大），用之更验；软坚选加鳖甲、牡蛎、海藻、石见穿等，对改善肝脾质地有效。

肝郁脾虚，敦崇土德，养肝消瘀

肝病既久，必传脾胃，肝郁失于疏泄，脾虚不能制水，脘腹臌大，纳谷难化，溲少便溏。舌体胖、质淡红，苔腻，脉弦缓。丹溪所谓："单腹臌乃脾虚之甚"，当宗"塞因塞用"之旨，敦崇土德，以制泛滥，养肝消瘀，以助疏泄，佐之化滞利水。方用：

炒党参 15~20g 生白术 30~60g 地骷髅 30~60g 茯苓 12g 大腹皮子 12g 当归 15g 炙鳖甲 15g 炒赤白芍各 9g 石见穿 10g 陈葫芦 30g 虫笋 30g 大温中丸包煎，上腹胀满改用中满分消丸，30g

肝肾阴虚，补真水而逐邪水

肝为刚脏，赖肾阴以涵育，肝病久延，阴耗失柔致硬，穷必汲竭肾精，关门不利，聚水而从其类。腹部臌大，下肢浮肿，面黧色悴，腰酸溲短。舌红苔少或光剥，脉细弦尺弱。真水将涸，邪水旺盛，犹如一国遭受涝旱双灾。拟补其真水，逐其邪水，佐以健脾固堤，以防洪泛。药用：

生地 24g 怀山药 15g 泽泻 15g 车前子草各 15g 山萸肉 10g 当归 20g 茯苓 20g 炒赤白芍各 9g 炒党参 15~20g 蜜炙白术 30~60g 地骷髅 30~60g 川怀牛膝各 12g 滋肾通关丸包煎，20g

三阴交亏，三脏同治，刚柔互济

肝病积年不已，传脾及肾，面㿠神疲，形寒怯冷，腹胀便溏，腰酸溲少，舌胖淡边有齿痕、苔滑白，脉沉迟无力。由于脾阳不振而水湿逗留，肾阳不足而气不化水，肝血久虚而疏泄不及。治当三脏同治，刚柔互济，煦火以行气化，暖土以资卑监，养肝之体，疏肝之络，以补助通，其胀自消。方用：

炒党参 15~20g　土炒白术 30~60g　地骷髅 30~60g　茯苓 15g　山药 15g　当归 15g　泽泻 15g　车前子 15g　干姜 6g　淡附片先煎，6g　熟地 20g　山萸肉 10g　怀牛膝 12g　肉桂后下，3g　丹参 30g

随证加减：行水选加商陆、木通、防己、椒目等，商陆与木通同用，利水有殊功。逐水选加腹水草、葶苈子、黑白丑、舟车丸等，但不宜多用，虽能取快一时，终属愈出勉强，耗气夺液，易致反复。理气选加木香、莪术、乌药、沉香等，气行则水亦行。化瘀选加三棱、土鳖虫、马鞭草、刘寄奴、泽兰、五灵脂等，张石顽谓："人参与灵脂同用，最能浚血，为血臌之的方也。"临证体会，端为良法。若加花蕊石、参三七于化瘀方中，既能消瘀又能防止内脏出血，凡瘀凝成积者，用之更验。软坚选加鳖甲、牡蛎、海藻、石见穿等。

钱某　男，54岁，农民，启东县王鲍乡人。1984年5月6日初诊。

腹部臌大2个月。B超示：肝硬化，肝肋下2.5cm，脾肿大，肋下3cm，腹围105cm。施以针药，腹臌有增无减，近来小便不利，腹部青筋毕露，状如抱瓮。舌质淡暗、苔薄腻少津，脉沉细弦。肝病既久，脾胃必虚，虚处留邪，其病则实。叶天士谓："气分不效，宜治血络，所谓络瘀则胀。"《金匮》有云："血不利者为水。"治以健脾疏肝，化瘀行水，佐之理气。处方：

党参 20g　焦白术 40g　茯苓 12g　石见穿 30g　炙鳖甲 12g　土鳖虫 12g　焙鸡金 12g　制香附各 12g　当归 12g　花蕊石 12g　水红花子 15g　炒赤白芍各 9g　商陆 10g　木通 6g

上方加减，连服30剂，腹臌递消，胃纳日增。前哲谓："只要精神复得一分，便减一分病象。"遂授自定十补汤（十全大补汤去肉桂、川芎，加山药、山萸）以益其虚，佐之消瘀化积，以芟其根，长服善后，越年随访，旧恙未萌。

季某 男，60岁，退休工人。1987年9月4日初诊。

5年前腹水，今年三春又发，迄今未退。B超示：肝硬化腹水，腹围94.5cm。肝功能检查：谷丙转氨酶62U，麝浊度18U，锌浊度16U，γ球蛋白0.34。腰酸耳鸣，面黧口渴，小溲短少，腹部臌大，下肢浮肿。脉来沉细带数，舌红苔剥少津。此系真阴将涸，而邪水泛溢，乃不足中之有余，拟滋养肝肾以复其虚，疏邪行水以祛其邪，佐之崇土固堤，以防洪泛。处方：

生地 24g　山药 15g　当归 15g　泽泻 15g　车前子草各 15g　山萸肉 10g　炒赤白芍各 9g　炒党参 20g　蜜炙白术 40g　地骷髅 50g　茯苓 12g　川怀牛膝各 12g　滋肾通关丸包，20g　虫笋 30g

上药连服17剂，腹宽胀消，渴减溲利。B超示：腹水已消。继守八珍、六味等方调养，并嘱善自摄生，以防复发。

顾某 男，52岁，农民。1986年10月14日初诊。

肝病起于10年前，肝功能反复异常，近2月突然腹部臌大，腰酸肢肿。B超检查示：腹水液平1格，侧卧2格，肝波前段密集高波。肝功能检查异常，白／球蛋白倒置。腹围108cm，面㿠神疲，纳逊便溏。舌淡红体胖、苔滑白，脉沉细而迟。肝病久延，精血暗耗，肝体失柔致硬，初则脾土受克，水湿逗留，久则命火亦衰，水泛无制。拟三阴同治，益精血，煦真火，暖脾土，以补开塞，而消其臌。处方：

炒党参 15g　山药 15g　泽泻 15g　当归 15g　枸杞子 15g　车前子 15g　土炒白术 50g　地骷髅 50g　茯苓 20g　熟地 20g　干姜 6g　淡附片先煎，10g　山萸肉 10g　怀牛膝 12g　陈葫芦 30g

服药15剂，臌胀显减，腹围缩为74cm，仍以前方损益。又服15

剂，B超复查未见腹水，但形体虚羸，改拟补肝汤、香砂六君汤、济生肾气丸三方合剂为基础，因肝硬脾肿，酌加三棱、莪术补中寓攻，以鹿角胶、鳖甲胶、冰糖等熬收膏滋，调补百日。翌春检查肝功及蛋白电泳正常，形健神旺，诸恙告瘥。

肝硬化腹水，证因多端，机制复杂，然探本求源，虚为其本，水乃其标。顾师在临床每按自订三型调治，执简驭繁，屡收良效。

如钱某系肝郁脾虚型，肝横脾馁，气虚夹瘀，治以补脾益气为主，佐之养肝化瘀行水；季某为肝肾阴虚型，乙癸双涸，而水湿泛滥，治用六味地黄丸扩充，柔肝滋肾以济真水，崇土泄浊以制邪水；顾某属三阴交亏型，三阴俱损，阴阳两虚，取法补肝、理中、补肾合方，三阴同治，以补开塞。着眼于补而不废于攻，俾真元有振复之机，邪水得疏逐之路，而收潜移默化之功。

另外，对本病的愈后调养，顾师更注重扶正御邪，以杜复发。如钱某用大补精气血以收功，季某着重滋肾育阴以固本，顾某峻补三阴以复元。

顾师治臌，喜重用参术。党参性味甘平，健脾益气，向为首选。张山雷认为：本品"补脾养胃，润肺生津，健脾运而不燥，滋胃阴而不滞，润肺而不犯寒凉，养血而不偏滋腻，鼓舞清阳，振动中气，耐无刚燥之弊。"顾师尤喜使用大剂量白术，白术不惟以健脾称雄，且《唐本草》谓"利小便"，张石顽称"散腰脐间血"，《本草正义》更赞其"最富脂膏，故虽苦温能燥，而亦滋津液……万无伤阴之虑。"由此可见，白术有利水散血之长，无刚燥劫阴之弊，水臌属脾虚者固宜，肝肾阴虚者亦可用之，大剂投用，斡旋中州而策四运，以补药之体，奏攻药之用，故顾师用白术，轻则30g，重则60g，并于临证验舌以择其炮制：舌淡苔薄边有齿痕者为脾虚，用土炒白术以健脾助运；舌红苔少或剥者为阴虚，宜蜜炙白术以滋润生津。白术配地骷髅，一补一消，此乃《绛囊撮要方》之水臌方，临证收效甚捷。

西医学认为肝硬化腹水的形成，以血浆白蛋白降低和门脉压力增高为主要环节。顾师用大剂参术结合滋补肝肾以治其本，提高血浆白蛋白，佐之和营通络消导利水以治其标，改善门静脉压力。参术合用还可明显提高细胞和体液免疫功能。由此可见，顾师重用参术以治肝硬化腹水，是针对病证的形成机制和方药药理作用，兼顾辨证和辨病，故于临床克奏回春之绩。

（汤叔梁等　整理）

陈继明

养正消瘀，燮理肝脾肾
补下启中，达变治奇经

陈继明（1919~1990），江苏名医

"瘀结化水"乃是肝硬化腹水的主要病理表现，但并不是本病的实质。前人论臌胀，有气臌、血臌、水臌、蛊臌之分，只能说明为患各有侧重，而不可截然划分，即以血臌而言，血病则水焉得不病"癥块、癖积"，近似早期肝硬化的临床表现；肝郁血瘀日久，势必导致肝脏疏泄不利，影响膀胱气化功能，而木邪侮土，亦能损伤脾运，以致水湿潴留，至于乙癸同源，肝体受损，必然下累及肾，致使肝肾俱伤。所以臌胀既成，血之与水，二者难分。

肝硬化一旦出现腹水，则提示病入晚期，其主要原因，乃脏气大虚之后果。其病位虽在肝，而治疗应重脾肾。气血水之为病，既各有侧重，又相因为患，以气虚为本，血瘀为标，腹水乃标中之标。因气病而水病者，治气即所以治水；因血病而水病者，化瘀即所以行水。明乎此，则不至见胀治胀，舍本逐末矣。

总以养正消积为大法

对臌胀的治疗，主攻主补，自金元四大家始，历代医家各有见解。实践体会，治疗此证，凡形体壮实，病程未久，无出血倾向者，可暂用逐水之剂以治其标。其素体虚弱，或病入晚期，即使腹大胀急，亦不可强攻，否则极易导致肝昏迷或大出血而发生突变，只有抓住虚中夹实之病机，治疗方不致本末倒置。治疗应以养正消积作为治疗大法，根据臌胀病情发展的不同阶段，突出治肝、治脾、治肾的重点，分别采用补肝和血、补脾运中、补肾化气等法，佐以分消、化瘀、行气之品，具体运用如下：

一、补肝须审气血，参以畅肝散瘀行水

一般说来，肝硬化腹水，侧重在肝的阶段，其腹水并不过多，若肝病传脾，脾气戕伤，则腹水增重，再发展至肾气大亏，腹水愈为严重。在某种意义上，从腹水的多少，亦可测知肝脾肾三脏损害的程度。治肝着重补肝化瘀，消其癥结。补肝有补肝气和补肝血的不同，在临床上以肝气虚较为多见。肝气虚表示疏泄功能减弱，肝失条达，出现周身倦怠，精神萎靡，胸胁不舒，气短食少，腹部胀大，便行稀溏，四末不温，脉沉弦细，舌苔腻舌质暗红或衬紫等症，治须补肝气、畅肝用、散肝瘀、兼以扶脾，可选用当归补血汤合四逆散为主方。黄芪为补肝气之要药，用量宜大（30~60g）。当归有养肝血之功，配合柴胡疏肝以升清阳，枳实行气以降浊阴，白芍柔肝敛阴，甘草缓中补虚，共奏补肝气、助肝用、调升降、解郁通阳之功。肝气虚常为肝阳虚之先导，若阳虚寒凝，则加附子、干姜之类温阳散寒；精血不足，则加紫河车、鹿角胶等峻补精血；食少便溏，加炒白术、鸡内金以补脾助运。由于肝脏生理病理复杂，每多寒热错杂之候，兼夹郁热，则又须适当参用清泄之品。

上述治疗，是从气血关系着眼，务使正气来复，郁滞得开，而瘀血徐为消融，肝气疏泄有权，不治水而腹水自消。亦有肝气极虚，不

任疏泄，柴、枳当摒弃不用，可径予补气化瘀，常以黄芪、太子参、萸肉、杞子、丹参、石见穿、生鸡内金、莪术、当归、生楂肉、泽兰、红花、红参须、糯米根等出入化裁，颇能应手。

肝血虚的患者，可见眩晕，偏头作痛，两目干涩，周身乏力，手足麻木，胁痛腹胀，易于齿龈出血或鼻衄，脉象弦细或虚弦，舌质偏红，苔薄黄芩见症，在妇女可见月经不调，或闭经，或崩漏。此证特征是血虚血瘀，邪水不化，重在养血化瘀，滋阴利水，可选用一贯煎合牡蛎泽泻散加减，药如生地黄、北沙参、天麦冬、枸杞子、楮实子、鳖甲、牡蛎、泽泻、海藻之类。其中牡蛎、海藻，既有软坚散结之功，又能祛水气，诚一举而两得。若齿龈出血或鼻衄频作，午后低热，舌质红绛、苔薄黄而干，则系湿热伤阴，肝脏郁热较甚，宜用犀角地黄汤合三石汤出入。犀角今以水牛角代之（每用30~60g），加入生地、丹皮、白芍、生石膏、寒水石、滑石、银花、玄参、仙鹤草、大小蓟等，对症用之，多能控制出血，减轻腹水。

二、治脾求于气阴，重用白术泽兰

肝病传脾，腹水增重，可见面黄虚浮，倦怠乏力，腹胀如鼓，食欲不振，食后腹胀尤甚，尿少，大便不实，苔薄或腻，边有齿印，脉濡缓或沉迟等症。治当补脾运中为主。但脾虚有积，补中要寓通意，土虚木贼，补脾毋忘和肝，选方用药，颇费周章。临证常以《金匮》当归芍药散（当归、芍药、川芎、白术、茯苓、泽泻）为主方，着眼肝脾，兼顾血水，以收扶脾利水、养血和肝之功。方中重用白术（30g）增强补脾作用，再加大剂泽兰（30g），益母草（120g），煎汤代之，共奏化瘀滞，行水气，运脾和肝之效。如腹水不多，则选用香砂六君子汤补脾运中，重加黄芪（30g）以补脾气之虚，复入木瓜之酸以柔肝，更增椒目、防己、姜汁以通阳化水，分消利导，往往获验。若在上述脾虚臌胀的见症之外，而舌光无苔，舌上少津，形体枯瘦，大便干燥者，则属脾阴亏虚之候，斯时濡养脾阴，不仅阻遏气机，增其胀，抑且有碍胃阳之旋运，使水湿更难泄化，阴阳乖违，殊属棘手。常以景岳理阴煎（熟地、当归、甘草、干姜）为治疗此证的良方。此方乃理中汤之变方，以地、归易参、术，变温补脾阳为温补脾阴；熟地配当归，意在甘润和阴，干姜配甘草，旨在辛甘和阳；地得归则滋阴功著，姜得草则无燥烈之弊，地得姜又无腻膈之虞。总之，本方药虽四味，配伍精当，以养阴为主，和阳为佐，滋脾阴之亏，助中宫之运，通阳气，布津液，散水邪，面面俱到，值得引用。

三、瘀浊交阻，补脾肾宜茵陈术附温阳泄浊，济生肾气化瘀行水

病由肝脾而传肾，症情进一步恶化，但肾阳虚每与脾阳虚同时兼见，故当辨其以脾阳虚为主，抑以肾阳虚为主，用药方能击中要害。一般而论，脾阳虚者，在腹水的同时，多可伴见阴黄之候，其时周身泽黄而晦暗，形寒怯冷，腹胀如鼓，朝宽暮急，纳呆便溏，溲黄少，舌质淡，脉沉弦而小滑。其发病机制，责之脾运失职，肾失开合，水湿留著，土虚木郁，胆汁浸淫，外溢为黄。以脾肾阳虚为本，瘀浊交阻为标，呈现本虚标实之候。可予《医学心悟》茵陈术附汤（茵陈、白术、附子、干姜、甘草）为主，增入生鸡内金、海金沙、马鞭草等化瘀泄浊之品。方中附子，恒需重用至10~15g，始能增强温阳泄浊作用。

若以肾阳虚为主者，其证面色㿠白或灰暗，怯冷殊甚，腹中胀大，周身浮肿，尤以下肢为甚，腰膝酸软，大便溏硬不调，小溲淡黄而短少不利，舌体胖大，舌质淡，上有紫气，脉沉细等。由于肾阳失于温煦，三焦气化无权，故肿胀之势日增，治疗以温肾化气为主，肾气来

复，则中气有所恃，脾气散精，肺气通调，三焦壅塞自解。择其对证方药，以济生肾气丸最佳，此方妙在牛膝、车前二味，牛膝除益肝肾、补精气以外，有活血利尿之功，凡瘀血内结，小便不利者，实为当选之佳品。肝硬化腹水的瘀阻表现，不仅局限于肝，其他脏器亦有瘀滞，方中牛膝配丹皮，即能化下焦瘀滞，以利水邪。车前子甘寒滑利，滑可去着，而无耗气伤阴之弊。从临床实践证明，此方治肾阳虚之臌胀，其疗效较金匮肾气丸为优。

腹水消退以后，常用"复肝丸"以善其后。此方组成：

红参须 60g　紫河车 60g　炮甲片 60g　土鳖虫 60g　生鸡内金 45g　广郁金 45g　片姜黄 45g　参三七 45g

共研细末，水泛为丸。每服 3g 一日两次。

本方针对肝硬化虚中夹积的病机而设，红参须补气通络，紫河车峻补精血，炮甲片、土鳖虫破宿血积瘀，姜黄、郁金疏肝解郁、理气活血，生鸡内金磨积化瘀、健脾助运，全方寓消于补，养生祛邪，对改善肝功能，纠正白、球蛋白倒置，有一定疗效。

肝硬化腹水在标实明显时，亦有治标之权宜，如在肝胆湿热壅聚，瘀热相交之际，当泄湿热、化瘀滞并进，可用龙胆泻肝汤为主，随证参以半边莲、漏芦、龙葵、生鸡；内金、海金沙等，使邪热不致胶结，对控制病情发展，亦所必需。

药随证转，须识通常达变之旨

一、补下启中

臌胀发展至肾气大伤、真阴涸竭的阶段，气化无权，腹水特别严重，症见腹大如瓮，脐突尿少，腰痛如折，气短不得卧，下肢浮肿等。此时肾气大伤，不得再破其气，肾水将竭，不可复行其水，攻之则危亡立见，消之亦无济于事，唯有峻补其下以疏启其中，俾能开肾关，泄水邪，减缓胀势，延续生机。补真阳行肾气可借鉴《张氏医通》启竣汤，临床常用附子、肉桂、黄芪、党参、淫羊藿、肉苁蓉、熟地、山萸肉、山药、茯苓等，务使气得峻补，则上行而启其中，中焦运行，壅滞疏通，中满自消，下虚自实。若真阴涸竭，呈现舌色光泽无苔，二便艰涩不通，生命垂危，多难挽回。可用大剂熟地（120g）配合枸杞、萸肉、苁蓉、首乌、山药、龟甲等厚味滋填，育阴化气，常收意外之效。此等方令人玩味者，屡屡用之，并无中满腻膈之弊，于此益信景岳引王冰云："下焦气乏，中焦气壅，欲散其满，则更虚其下，欲补其下，则满甚于中，治不知本而先攻其满，药入或减，药过依然，乃不知少服则资壅，多服则宣通，峻补其下，以疏启其中，则下虚自实，中满自除。"确属经验之谈。总之，温补肾阳，有补火生土之意；竣补真阴，亦有濡养脾阴之功。因火衰不能生土者，温肾即所以补脾；因阴伤而脾土运迟者，滋肾亦可以赞化。全在审时度势，灵活运用。

二、通补奇经

臌胀一证，其来也渐，其退也迟，而久病肝肾精血交损，未有不累及奇经者。因而通补奇经一法，殊有特定意义。

通补奇经，必须掌握标本虚实，其本是精血交损，故通补的要义在于栽培精血，燮理阴阳，而水阻、血瘀、气滞、寒凝等均属标病，可适当参用治标之品。曾治程姓女，48岁，患慢性肝病已5年，出现腹水亦逾半载，叠经中西药物治疗，腹水时轻时剧，就诊时腹大如鼓，脘胁撑痛，面晦神疲，足胫浮肿，齿龈渗血，经事淋漓半月未净，苔薄舌质衬紫。此病穷及肾，损及奇经之征。遂予通补奇经为主，药用：

鹿角霜 12g　败龟甲 先煎, 30g　大熟地 60g　牛角鳃 12g　茜草根 12g　贯众炭 12g　淡苁蓉 12g　杜仲 12g　菟丝子 12g　黑大豆 30g　楮实子 30g

连服 10 剂，漏下已断，腹水亦相应减退，依以上方出入，共进 50 余剂，腹水全消，诸症均获改善。

对于奇经实证用药，以疏通经气为主，再辨其水阻、血瘀之异，随证佐药，例如湿热壅阻中焦，膜胀连及带脉，腰围紧束，乃带脉经气不疏，宜在补脾化湿方中，随证参用归须、天仙藤、香附、乌药、泽兰、白蔹、马鞭草等，颇有助益。

三、开郁通络

初病在经，久病入络，乃慢性病病情发展的一般规律，肝硬化腹水亦不例外。由于腹水久羁，常可导致湿邪入络，肝脾络痹。这一证型，最多见于肝脾损伤阶段。治络法用药轻灵，不伤正气，使用得当，有"轻可去实"之妙。薛瘦吟《医赘》云："臌胀症湿邪入络居多，消滞利水，徒伤气分，焉能奏效？"立"开郁通络饮"，药用：香橼皮、广郁金、炒延胡索、远志、真新绛、陈木瓜、蜣螂虫、通草、佛手、丝瓜络、路路通、生苡仁（转引自《重订广温热论》）选药恰当，用意良深。故在临床上对肝脾络痹，胁痛腹胀，腹壁青筋显露，二便不爽之证，多效其法，选用炙蜣螂虫、炙土鳖虫各 3g（研磨），伍人养肝和脾，化湿通络方中，往往收效甚佳。

肝硬化腹水，从肝脾肾三脏论治为多，但若水出高源，腹水兼见胸水，三焦不利，则当温运大气，疏通三焦，可参用《金匮》桂枝去芍药加麻黄附子细辛汤，以破阴气之凝结。类此变法甚多，不再一一列举。

综上所述，肝硬化腹水的病机是气血水相因为患，以气虚为本，血瘀为标，腹水乃标中之标。其病变以肝脾肾三脏为中心，治疗以养正消积为大法。补肝散瘀，补脾运中，补肾化气诸法，是临证之常；补下启中，通补奇经诸法，是临证之变；治络法则可谓临证之巧。

（朱步先　协助整理）

姜春华

血瘀为先，攻补兼施

姜春华（1908~1992），沪上名医，著名中医学家

肝硬化以血瘀为先，下瘀血汤须灵活化裁

一般对肝炎后直至肝硬化均认为是肝气郁滞，故多采用疏肝理气法。临证体会肝病主要是血瘀引起气滞，所以治疗首先应考虑治血，兼顾理气，而不应以理气为主。治疗应以活血化瘀为主，使肝脏血行畅通，瘀血化除，瘀化则血行更畅，血行则瘀无所留，由此而肝气亦得畅通而无所窒碍。常以此法治疗肝炎肝脾肿大，早、晚期硬化，即使晚期高度腹水，仍以此法为主。

经长期观察，此法不但可以改善症状和体征，而且使肝功能也有显著改善。前者如顽固的胁痛、腹胀、食欲不振、唇黑面晦、舌边紫斑、皮下出血、微血管扩张、目赤黄浊、失眠心烦等用此法治疗，可以获得改善；后者如转氨酶、锌浊度、麝絮及麝浊均可见下降；对白蛋白、球蛋白的倒置可以纠正；γ球蛋白的升高可以下降，其余如黄疸指数、碱性磷酸酶等也都有一定的下降作用。在治疗中除用活血化瘀以治本外，亦当结合临床具体情况加以处理。

治疗以下瘀血汤为主：

大黄 9g　桃仁 9g　䗪虫即土鳖虫，9g

其他活血化瘀软坚药如丹参、赤芍、炮山甲、五灵脂、鳖甲、当归、红花、丹皮可以选加（若腹泻次数多，大黄可先煎，或减其量）。常服可以改变肝质地。

肝硬化过程中可出现以下各种证候：

1. 湿热内蕴或湿热留滞

症见黄疸，胸闷，纳呆，口干，口苦，小便短赤。化验检查主要表现为转氨酶升高。治疗可以选用下列药物：茵陈、山栀、大黄、黄柏、龙胆草、蒲公英、大叶金钱草、大小蓟、大青叶、垂盆草、连翘、平地木、荷包草、全瓜蒌、丹皮、茯苓、白术、砂仁、川朴等。临床证明，其中茵陈至丹皮诸药均有不同程度的降低转氨酶作用。以垂盆草降酶作用较强，五味子研粉吞服效果亦好，但均有反跳。垂盆草一般用于急性实热型，五味子常用于慢性虚弱型，虎杖用于湿重，龙胆草用于热重。其顽固持续不降者可用下瘀血汤。

2. 脾虚气滞

症见纳少运迟，腹胀便溏，面黄肢软。可用党参、白术、黄芪、砂仁、陈皮、枳壳、藿香、紫苏、茯苓等。

3. 气虚

症见疲乏无力，四肢倦怠，声音低怯，面目虚浮，舌胖有齿印，动则气促。可用黄芪、党参、人参、白术、茯苓、黄精、黑大豆等。

4. 肝气郁滞

症见胁痛隐隐，似撑似窜，胸闷腹胀。可选用枳壳、柴胡、延胡索、郁金、绿萼梅、娑罗子、青皮、陈皮、紫苏、广木香等。

5. 肝络血瘀

症见胁肋刺痛，胀痛，剧烈时甚至以案角支抵。可用生大黄、䗪虫、桃仁、延胡索、五灵脂、赤芍、红花、九香虫、乳香等。

6. 肝经郁热

症见胁痛，舌红，目赤，尿黄，口干。可用山栀、丹皮、连翘、龙胆草、柴胡、延胡索、麦冬、茅根、天花粉等。

7. 阴虚

症见舌红，口干，五心烦热，尿赤便结。可用生地、鳖甲、玄参、麦冬、瓜蒌仁、望江南、石斛、地骨皮、芦根等。

8. 阴虚火旺

症见面红目赤，舌绛口燥，脉细弦数。可用上药再加山栀、丹皮、龙胆草、白蒺藜。

9. 脾肾阳虚

症见纳少，便溏，面晦，跗肿，肢冷恶寒，阳痿。用白术、干姜、益智仁、川朴、砂仁。凡肝病见阳痿不必壮阳，壮阳则相火动而伤肝阴。肝病必须禁欲。有些患者因房事而肝病加剧。

杨某 男，42岁，1981年12月31日初诊。

患者于1981年12月13日因急性腹膜炎、胃十二指肠球部穿孔急诊住院，外科当即进行十二指肠球部穿孔修补、腹腔清洗术。术中查见肝脏呈弥漫性结节性硬化。患者出院后请治肝硬化。回顾肝炎病史从1969年开始，已10余；年，现查锌浊度16U，其余正常。症见面色黧黑，轻度浮肿，纳食不佳，右胁胀痛刺痛，触之有癥块（肝肋下3cm，质硬），时或胃痛，口干齿衄眩晕，有蜘蛛痣，舌质红，唇深红，脉弦。证属气阴两虚，瘀血瘀肝成癥。治用益气养阴、活血软坚。处方：

党参9g　黄芪15g　生地黄9g　桃仁12g　丹参9g　鳖甲12g　仙鹤草15g　䗪虫9g　大黄3g　煅瓦楞15g

14 剂。

二诊：右胁胀痛，前方加乳香 9g。21 剂。

三诊：右胁胀痛好转，口干苦，尿赤，苔转黄，予初诊方加丹皮 9g，连翘 9g。14 剂。

四诊：胃脘部不舒，胀痛，纳差，大便日行 2~3 次，尿黄，舌淡红，苔转白厚腻。脾胃气虚，运化不健。予初诊方加焦楂曲各 9g、炙鸡金 9g、北秫米 15g。7 剂。

五诊：胃痛减，纳食增，大便正常，有轻度足肿，夜眠不酣，苔薄腻，脉濡。予初诊方去瓦楞，加白术 30g，黑大豆 30g，夜交藤 15g。续服 28 剂后胁痛已平（肝肋下，质软），症状渐消，胃纳正常，蜘蛛痣也退，面色好转，锌浊度正常。

患者遵照外科医生之嘱于 1982 年 4 月做胃大部切除、胃空肠吻合术，术中发现原先肝脏弥漫性结节性硬化，现其右叶结节已全部吸收，仅左叶小部分尚有结节。

这是一例较少碰见的肝硬化活体解剖检查对比病例。患者因胃部病变两次剖腹手术：第一次探查时顺便发现其"肝脏呈弥漫性结节性硬化"，经中药治疗 3 个月后，第 2 次胃手术时发现"肝右叶结节已全部吸收"。活体探查病例证实，肝硬化患者采用益气健脾，活血化瘀复方治疗，不仅能改善体征，对肝硬化的实质性病理似也有促使从不可逆转变为可逆的可能性。

腹水宜辨虚实攻补兼施

本症鉴别虚实，有其特点，其中有虚而兼实，实中夹虚者，如实证而大便溏泄，虚证而大便干结，体壮而声音低微，体怯而声音高朗。至于身体肥瘦，病程长短亦非虚实的根据，有四肢瘦削如柴而起动轻健,有全身肌肉肥盛而动作已衰;有起病即虚,久病尚实者;更有至虚见盛候,大实似羸状者。当从病者整个精神、体质、证候作精密的观察,仔细的分析。

本证在治疗上对于攻补两法不可偏执一端。临床上邪正、虚实是错综复杂的。从腹水病人来说,虚中夹实,实中兼虚,较为多见,但正虚或邪实也不少见,故治疗上就必须根据具体对待。虚者先补后攻,俟病者能胜攻时则用攻;实者先攻后补,使病者腹水排除后能够巩固疗效;虚中夹实,实中兼虚者则攻补兼施。一般腹水可先采用健脾利湿法,慎用攻下。

肝脏因各种致病因素造成肝脏充血瘀血而形成窒塞,以致肝脏功能损害,由此而产生各种症状,其主要矛盾在于"肝血瘀积"。临床上采用活血化瘀的下瘀血汤为主方,虚者加入补药,实者加入泻药,热者加入清药,寒者加入温药。

1. 对于一般轻、中度腹水用下瘀血汤:加入当归、丹参、生地、熟地、阿胶、白芍、党参(或用人参粉1.5g),黄芪各9g,白术、茯苓各15g,砂仁1.5g,黑大豆60g,鳖甲15g,牡蛎50g。腹中胀气加广木香3g,苏梗、枳壳、大腹皮各15g。

2. 对于腹水较多,体质较虚,小便不利者用下瘀血汤加入党参9g,黄芪、白术各15g,黑大豆60g,泽泻、茯苓各15g,西瓜皮、葫芦、玉米须、对座草各30g。阴虚者加阿胶9g 熟地15g。阳虚者加附片、桂枝各9g。

3. 对于体质较实,大量腹水,绷胀难堪,小便极少者,用下瘀血汤加商陆9g,大戟15g,芫花1.5g,车前子、赤茯苓、瞿麦各15g,葫芦、对座草各50g,大腹子皮各15g。另黑白丑各3g,研粉冲入煎药中服。亦可先服下列丸散,辅以汤药,或不服汤药,只服下列丸散。

巴漆丸:巴豆霜1.5g,干漆(熬去烟)、陈皮、生苍术各10g。共研细粉，蜜水为丸，如绿豆大（须现制，干陈无效）。每次服 1.5g。可渐加至 2~3g，最大可至 4.5g。每日服 1~2 次，或隔日 1 次，或数日 1 次，视病情、体力、耐受程度而定。每日服 1 次者，可于清晨空腹服，服 2 次者可于下午 3 时加服 1 次（以免深夜起床）。服巴漆丸除泄泻外，无特殊副作用。如泄泻不止可停服 1~2 天。

舟车丸（市售成药）：大戟、大黄、甘遂、黑丑、芫花、槟榔、轻粉、青皮、陈皮、木香。每次服 10g，每日 1 次，清晨空腹服。

甘遂散：甘遂（煨过）研细粉，每次服 1.5g，每日次，清晨空腹服。

禁忌证：凡有肝昏迷之前兆者，或有显著之食管静脉曲张或多次呕血、便血者，或兼有其他合并症，如高热、门静脉血栓形成等，均应列为禁忌。

注意事项：

1. 凡病情极度严重，体力极度衰弱者，或服泻下药不起泻下水分作用，仅大便频仍者，徒苦病人，勿再施用泻法。

2. 腹水消退后仍须汤药调理一段时间，仍以活血化瘀为主，加补气益血药。

3. 治疗期间，予以无盐饮食，或少盐少油饮食。此外维生素、葡萄糖等亦可加用。

张耀卿

中焦虚寒肝气郁，温通脾肾求桂附

张耀卿（1903~1973），沪上名医

肝气郁结，疏泄失常，能使脾胃功能受到戕害，或素有脾胃虚弱的内在因素，经不住过度克伐，或过用苦寒之药，导致脾胃进一步损伤，而出现肝病传脾，木不疏土之症。临床择用温通脾肾之肉桂，辛温而善于通达，使木气条达，郁结解除。用于慢性肝炎、急性肝炎恢复期、肝硬化腹水，或属中医诊断为肝郁而胁痛、胸胁胀满、嗳气、肢体乏力、大便溏薄、面浮肢肿等症都能取到满意疗效。其不仅能疏肝而且温中，对肝郁而中焦虚寒者较为适应，临床运用时每以轻量取效。

张某　男，38岁。主诉因上腹饱胀，腹部逐渐胀大，历时1年。原有黄疸型肝炎史，黄疸持续半年，经治黄疸消退，而其他症状未愈。近年来右胁疼痛加剧，食欲减退，纳食则见上腹饱胀，不能向右侧卧，而且腹部逐渐膨大，神疲乏力，四肢酸软。体检：腹部膨大74cm，腹部有移动性浊音，肝脾触诊不满意，两下肢凹陷性浮肿，血红蛋白90g/L，红细胞 2.6×10^{12}/L，白细胞 3.3×10^9/L，中性0.8、淋巴0.2。肝功能：血清总蛋白48g/L，白蛋白26g/L。西医诊断：肝硬化腹水。中医诊断：臌胀。案：右胁胀痛、脘腹膨胀一年，便溏溲多，舌苔薄腻，中有裂纹，舌质红，脉来沉小。此乃肝虚传脾，脾虚传肾，

139

脾肾阳虚，阳气不能维护太阴之经，则腹部为之胀痛，当从温肾健脾法调治。处方：

肉桂心 3g　熟附块先煎，4.5g　炒白术芍各 9g　炮姜炭 4.5g　怀山药 9g　赤猪苓 9g　车前子包，12g　大腹皮 9g　生熟苡仁各 9g　鳖甲煎丸分 3 次吞，18g

服药 6 天后，腹围缩小至 71.5cm。随症加减，原方继进，调治一月余腹水消退、两下肢浮肿消失，肝功能恢复正常而出院。

肝脾肾三脏俱病，肝之阴血不足，肝气郁结，气郁日久，营血凝涩，络脉瘀阻，为脘腹痞胀，为右脉疼痛；肝用太过，侮其所胜，脾土失健运之职，水谷精微不归正化，水反为湿，谷反为滞，为腹胀便溏，脾病及肾，肾中无火、则关门不利，聚水为肿，导致足跗浮肿；脾肾阳气虚弱，水湿漫无统制，加之气机窒塞，营络瘀阻，遂致大腹肿满，发为臌胀。方中用肉桂、附子、炮姜等品温养脾肾，使脾肾之阳来复而肿胀自消，用赤猪苓、车前子淡渗利水，加重消除腹水的功能，白术、山药、大腹皮、生熟苡仁健脾益肾、利湿消胀，使健运之责得复而腹胀便溏自愈，白芍、鳖甲煎丸滋阴养血柔肝，使肝气收敛而胁痛消除，滋养柔润而肝脏，使肝气收敛而胁痛消除，滋养柔润而肝脏得以柔和。

刘仕昌

虚实夹杂攻补兼施，培土解郁祛湿养阴

刘仕昌（1914~2007），广州中医药大学终身教授，博士生导师

肝硬化属中医"积""胁痛""臌胀"等范畴，为难治之症，西医学尚无特殊有效疗法。刘仕昌教授治疗肝硬化有其独特的经验，现介绍如下，供同道参考。

一、虚实夹杂，攻补兼施

肝硬化乃时疫外染，郁而不达；或饮酒过度，酒湿之浊气蕴滞不行；或血吸虫感染，痰浊与气血搏结而致病。湿浊邪毒留恋不去，缠绵日久，终至邪气不去，而正气渐衰。疫毒湿邪滞留是肝硬化发病的外部因素，正气虚亏则是肝硬化发病的内在因素。正如《素问·经脉别论》曰："勇者气行则已，怯者则著而为病也。"《活法机要》所谓"壮人无积，虚人则有之"。刘老认为，肝硬化的病机演变与正气盛衰有着密切关系，初病实多虚少，久病则正虚邪实，虚实夹杂贯穿本病整个过程。故肝硬化治疗，无论是初、中、末期，均要注意培本扶正，攻不伤正，补不留邪，切不可一味蛮攻，且攻伐之药不宜过度，当"衰其大半而止"。刘老运用自拟方（天花粉、威灵仙、生牡蛎、太子参、丹参、柴胡、鳖甲、白芍、枳壳、怀山药、黄精、甘草）攻补兼施。方中威灵仙祛湿通络、除久积痰，天花

粉清热生津、消肿排毒，配合太子参、黄精、怀山药共奏攻实补虚
之功。

二、培土解郁肝脾同治

刘仕昌教授认为，肝硬化病变主要表现为肝郁气滞和脾胃失调。
脾主运化，完成水谷的消化、吸收与输布，为气血生化之源，后天之
本。若脾失健运，化源衰少，脏腑经络、四肢百骸无不失于滋养；脾
失转输，水津敷布失常，水湿停聚。肝主疏泄，喜条达而恶抑郁。若
肝气郁结，气滞血瘀，则可致癥瘕积聚。肝硬化虽有不同程度的多脏
器同病或肝脾肾三脏俱病，但根本在于肝脾功能的彼此失调。肝木疏
土，助脾之运化，脾土营木，成肝之疏泄。若肝气郁遏日久，势必
木郁克土，正所谓"见肝之病，知肝传脾"。因此疏肝解郁和健脾和
胃是治疗肝硬化的关键，两者相辅相成，不可偏废。刘老自拟方中
的柴胡、枳壳疏肝解郁、行气消痞；太子参、怀山药、黄精补脾胃，
益脾气。强调治肝以疏肝解郁为主，勿过用破气、苦寒之品，避免
败伤脾土；健脾以运脾理气为主，勿过用滋腻、厚实之品，避免肝
失疏泄。

三、祛湿养阴软坚散结

肝硬化之肝脾功能失调，还表现为肝阴亏虚和痰湿阻滞。肝郁
气滞，气郁化火，火动伤阴，则致肝阴亏虚。脾虚失运，湿浊凝聚成
痰，痰阻气机，痰浊与气血搏结，则致积聚。一方面肝火炼津成痰，
肝火耗阴；另一方面痰阻气机，脾失升清降浊，聚湿成痰。气滞、痰
湿及肝火伤阴三者相互影响互为因果，形成恶性循环，为肝硬化治
疗带来诸多不便。刘仕昌教授认为，疏肝与健脾作为肝硬化治疗关键
贯穿于始终，而祛湿、养阴则是其两法的分支。肝气久郁易伤阴，脾

虚日久易生痰，故祛湿、养阴较多运用于中、末期肝硬化患者。痰湿与阴伤往往兼而有之，治疗上养阴不当则留湿，祛湿不当又伤阴。因此，要注意"润养阴津而不留湿成痰，祛痰化湿而不助火伤阴"。刘老自拟方中主药天花粉清热生津，又消肿排毒；既无苦寒劫阴之虑，又有泻热存阴之意，其功效正如《本经》所谓"补虚安中，续绝伤"。方中黄精滋补阴血又兼补脾胃。此外，肝郁易致血瘀，血瘀又加重气滞，采用丹参活血化瘀，有助于气血运行；肝气郁结，气郁化火，易致阴虚阳亢，选用鳖甲、生牡蛎、白芍既平肝育阴，又软坚散结。此种选药配方，可谓是补中有通，静中有动，充分体现刘老用药的思想。

四、药食同疗调摄生活

刘老自拟方具有补虚攻邪、疏肝健脾、祛湿养阴和软坚平肝之功效，适用于肝硬化初、中、末期各个阶段。其用药围绕肝脾二脏，补中有通，静中有动，长期服用邪去而正不伤。在具体运用刘老自拟方时，应依据患者的体质差异、疾病轻重，随证加减。如腹大坚满者，加大腹皮、茯苓皮、车前子等；血证者（便血、呕血），加云南白药、田三七末、白及粉等；食滞纳呆者，加山楂、鸡内金、谷芽、麦芽等；黄疸者，加茵陈、山栀子等；肝昏迷者，加服安宫牛黄丸、紫雪丹等。

刘仕昌教授认为，肝硬化缠绵难愈，除药物治疗外，饮食、起居、情志的调理亦是治疗的一个较重要环节。该病患者一易心情抑郁，二易过分强调休息，三易不切饮食，使已经肝郁不达，脾胃升降失调疾病雪上加霜。故在情绪上要及时调整患者的紧张心理；在饮食上戒酒烟，控制食盐的摄入量，忌肥腻辛辣，多食淡薄果汁之品；在起居上既要避免过分劳累，又要防止活动太少，以免影响机体的气机升降。正如《沈氏尊生书·肿胀源流》所说："先令却盐味，厚衣衾，断妄想，禁忿怒。"若能在药物治疗的同时，配合饮食、起居、情绪的调理，则疗效益彰。

李介鸣

清化湿热瘀，调补肝肾脾

李介鸣（1916~1992），阜外心血管病医院中医科主任

苏某 男性，45岁，干部。门诊病历。1973年10月2日初诊。

主诉：肝区痛腹胀半年余。

患者曾于1964年患"肝炎"，经西医保肝治疗后病愈此后未加注意，饮食不节，嗜饮酒。一年前因腹胀，肝区痛经合同医院化验检查发现肝功能异常，GPT 240U，白球比值倒置。临床体检：脾肿大，左肋下一横指胸颈部出现蜘蛛痣。肝扫描示：早期肝硬化，食管钡餐造影：食管下端静脉曲张。近半年来，病情加重，屡进中西药，未见明显好转故前来门诊，请李师诊治。当时肝功化验：谷丙转氨酶500U，麝浊：18U，麝絮（+++）；血清白蛋白2.82g/dl，球蛋白3.31g/dl；血小板 80×10^9/L。

现症：面色晦暗，气短乏力，精神疲惫，纳差食呆，肌肤甲错，肝区隐痛，腹部胀满，脾大，尿少，下肢浮肿，按之凹陷，大便溏。舌质暗苔白腻，脉弦。

肝病日久，损及脾土，湿热内蕴，肝脾不调。治宜清利湿热，补益脾肾，化气行水。方用茵陈五苓散加减。

茵陈30g　猪苓20g　泽泻15g　茯苓20g　白术12g　黄芪15g　当归12g　五味子打，10g　川牛膝12g　青陈皮各12g　桂枝6g　蔻仁打，10g

12 剂，水煎服。另用鹿胎膏，每服 3g，日服二次。并嘱其忌酒。

二诊（1973 年 11 月 2 日）：服上方 30 剂浮肿中消退，腹胀减轻。复查转氨酶较前下降，400U；白蛋白 3.16g/dl、球蛋白：3.12g/dl，余症舌脉同前。证属：脾气不足，肝血失养。治予更法，健脾益气，养血调肝。

党参 12g　黄芪 12g　柴胡 12g　茵陈 30g　五味子打，12g　当归 12g
白术 12g　丹参 12g　虎杖 20g　水飞蓟 12g　龟甲 10g　鳖甲 10g　延胡索 12g　川楝子 12g

12 剂，水煎服。

三诊（1974 年 4 月 10 日）：上方加减服用半年后，谷丙转氨酶逐渐恢复正常，GPT 100U，麝浊：6U，麝絮：（＋）；血清白蛋白：3.26g/dl、球蛋白：2.54g/dl，病情平稳，体力增加，进食亦佳，面色稍润，易疲劳。舌苔薄白，脉弦。治予前法，上方去茵陈，五味子加枸杞子，改黄芪 20g。本方连服一年后行食管钡餐造影：静脉曲张消失（食管下端）。化验肝功能正常，血小板：120×10^9/L。临床检查：蜘蛛痣消失，脾未触及，恢复正常工作至今，身本尚健。

肝硬化是一种常见的慢性、进行性、弥漫性肝病，可由多种不同的病因引起。如病毒性肝炎、饮酒过度及某些遗传代谢性疾病等均可引起肝硬化发生，在我国以乙型病毒性肝炎所致的肝硬化最为常见。肝硬化早期症状不明显或缺乏特征性，后期肝功能失代偿可出现肝功能减退，门脉高压，腹水，脾功能亢进等。中医认为肝硬化致病因素为：外邪蛊毒和水毒之气侵袭；内因多为饮食不节，嗜酒过度，情志郁结致肝、脾、肾功能障碍，病机重点在于邪实（湿热，血瘀）；正虚（脾虚）。根据临证所见属中医"胁痛""肝郁""黄疸""积聚""臌胀""蜂蛛蛊"等病范畴。治疗时，李师强调辨证与辨病相结合，提倡祛邪与扶正并用方能奏效，遣方用药以茵陈五苓散加减以治湿郁发黄证而小便不利者。肾与膀胱气化不行，水道壅滞则小便不利发为水肿；脾不输津则水湿为患发为水肿。故以白术健脾除湿，输转脾津；桂枝温命门之火釜底加薪以助膀胱气化，二则助脾气蒸腾使水液得肾阳蒸动而气化遂行；猪苓、茯苓、泽泻甘淡利水以通调水道下输膀胱；黄芪、川牛膝健脾益肾，其中牛膝方可引水下行以退肿；青陈皮、蔻仁理气消胀以助水行。本方连服月余使浮肿消退，腹胀减轻，转氨酶下降，白蛋白提高，体力增加，病情稳定。但因肌肤甲错，肝区隐痛，治予更法，治本为主，健脾益气，养血调肝，投以虎杖、水飞蓟、柴胡、茵陈、五味子清热利湿、解毒降酶；药理研究证实：柴胡能抗肝细胞损伤，抑制纤维增生和促进纤维组织重吸收；丹参可抑制纤维增生并使已形成的肝内纤维消散吸收，对慢性肝炎转为肝硬化起延缓和阻断作用；党参、黄芪、白术健脾益气；当归养血调肝；龟甲、鳖甲软坚敛肝阴，消除脾肿大；川楝子、延胡索即金铃子散活血化瘀、理气止肝区隐痛。本方加减服用半年，使转氨酶、血清白球比值恢复正常，前诸证消失，体力增加。但因自感有时疲劳故去祛邪之茵陈、五味子加枸杞子补益肝肾，并将黄芪加量予以扶正，健脾益气以消除疲劳，连服上方一年，后经食管钡餐造影检查：食管下端静脉曲张消失，血小板提高，蜘蛛痣消失，脾未触及，恢复正常工作。李师认为：只要辨证准确，对于治疗慢性疾病则应守法守方，终收佳效。

（《李介鸣临证验案精选》）

邹良材

臌胀析四证，久验积效方

邹良材（1910~1989），南京中医药大学教授，肝病大家

臌胀在临床上属顽固难治疾病之一。然而病有深浅之不同，人有壮羸之各异，因此在临床上也不可一概而论。治疗时，宜从个体之四诊所得，进行综合分析，辨其属虚属实，属阴属阳。虽本病的病机性质为本虚标实，但还是因虚而致实的，实者水也；而虚则又有阳虚阴虚之分。以病变属脏而言，虽以脾为主，但与其他四脏亦息息相关，尤与肝肾二脏的关系最为密切，因此临床表现错综复杂。

脾虚气滞

面色萎黄，精神食欲尚可，腹部膨隆，食后脘腹觉胀，得矢气则舒，大便通调或次多量少，苔见白腻或淡黄腻，舌质正常或映紫，脉细弦或细滑。常用方为平胃散合五苓散，以通阳利水，上下分消其水湿，使脾不受困，恢复其升降之职。如脾虚较著者，则佐以党参扶脾化湿以助脾运，俾阳气来复。

范某 女，60岁，家庭妇女，1980年9月5日初诊。

肝硬化腹水已历年余，曾服用双氢克尿噻、氨苯蝶啶等西药利尿，腹胀时轻时重。小溲量少，大便正常，舌苔薄白，中根部稍厚，

脉细弦。据证属脾虚气滞，水湿内阻，治拟健脾利水。药用党参、白术、桂皮、猪苓、茯苓、泽兰、泽泻、车前子、广木香、大腹皮、鸡内金，并加煨商陆 6g 入煎，同时嘱停服西药。服上方 5 剂后，尿量尚可，腹胀减轻。继以原方出人治疗，服至 50 剂后，尿量增多，腹胀消失。后改以益气活血法继续调节，至 1981 年初病情稳定，自我感觉良好。

脾 肾 阳 虚

面色㿠白，神倦怕冷，纳少脘痞，腹胀大，下肢亦肿，大便软溏而次多，尿少或清长，苔薄或白薄，质淡或映紫，脉多沉细。常用方剂为实脾饮或附桂理中汤，以温阳利水。盖臌胀病，实脾胃病也，然病久及肾，肾阳伤则开合不利，水湿停留，易成臌胀，故如以脾阳虚为主者宜实脾饮，如肾阳虚为主者，则宜附桂理中汤。该两方具有燥湿健脾，温阳利水之功。有时尚可配合禹余粮丸吞服。该丸为崇土制水，泄浊缓下之品，前人颇为推崇。如朱丹溪云："古方惟禹余粮丸……制肝补脾，殊为切当。"若病情延久，脏器之真阴真阳衰败已竭者，则可佐以血肉有情之品，如河车粉、鹿茸粉等填养之，或能奏效。

徐某 男，48 岁，1971 年 11 月 13 日初诊。

患者大腹臌胀已两月余，纳少，食后胀甚，神倦，大便不实，次多，溲少，下肢浮肿，乃来求治。检查肝功能：麝浊 12U，锌浊 21U，黄疸指数 9U，白蛋白 21g/L，球蛋白 40g/L，腹围 95cm，苔白腻，脉细。审证为脾肾阳虚，水邪内阻，方选五苓散加附子进治。药进 20 剂后，尿量增加，每日有 2000mL，腹围缩小。再予原方加党参、鸡内金，又投 15 剂，尿量颇多，腹胀续减，纳谷增进，但大便易溏，日行

2 次，舌淡嫩，苔薄白，脉细。脾肾之阳未复。改投附子理中汤加葫芦巴、椒目，温肾逐水，腹胀得消，腹围减至 86cm，复查肝功能，黄疸指数 6U，麝浊 8U，锌浊 11U，白蛋白 25g/L，球蛋白 48g/L，带药回乡调治。翌年春，患者之兄来院转告，回乡后继续服用原方，腹围已逐渐缩小至，肝功能亦得恢复正常云。

"治肝当以扶脾为先"。对脾虚气滞型者，每用通阳健脾化湿的平胃散扩充，若见小溲短少者则改用胃苓汤；若脾虚较著者，更佐党参温阳扶脾，临证中，应详究其因，对脾土之本虚或水湿壅困者，分别施治，有所侧重。此型患者如果失治，或误为阳黄而治，常会导致脾肾阳虚，旋即恶化。因此，辨治时当以温阳健运，扶顾本元为宗旨，切忌"虚虚"之误。如已出现脾肾阳虚之征兆，轻者投实脾饮，重者予附桂理中汤，并可配以陈无择的禹余粮丸。如病久脏器真阳真阴衰败已甚，则需佐以河车、鹿茸等血肉有情之品，填养精髓，唯此或可挽救于万一。如年过半百的戴某，患肝病 3 年，多次大出血，4 个月前发现腹水前来就诊，患者其形瘦面㿠白，语声低怯，便溏每日 3 次，足胫轻浮，腹大，面部及手背均有红痣，脉细弦无力，舌根白而厚腻，遂断为肝络损伤，脾肾阳虚致水血互结成臌。投附子理中汤合当归补血汤，佐巴戟天、淫羊藿峻补脾肾之阳；配合利水不伤阴的玉米须、车前子、泽泻等；并佐木香、腹皮，使气化则湿化，终使尿量大增，停止出血。后屡进温阳利水，健脾化湿之剂。腹水全消，肝功能正常。

肝 肾 阴 虚

面颊部及鼻准部多血缕、血痣，有时齿鼻衄，或低热往来，口干肤燥，腹胀如鼓，大便干或溏，小溲少而赤，舌光或花剥，质多红绛，脉细数或弦大而空。常用方剂为兰豆枫楮汤（自订方：泽兰、黑料豆、路路通、楮实子）、一贯煎、六味地黄汤等出入。此等病例，大都属于阳伤及阴，或素体阴虚，或因出血过多，或因过多攻下而致阴伤。在此阶段，温阳利尿则更伤其阴，只有根据具体情况主以养阴利水之剂。如刚见阴伤倾向，可投兰豆枫楮汤加芦根、玉米须等品，或以参、麦之类以养金制木；如阴伤明显，需六味地黄汤加减，或加入少量之桂枝以温阳化气。迨腹水消退后，则仍需调补脾肾之阳，以图全功。

冯某 男，60岁，工人，1975年1月17日初诊。

患者1962年患病毒性肝炎后，自觉恢复很好，故未加注意。今年3月发现足肿，继则腹大膀胀。腹围98cm，胃纳尚好，二便正常。检查肝功能，黄疸指数12.5U，麝浊13U，锌浊19U，白蛋白31g/L，球蛋白39g/L。脉弦大，苔薄腻，前半光剥，舌质绛有紫色。据证认为肝肾阴伤，湿瘀交阻，拟兰豆枫楮汤如木通、茵陈、半边莲、马鞭草、大腹皮、木香等出入。进药30剂，诸症有减，腹围减至89cm，苔根腻渐化，前半依然光剥，质红绛。此湿渐化而阴未复，原方加沙参、麦冬、生地以育阴。又进20剂，自觉腹不胀，食欲增强，腹围续减至82cm。超声波探查腹水已消失。肝功能检查：黄疸指数13U，麝浊，锌浊、谷丙转氨酶均正常，白蛋白30g/L，球蛋白43g/L。

考前贤论述膀胀，责之阳虚者多，涉及阴虚殊少。明·赵献可虽在《医贯》中提及有阴虚之膀胀，并倡导以六味地黄汤加麦冬、五味子大剂投治，但未能引起后世的重视。而临床通过数十年的观察，认为阴虚类型膀胀并不罕见。并认为其病理机制有四：一为阳损及阴，阴阳俱虚而以阴亏尤显；二系素体阴虚，先天不足，或肾阴受戕而暗耗；三乃攻下太过，逐水过猛而伤及津液；四是慢性失血，阴血受损。此外将阴虚致臌分为肝肾阴虚和阴虚湿热两型。前者病程较长，在面额部、鼻准部多血缕、血痣，易见齿衄、鼻衄，或低热，口干，肤燥，大便干或溏，小溲赤少，舌红绛，苔光或花剥，脉细数或弦大而空；后者则更兼有目睛发黄，下肢浮肿，便溏，苔黄腻或灰腻等湿热症状，病情错杂，极为难治。这些经验的积累，为以后临床辨证提供了依据。

对阴虚腹水，在六味地黄汤、一贯煎的基础上，尚有一些切合临床实践的变法。如用沙参、百合、枇杷叶、杏仁、芦茅根润养开肺，以利小便；在养阴淡渗基础上略佐桂枝（一般不超过 3g），以阳行阴，通利小便。曹炳章曰："凡润肝养血之药，一得桂枝，则化阴滞而阳和。"同时，也非常重视患者的运动功能，对于气滞胀满较甚而纳谷不馨者，主张少佐炮姜、木香、砂仁之类，以开通中焦，醒脾健胃。

通过长期摸索，自拟兰豆枫楮汤，用治阴虚肝硬化腹水的初期，每获佳效。该方取泽兰活血行水，治"大腹水肿"（《本经》）；黑料豆甘平入肝肾，活血利水，祛风解毒；路路通祛风通络、利水除湿、搜逐伏水；《本草求真》言其"于诸脏阴血有补"。四药相合，消补兼顾而无滋腻之嫌，对于肝肾阴伤而又有腹水之证颇为合宜。如刘某，因肝硬化合并食管静脉破裂出血，历 10 日方止，后渐腹水至腰直脐平，纳呆溲少，便频量少，脉细弦，苔花剥，舌有紫斑。诊为肝肾阴虚，水湿泛滥。遂予泽兰、泽泻、路路通、马鞭草、海金沙各 12g，黑料豆、楮实子、大腹皮、半枝莲各 15g，生鸡内金 9g，生木香、煨黑丑各 6g。15 剂后，随着小便畅行而诸症缓解。继从原方去木香、黑丑、大腹皮，配入麦冬、沙参、石斛以养阴柔肝。后以兰豆枫楮汤合山药、黄精、太子参、二至丸等气阴双调而收全功。

阴虚湿热

面色晦滞或似蒙尘，目睛发黄，颧鼻多血缕，易见齿鼻衄，唇褐，腹大有水，下肢浮肿，间或阴囊水肿，容易感冒发热，尿少味秽，大便正常，苔多黄腻或灰腻而垢，底白，舌质红或紫红，脉多弦数。此证既有肝肾阴虚，而又有脾胃之湿热交阻，虚实夹杂，清浊混淆，湿热不得下行，而致腹水坚满，故养阴则碍湿，燥湿又伤阴，治疗上颇为棘手。然而，因虑及虽有阴虚一面，湿热却为矛盾的主要方面，湿热一日不化，则阴虚一日难复，故多采用茵陈蒿汤合甘露消毒丹方投治。如湿邪较明显时，则可暂投胃苓汤，佐以行气利水、清热化瘀之品，如马鞭草、半边莲、泽兰等。但该证毕竟矛盾尖锐，反复较多，最易引起肝昏迷等不良后果，故临证亟宜警惕。

祝某 男，39 岁，医师，1959 年 6 月 5 日入院。

患者肝病有年，面色晦黄，目黄，两额部及鼻准部满布血痣及血缕，时有鼻衄，口干，近则肿著，入院时且有高烧，脉细弦数，苔黄腻舌红。经西医会诊诊断为肝硬化腹水并发肺炎。急则治标，中西药并进，一面注射青霉素，中药服用洋参白虎汤。经治后热退，但腹水依然，苔亦未化，舌仍红，说明内蕴之湿热未撤，而肺胃之阴液已伤。如此局面，攻固不能，补亦掣肘，乃采用化浊利湿，清热解毒之甘露消毒丹化裁进治。服后，内蕴之湿热竟得以分化，气机亦随之流通，气化则水行，小便增多，每日由 200ml 增至 1000mL。自后一直守用该方出入，3 个月后，黄疸腹水全部消退而出院。

上述几个证，通常不会自始至终单独出现在一个病人身上，而多半是指某一阶段而言。随着病情演变，其间是可以发生相互转化的，如脾虚气滞证可转为脾肾阳虚证等。总之，宜药随证变，刻板不得。

上列四证是肝硬化腹水较常见的证候，对不属上述类型者，那就需根据不同的矛盾用不同的方法去解决。如祝某高烧腹水，治之以甘露消毒丹。另一例患肝硬化腹水，因高烧而急诊于某医院，烧退即出院，而高度腹水依然存在，乃来门诊，当时除纳少、腹胀、尿少外，并发现满口糜点，舌红无苔，辨证认为肝脾两伤，但现在满口糜烂，说明心脾两经郁热炽盛。若投温阳健脾，无疑抱薪赴火；给予养阴滋水，又恐缓不济急。乃以导赤散为主，以清心养阴导热利水，佐以人参、麦芽、芦根以养肺。药进 5 剂，小便即得畅行，据述每日有 2000mL 左右，复诊时口糜尽脱，舌红依然，乃改投一贯煎合兰豆枫楮汤方。1 月后新苔渐生，腹水尽消，化验肝功能亦改善。从这两例所用方剂来看，均不是治疗腹水之常用方剂，但见是症即用是方，竟能收到桴鼓之效，说明不能固执成见，而需灵活应变，从而也证实辨证的重要意义。

在上述几个证中，脾虚气滞证除给予健脾利水外，若体虚不甚，可考虑给以攻下逐水，以缩短疗程。方法以大戟粉或甘遂粉 0.3~0.5g 和以行气利水之沉香粉、琥珀粉各 0.3g 用红枣 10 个煎汤，早晨空腹送服，可以连服 3 天，或间日服用亦可。服后如见腹痛、呕吐、便泻，这是药物的正常反应，大约经 1~2 小时便可恢复；如腹泻不止，可吃糯米粥汤或红枣汤即可缓解。如属肝肾阴虚证，由于阴虚易见火旺，火旺则容易络伤出血，故该证不宜攻逐，否则容易引起大出血而造成生命危险。不论何证，均可佐以食饵疗法，用乌鱼或鲤鱼约半斤许 1 只，去肚杂加大蒜 1~2 瓣，清水煮后喝汤，可有助于通利小便。

凡易鼻衄者，可用黑山栀粉喷鼻。齿衄者，可用地骨皮每日 50g 泡汤含漱。

"腹胀"是病人最痛苦的症状，可用莱菔子粉、鸡内金粉、沉香粉各 1.5g 和匀，1 日分 2~3 次吞服；或用皮硝 60g，同肉桂粉 6g，和匀敷扎脐部；或用巴豆壳粉纳入卷烟中吸入，可望暂时缓解。如出现胸水，可配以泻肺利水之葶苈子、桑皮之类，或用甘遂半夏汤，均有助于消退胸水。如出现消化道出血，可给服白及粉、白芍粉、三七粉，以各药等份和匀，用温开水分次调服。臌胀病人如出现黄疸，甚或黄疸进行性加深，均非吉兆，当慎不测之变。

章真如

三脏俱病肝脾肾，瘀壅不解气血水

章真如（1924~2010），武汉市中医医院主任医师

臌胀亦称单腹胀，即常见于西医学中肝硬化腹水，从武汉地区看，多见于肝炎后的肝硬化及血吸虫病肝硬化。

章老认为本病发病机制。主要在于情志不调，肝气郁结，或饮酒过度，感染虫毒，以及黄疸、积聚，伤及肝脾，瘀血阻络，脾胃运化功能失职，清阳当升不升，水谷之精微不能输布，以供养其他脏腑，浊阴当降不降，水湿不能转输，以排泄于体外，于是清浊相混，血气凝聚，隧道因而壅塞，遂成臌胀。病延既久，肝脾日虚，进而累及肾脏，遂使正虚邪实，肾阳亏虚无以温养脾土，肾阴不足，肝木亦失滋养，肾虚则膀胱气化失司，水湿血瘀壅滞不解，遂成臌胀重症，总之本病为肝脾肾三脏俱病，以气滞、气虚、血瘀，水聚阴伤为主要病理表现。

章老临床治疗肝硬化，或肝腹水，分下列几个证型论治：

1. 肝郁气滞型

各种肝病后期表现腹胀胁痛，食欲呆滞，脉多弦细，舌质暗红。常用疏肝理气法，以柴胡疏肝饮为主方。

2. 气滞血瘀型

患者形体消瘦，面色黧黑，胸前颈项部出现蜘蛛痣，右胁下可

触及痞块，脉象沉涩，舌暗红。常用行气化瘀法，以膈下逐瘀汤为主方。

3. 水湿停聚型

患者腹部明显胀满，触之如蠹蠹然，小便短少，食纳呆滞，四肢消瘦，脉沉涩。常用疏肝利水法，方以何廉臣的宽中达郁汤为主方。

4. 肝肾阴虚型

水肿消退后，表现口干津液少，皮肤干燥，胁肋隐痛，脉沉细数，舌赤苔薄黄。治拟养阴疏肝法，方以一贯煎为主方。

5. 肝郁脾虚型

如腹水消退后，食纳仍呆滞，腹中气胀，胁痛隐隐，大便常溏，四肢乏力，脉沉细，舌暗淡。治以疏肝理脾法，方用逍遥散为主方。

谭某 男，41岁，干部。患者二年前有肝炎史，近两月来因工作劳累，胁痛反复发作，食纳呆滞，下肢浮肿无力，腹中胀满，乃于1987年12月至某铁路医院检查B超，提示为肝硬化腹水，因服药无效乃转中医治疗，诊察：脉沉细，舌淡红，苔薄白，腹中胀满，大便偏溏，食少呆。治拟疏肝理脾。

柴胡 8g　当归 10g　白芍 10g　白术 10g　茯苓 10g　厚朴 10g　郁金 10g　川楝 10g　甘草 8g　内金 10g　砂仁 6g　广木香 10g

5剂。

二诊：患者按前方已服10剂，病情无明显变化，服中仍胀满，小便很少，脉舌同前乃改用疏肝利水法。

广木香 10g　当归 10g　白芍 10g　柴胡 8g　香橼皮 10g　炒小茴 6g　蚕沙 8g　内金 10g　茅根 30g　厚朴 10g　鲜葱 5根　二丑 10g

三诊：患者服药5剂后，自觉小便增纳多，腹中胀满基本消失，食纳有所增加，精神大有好转，乃去铁路医院B超复查，证实腹水全部消失，患者喜形于色，乃要求巩固疗效，因念患者肝郁脾虚仍以疏肝理脾法。

柴胡 8g　当归 10g　白芍 10g　白术 10g　茯苓 10g　郁金 10g　川楝子 10g　甘草 8g　内金 10g　广木香 10g　厚朴 10g　炒二芽各 10g

5 剂。

目前患者仍在服药，以巩固疗效。

姜某　男，34 岁，作家。患者于 1987 年 2 月因肝硬化腹水，上消化道出血，在市某医院行脾切除手术，同年 9 月，来我院门诊治疗，当时患者面色黧黑，精神萎靡，下肢浮肿，小便尚能解，腹胀，饮食一般，睡眠差，由家属扶持来院。

检查：下肢浮肿呈凹陷性，舌暗淡，苔薄黄，脉弦细。首次辨证属水湿停聚，拟疏肝利水为法。

香楝皮 10g　广木香 10g　砂仁 6g　当归 10g　白芍 10g　柴胡 6g　内金 10g　茅根 30g　厚朴 10g　大腹皮 10g　白术 10g　鲜葱 4 根

5 剂。

二诊：服药后腹胀基本消失，下肢浮肿减轻，右胁隐胀，口咽干，则考虑为肝肾阴虚所致，拟养阴疏肝，佐以利水。

南北沙参各 10g　麦冬 10g　当归 10g　生地 10g　枸杞 10g　川楝子 10g　白芍 10g　郁金 10g　丹参 10g　内金 10g　茅根 30g　香橼皮 10g

10 剂。

三诊：服 10 剂后，下肢浮肿减轻，精神转佳，腹不胀，睡眠转安，"B"超检查未见腹水，故按上方去茅根，香橼皮，加鳖甲 10g、广木香 10g，5 剂。

以上方加减治疗 5 个月，患者精神明显好转，食欲增加，腹中无胀感，下肢浮肿消退，面色转红润，睡眠好转，能独自来院就诊，业余时间搞创作，亦无明显的不适，目前患者仍在远期观察中。

治臌先疏肝，章老认为肝郁则气滞，气滞则血瘀，血瘀则水停，水停聚而成臌胀，所以在臌胀初步形成之前，先用疏肝理气之剂，如柴胡疏肝散等方，使肝气得畅，可以减去气滞血瘀因素，有的初步形成臌胀的，得疏肝药后病机还可以逆转。

治水先治气，水为气之母，气聚则水停，气散则水行，水为有形之物，必赖无形之气，以推动才能运行。张景岳说："水气本为同类，故治水者当兼理气，盖气化，水自化也。"所以治水者必先治气，章老根据此原则运用《通俗伤寒论》中何廉臣之宽中达郁汤既行气又行水而获疗效。

水去治脾肾，水液消退病机已转仍是权宜之计，为治标之法，并且不巩固。不能掉以轻心，及时调理脾肾，治本之法最为重要，其表现脾虚的以治"肝脾"为主，如疏肝理脾之逍遥散，其表现肾虚的以治"肝肾"为主，如滋水涵木之一贯煎才能善其后。

张某某 男，44岁，市自动化仪表厂干部。

患乙型肝炎五年多，近半年来因工作劳累，性情变急躁，心烦易怒，食欲不振，形体消瘦，两胁隐痛，腹中胀满，逐步隆起，敲之如鼓，至市某医院检查：B超显示：肝硬化并腹水，肝功能：GPT63U，乙肝三系：HBsAg（＋），HBeAg（＋），诊断：肝硬化腹水。要求中药治疗。诊察：脉弦细，舌暗红，苔薄黄，腹大如鼓，面色灰黄，两颧黧黑色，双下肢轻度浮肿，颈部可见少许蜘蛛痣，明显肝掌。辨证：久患肝病，怒更伤肝，肝气失于疏泄，气滞血瘀。水湿停聚，发为"臌胀"。治法：疏肝理气利水。用何廉臣宽中达郁汤加味。

广木香 10g　当归 10g　白芍 10g　柴胡 8g　香橼皮 10g　晚蚕沙 10g
鸡内金 10g　茅根 30g　川朴 10g　鲜葱五根　白术 10g　大腹皮 10g

每日 1 剂，嘱服 5 剂。

二诊：服上方 5 剂后，小便增多，腹胀有所减轻，但食欲不佳，精神欠振，脉舌无变化，治守原方去鲜葱，加二丑 10g 再服 5 剂。

三诊：饮食好转，腹胀减轻，精神尚可，原方加莱菔子 10g，服 5 剂。

四诊：腹胀基本消失，大便偏稀，两胁隐痛，仍守原方 5 剂。

五诊：前方自服 15 剂，前后疗程一个月，自觉腹胀消失，精神、饮食恢复正常，下肢不浮，乃进行全面复查，肝功能已恢复正常，乙肝三系同前无变化，B 超检查：腹水消失，肝硬化无改变，宣告临床治愈，继续治疗肝硬化。

肝硬化腹水，中医辨证为"臌胀"以腹部膨胀如鼓而得名，古人亦有称"单腹胀""蛊胀"的，总因肝病日久，或情志所伤，或饮食不节，或房室劳倦，或血吸虫感染，迁延失治所致。常见的有"气臌""水臌""血臌""虫臌"，但以"气臌""水臌"为多见，因气与水可以相互发生，气臌失治，可以成为水臌，水臌得治，可以化气而愈，所以中医治臌，必须化气利水，气行水亦行，气滞水必滞，本案因发病时间较短，气滞水聚不甚顽固，故治疗仅仅一个月，则气行水去，而臌胀病愈矣。

（《章真如临床经验辑要》）

奚凤霖

胆汁性肝硬化，肝豆状核变性治疗经验谈

奚凤霖（1917~1995），苏州市中医院主任医师

女 劳 疸

李某，男，26岁。患血吸虫病，于1969年进行锑剂治疗时，因出现黄疸而中断治疗，迄今3年4个月，黄疸始终未退，曾诊断为晚期血吸虫病，阻塞性胆汁性肝硬化。全身肌肤色晦黄，黄疸指数最低30~40U，最高100U以上。凡登白试验迟缓阳性，锌浊、麝浊、GPT均偏高。白、球蛋白有时倒置。曾多次出现腹水，常有低热。几年来经中西药多方治疗，未见显效，求余诊治。

刻诊黄疸色泽晦滞深黄，巩膜尤甚，低热，头晕食少，食后腹胀，肝脾肿大质硬，腹大如瓮，腹围80cm，尿少色深如柏汁，便溏，日行2~3次，消瘦神疲，舌胖有瘀斑，苔白黄腻，咽燥不多饮，脉细涩。病属虫阻隧络，肝脾气滞血瘀，予运脾利水，消积退黄。

柴胡 5g　赤芍 15g　当归 15g　制香附 15g　川朴 5g　茵陈 30g　猪茯苓各 15g　泽泻 15g　草果仁 10g　车前子 30g　枳术丸 30g

另服火硝石，烧矾石各60g共研细末，加平胃散180g混匀，日2次，每次3g。

初服 1 周，未见明显改善。守方续服半月，尿量渐增，每日约 1000~1500ml，尿色稍淡，食欲渐佳，低热已退，腹围缩小至 72cm，肝脾回缩仅触及边缘。治续原意，着重实脾。

茯苓 30g　生白术 30g　木瓜 5g　厚朴 5g　草蔻 10g　制附子 5g　木香 5g　带皮槟榔 10g　穿山甲 10g　泽泻 15g　车前子 30g

硝矾散续服。

半月后，黄疸明显色淡，黄疸指数 15U，胆红素 20.52μmol/L，腹围缩至 64cm，尿量增多，每日约 2000ml，余症均减。原方去带皮槟榔，穿山甲，加小温中丸 30g　又服一个半月，硝矾散续服 1 料，黄疸、腹水完全消退。形气转佳，眠食俱好，继以健脾丸，鳖甲煎丸连服半年。迄今 10 余年健康如常。

本例属蛊胀、女劳疸。系虫阻隧络，气滞血瘀，水湿停聚，肝脾不和。木横侮土，中州失运，湿热郁蒸，胆液外泄，故发黄疸蛊胀。先以疏肝祛瘀、运脾利水之逍遥散合茵陈五苓散化裁，3 周后见效不显。改用温阳健脾、行气利水之实脾饮主治。黄疸 3 年余持久不退，色转晦黄，又有便溏腹满等症，应属女劳疸，为脾肾两败夹有瘀血所致。故初治即服硝矾散（加平胃散者，意在护胃，以减少西药的副作用）。先后共治 3 个月，终获治愈。为了巩固疗效，续予健脾丸以益气健脾、调运和中；鳖甲煎丸以消痞化积。治疗半年，达到巩固之效。

黄疸臌胀（肝硬化腹水）

府某，男，54 岁。1989 年 11 月 5 日初诊。于 1989 年 2 月体检时，发现肝病，二对半：1，5（+），并出现轻度黄疸及腹水。当时拟诊为乙肝，肝硬化伴黄疸，腹水，脾肿大，胆囊炎，胆囊偏大，经治好转。至同年 11 月 15 日来中医院初诊，当时症状不显，轻微黄疸，面色土黄，大便不调，多为溏薄。舌质红，苔薄黄，脉细弦。遂以汤药调治。仿一贯煎加味，治予保肝以养阴，培土以实脾，结合疏肝和络，助运利水，清热解毒，活血化瘀。

生地黄 20g　枸杞子 15g　北沙参各 15g　麦冬 10g　当归 10g　金铃子 15g　白术 15g　白扁豆　生苡仁　糯稻根　垂盆草各 30g　云茯苓 15g

服 10 剂。

复诊：根据临床主诉，配以参苓白术散或资生丸化裁。辅以板蓝根、虎杖、石见穿等出入。一度所现胸前胃脘隐隐不适，临时加入活络效灵丹，香苏饮，即愈。如此治疗约半年，黄疸早退，自觉症状无甚不适，精神食欲基本复常，消化功能虽差，大便已能成条。其间曾鼻衄、牙缝渗血。治法原意，加强养阴止血、保肝健脾。

女贞、旱莲各 15g　炮黑姜 3g　川军炭 5g　干地黄 30g　丹皮参各 10g　枸杞子 15g　北沙参　党参各 15g　怀山药　仙鹤草　藕节炭各 30g

另配资生丸 1 瓶。服 14 剂。

药后出血控制，大便恢复正常，症状若失，腹水及脾肿大均不明显。继续扶脾养肝为要。

潞党参　台白术　带皮苓各 15g　炙甘草 5g　干地黄　枸杞子各 15g　当归 10g　山药 15g　白芍 15g　垂盆草 30g

服 20 剂。

考虑长期调治，予丸药缓图。

潞党参　紫丹参　北沙参各 100g　参三七 60g　干地黄 200g　丹皮 60g　赤白芍各 100g　全当归　枸杞子　川楝子各 100g　生鳖甲 200g　黄精 180g　穿山甲 100g　王不留行 100g　三棱　莪术各 60g　茜草根　黑山栀各 100g　川郁金 120g　醋炒柴胡 60g　单桃仁 100g　红

花　青皮　陈皮各60g　生白术100g　焦楂曲各120g　苡仁200g　猪茯苓　炒白术各100g　白扁豆120g

先将上方药物研成细末，另用垂盆草、绵茵陈、虎杖根、青绿豆各300g加水煎取极浓汁泛丸。日服3次，每次5g，开水送下。

前后共约1年余时间，先以汤剂继而丸药缓图。从辨证而论，已复正常，从辨病分析，病根犹在。故须继续持久接受治疗，长期以中医药保肝护肝为要。

肝硬化证，并伴有乙肝、腹水、脾肿大，症见便溏及出血倾向。从中医方面分析，肝阴已耗，肝木侮脾，脾运失健，脾气衰弱。以益肝扶脾、养血活血、补气助运为主。症情逐步好转，趋向稳定。从物理及实验室检测，病情均有改善，大部分已转正常，当属可喜之事。肝硬化是一种慢性肝脏病。早期临床表现以肝区疼痛，腹部不适，食欲不振，大便不调为主症，可归属于"胁痛""肝郁""癥瘕""积聚"等范畴。晚期临床表现为面色黧黑，皮肤姜黄，腹胀如鼓，筋露脐突，则属于"臌胀""单腹鼓"之类。久病往往出现本虚标实，错综复杂的证候，预后不良。该病员初起无明显自觉症状，体检时发现已酿肝病，及时以中药长期调治，着眼于将病根消除，并防患于未然。治疗始终以一贯煎之柔肝养阴、四君子汤之扶脾抑木为主，配以随症加减，疾病治愈，迄今健在。

黄疸、臌胀

赵某，女，9岁。1988年4月14日儿童医院会诊。患儿以溶血危象入院，因有肝功受损、黄疸、腹水，经K-F环铜蓝蛋白测定及明显家族史而确诊为肝豆状核变性。除用青霉胺排铜，其余西药基本不用。初诊为巩膜皮肤黄染，尿色深黄，腹胀腹水，左上腹部似有癥积，神软不欲食，大便一般，苔薄，脉濡。肝脾湿热，瘀郁而黄，气滞水聚，腹胀而大，水泄不畅，则为臌胀。治法清热祛湿、利水消胀。

茵陈 30g　川桂枝 6g　猪茯苓各 15g　泽泻 15g　白术 15g　黑山栀 10g　川黄柏 10g　片姜黄 10g　厚朴 6g　稻根须 30g

服药 3 剂，尿量增多，尿色清淡，腹水减少，已思饮食。嘱原方再服 5 剂。

二次会诊，皮肤已无明显黄疸，巩膜仍有微黄，腹软，腹水基本消退，腹块仍能摸到，精神食欲渐复。湿热瘀积未消，续守原意。再予以硝石矾石散合治。

茵陈 30g　黄柏 10g　黑山栀 10g　猪茯苓各 15g　白术 15g　当归 10g　桃仁 10g　三棱　莪术各 6g　青皮 6g　甲片 6g

火硝石、烧矾石各 40g 研末，装瓶密封。每日服 2~3 次，每次 0.3g，大麦汤送服。

煎方日服 1 剂已连服月，散剂连续服，住院 37 天。复查肝功能正常，三蛋白比例恢复正常，白、球蛋白无倒置，总胆红素及直接胆红素尚有偏高，血清铜 66.66μg/dl~171μg/dl（正常值 200 左右）。出院后继续来诊调理。

5 月下旬起症情稳定若失。仅巩膜微黄，尿色淡黄，肝质较硬，脾肿 2 指多。拟柔肝养血、健脾益气、利湿清热、化癥消瘀。

当归 10g　赤芍　白芍各 10g　党参 15g　白术 15g　茯苓 15g　炙甘草 4.6g　生鳖甲 30g　青皮 6g　三棱　莪术各 6g

随症加减法，保肝加沙参 10g、麦冬 10g、枸杞子 15g；疏肝理气加金铃子 15g、五味子 10g；轻度黄疸加茵陈 30g、滑石 30g、虎杖根 30g；湿重加白术 15g、厚朴 6g、苡仁 15g。以上加减法间歇治疗 3 个月。硝石矾石散续配一料，连续共服半年之久。

随访迄今6年，病情一直稳定，已至发育年龄，月经已于前年来潮正常，现在面色红润，发育正常，已在初中读书，功课也能胜任。各项检验每年1次，均正常。

患儿黄疸、臌胀，而且臌病在短短之数天内突然腹胀腹水，迅速增长，出现危象。当务之急予利水消胀，以茵陈五苓散主治。仅3剂药即中病而床量增多，得以腹水渐退。再5剂即腹胀腹水得消。继予原法治疗外，再加硝石矾石散合治。方中火硝石，味苦咸，能入血分消坚积。矾石入血分以胜湿，用大麦粥汁和服，意在护胃，以减少西药之副作用。达到去瘀消癥功效。同时以养血保肝，益气扶脾与利水祛湿之剂同用，获相得益彰之效。在症情缓解后，多次配服丸药。以一贯煎、归芍六君汤、六味地黄汤加减化裁，调理巩固成效。

（《奚凤霖医论医案集》）

王鸿士

郁结为害，补利兼施

王鸿士（1919~1985），北京中医医院主任医师

肝硬化的发病机制比较复杂，其要害皆在郁结。"郁"非单纯指气郁而言，其中还有湿郁、热郁、痰郁、血郁及食郁等。诸郁之中又以气郁和血郁居多，且以气滞血郁为转归。因诸郁为病，其癥结在郁结导致气化不行，进而也可演变发展而成臌胀。

根据临床实践，本病多见以下几种类型：

1. 湿热中阻型，治宜清热利湿、行气除满。

2. 气滞血瘀型，治宜活血化瘀、行气散结、健脾利水。

3. 阴虚血热型，治宜滋阴清热、健脾利湿。

4. 水气犯肺型，治宜宣降肺气、健脾利水。

5. 脾肾两虚型，治宜补肾健脾、消胀行水。

以上五型在疾病的不同发展阶段，可因邪实正虚的变化而相互演变，故临床上常各型兼见。

消除腹水是控制病情发展的关键，但不能单纯利水，需审证求因分清虚实，根据不同类型，发生腹水的不同机制分别处理。如脾虚引起腹水者，须以健脾补气为主利水为辅，血瘀引起腹水者，须以活血化瘀为主利水为辅。药物剂量也明显影响疗效，如脾虚者白术可用至30g，气虚者黄芪可用至60g，血瘀者三棱、莪术常需用至15~30g，腹

水才逐渐消退。除上法外，随证变化须配合益气血，补肝肾，疏气活血，益气健脾或清利湿热诸法。有发热者应辨明内伤或外感，属外感者宜先解表后治里，系阴虚者理当养阴（或兼益气）与清热、利水、消胀同治。

因郁结导致气化不行是本病发生发展的要害，调整气机应以疏气为先，气舒则郁结易散。因此，疏气法在本病治疗中占有相当重要的地位。肝硬化患者皆见气郁、血滞仅程度有异，故行气活血必兼治之，行气多兼活血，活血必兼行气。行气可增进活血通络，有使肝脾缩小质地变软的功效。

常用疏肝理气的药物有青皮、陈皮、香附、郁金、延胡索、枳壳、川楝子、大腹皮子、香橼、木香、乌药等。

若见肝脾肿大质较硬病程长久者，疏气行血已难奏效，需软坚化瘀疏气补虚为治。软坚化瘀如桃仁、红花、鳖甲、炒山甲、生牡蛎、马鞭草、三棱、莪术等；补虚如党参、黄芪、白术、补骨脂、枸杞子等；中焦气机阻塞时，理气配合健脾渗湿才得疏通；肺气闭塞时，升降肺气配合健脾渗湿方能宣通。麻黄是宣肺主药，一般用量不超过5g，不宜多用久用，气虚或气血两虚时脉道更易涩滞。肝硬化晚期腹水显著，以益气养血为主，稍加青陈皮、腹皮子、木香等消胀疏气化滞、亦可使补而不滞。生黄芪补气健脾又直接补益气血，脾气足则运化能力增强，气血足则循环旺盛，故生芪能调整脏腑功能，祛瘀生新，利水消肿。其用量18~60g，但湿热过盛时不宜应用。

腹水消退仅是初见疗效，其后的巩固治疗更为重要。如湿热余邪未清，气滞血瘀，脏腑气血虚弱必须逐渐解决。

湿热蕴毒尚盛，若腹胀纳少，二便不畅，或有黄疸，或有蜘蛛痣皮下出血点，血清转氨酶异常，血胆红素增高等，仍以清热利湿、凉血解毒为主，常用药物有茵陈、胆草、栀子、金钱草、板蓝根、公英、丹皮、茅根、小蓟、茜草、白芍等。

正气亏损若肝肾不足，阴虚内热明显，如劳则胁痛，心烦口干，多梦失眠，眩晕耳鸣，心悸气馁，腰背酸楚，肝掌、蜘蛛痣、肝功能试验持续异常等，宜加滋补肝肾的女贞子、枸杞子、首乌、五味子、桑椹子等品。脾胃损伤或因肝气横逆刑伤脾胃，见有胀满，两胁作痛，食欲不振，恶心嗳气，郁闷善怒，腹胀泄泻等症状，常以疏肝理气祛湿健胃合降气而清热。祛湿健胃药物有藿香、佩兰、苍术、川朴、蔻仁、砂仁、焦三仙、云苓、木香、谷稻芽等。气血两虚患者表现有神疲倦怠，气短懒言，面晦少华，消瘦贫血，皮肤干燥，或有浮肿，纳少胃呆，舌淡，脉细弱，血浆蛋白低下等症状者，治以补气健脾养血为法。主要药物如生芪、党参、焦术、当归、阿胶、紫河车、女贞子、首乌等；阴虚明显加龟甲，阳虚明显加鹿角胶。

气滞血瘀引起脉络瘀阻，诸如肝脾肿大，腹壁及食管下端静脉曲张等症状，需兼用活血化瘀软坚，疏气健脾（或补气健脾）法治疗，有助于食管静脉曲张的减轻、消失，或肝脾回缩，也有利肝功能恢复正常。

若仅转氨酶异常者治以清、渗、凉法为主，稍加滋补肝肾之品可使肝功能逐渐恢复；若麝浊、麝絮等异常较转氨酶明显时则以滋补肝肾为主，稍加清渗凉解药物，效果较好，而且病情不易反复。

（戴梅芳　郭世滋　整理）

李丹初

久瘀入络常法无功，养血搜剔延寿有方

李丹初（1909~1992），湖北名医

朱丹溪说："气血冲和，万物不生，一有抑郁，诸病生焉。"肝硬化之形成，亦缘为情志郁结，肝失疏泄；或饮食不节，脾胃受伤；或黄疸病毒；或感染诸虫等因素而起，继而气滞血瘀。其治疗原则，概括大要归纳为疏通气血，调和肝脾，体用适宜，补泄结合。虽诸医遣方有异，但治法无殊，均以疏肝理气，扶脾养血，活血化瘀等为其常法。临床疗效，不甚理想。早期曾治一例肝积患者，胁痛肝大，脘胀纳差，拟柴胡疏肝散合血府逐瘀汤加减治疗，欲以畅通气血，令其条达而致和平，于病却奏效不显，痞块不消。经过多年的探索实践，方悟其理。根据肝硬化迁延过程，始于气滞，终必血瘀的病机转归，久病入络，久病多顽的病理特点，自拟养血搜剔法为主方的"延寿丹"，治疗肝硬化或肝脾肿大，取得满意疗效。方剂组成：

鳖甲胶用蒲黄炒成　水蛭用砂炒黄　䗪虫微炒　穿山甲用砂炒黄　海藻　血竭生碾

将以上诸药共碾细末，炼蜜为丸如梧桐子大。

全方有养血软坚、破积消癥、活血止痛之功。方中重用鳖甲和水蛭。鳖甲咸、平，入肝脾肾经，能滋阴软坚、散结消癥。尤制胶养血，功效倍增。水蛭味咸苦平，入肝、膀胱经，破血消癥，散瘀之力较强，功擅搜剔，久瘀最佳。本方特点：其一，重用了血肉有情之品，立意养血软坚，血活积消，不是纯以破血化瘀消痞。目的是平衡气血，调整阴阳。其二，集中虫药搜剔，增强破积散结之功，否则顽积难消，因其能走窜攻坚，破血逐瘀，消癥散结之力独胜。养血搜剔法在治疗肝硬化、肝脾肿大，辨证施治，酌情配伍，相得益彰，疗效显著。

罗某　男，38岁，干部。

患者于1959年5月至1965年均因两胁疼痛先后住院4次，每次经西药治疗，好转出院。1972年下半年病情复发，肝功能长期不正常，谷丙转氨酶581U，球、白蛋白比例0.99/1，肝肋下3cm，质中等硬。诊断为慢性肝炎、早期肝硬化。就诊时，自述性情急躁易怒，头晕、睡不安神、多恶梦，腹胀，两胁疼痛拒按，纳呆，有恶心感，大便稀溏，日2~3次。脉弦，舌质红、苔薄微黄，此乃肝郁化热，气血瘀滞所致。拟养血搜剔，疏肝理气兼清热解毒以主之。延寿丹加当归、白芍养血疏肝，郁金、香附、延胡索、玫瑰疏气解郁，连翘、板蓝根、败酱草清热解毒，夜交藤安神等。延寿丹1日3次，每次8g，汤药送服。就诊6次，服药4月余，自觉症状消失，精神食欲正常，复查球、白蛋白比例1.24/1，肝功谷丙转氨酶125U，肝肋下0.5cm，质软，嘱其继续巩固治疗。

许某　男，46岁，干部。

患者肝区疼痛，易疲劳，睡眠多梦，纳差，腹部胀气，大便不规则，日2~3次，质溏。检查：面色萎黄，红丝攀面，唇黑，舌质暗，苔薄白，肝肋下4cm，质硬，脾肋下2cm，诊断为慢性肝炎、早期肝硬化。法宜养血搜剔、理气健脾益肾为治。拟延寿丹加香附、郁金、丹参行气活血，茯苓、白术健脾利湿，陈皮、枸杞、菟丝子、杜仲等滋养肝肾。延寿丹1日3次，每次10g，汤药送服。共住院124天，一般情况良好，肝缩小3.5cm，脾触及，肝功能检查正常出院。

钟某 男，46岁，农民。

患者两胁下痞块，坚硬不移，胁肋胀痛，纳食不舒，食后腹胀，舌质暗，苔白腻。检查：剑突下10cm，脾肋下10cm。诊断为血吸虫病肝硬化，肝脾肿大。治宜养血搜剔，活血消癥法。拟延寿丹加三棱、莪术、灵脂、黄芪益气化瘀，当归、白芍养血柔肝，香附、郁金、内金行气理脾等。延寿丹1日3次，每次15g，汤药送服。守方服药2个月，剑下缩小6.5cm，脾可触及，胁痛缓解，精神好转，纳食增加，诸症悉平。

"肝积"，名肥气，脾之积，名痞气。其证初期多因湿热郁遏气机导致血瘀络阻而成癥块。肝硬化由气及血，在气分则痞，在血分则癥。气血病症是肝病的主要临床表现。若因肝气抑郁，则见胁痛脘闷，若挟瘀血，则见腹内坚硬疼痛等证。因此上述病例的治则，关键是抓住气血的调理。故以延寿丹为主方，养血搜剔，配合疏肝行气、健脾益气、柔肝养血、益肾活血化瘀之品，而达到软坚破积、化瘀消癥的目的。且肝以血为体，以气为用，肝主藏血，气主疏泄，故肝得血而气始柔，如肝不得血养，则肝气不调而为病。故用养血搜剔法治疗肝硬化收效尚佳。

刘渡舟

臌胀虚实辨治纲要

刘渡舟（1917~2001），北京中医药大学教授，著名中医学家

刘老认为，治疗本病不能只图消除腹水与肿胀而概用峻利之药，这样做虽可暂时减轻痛苦，但时间一长，往往利尿无效，病人臌胀反而会加重，甚至导致死亡。因此，刘老于临床治疗此病，首先仔细辨出其虚实寒热之情，热者清之，虚者补之，实者泻之。

虚　　证

刘老认为，肝硬化腹水呈现虚证者，以虚寒者为多，其病变的中心主要在脾，这是因为肝病日久，有乘克脾土之转归，《金匮要略》因此而总结出"见肝之病，知肝传脾"的规律。又因水湿为阴邪，裹积于体内，最易戕伐脾阳（气）。脾虚日久，还易累及于肾，形成脾肾双亏的病理结果。脾居中焦，司升降之职，具坤顺之德而行乾健之功，脾阳（气）虚，中土不运，则会导致三焦不通，决渎失职，进一步障碍水液之运行。此时病人小便不利，腹满而胀，严重的病人可致寝食俱废。问其大便，则多称下利，或溏薄，或不能成形，一日在2次以上。其人面色多见黧黑，舌苔白滑，脉来沉迟，按之无力。而辨证的关键则在于病人大便稀溏。便溏与腹部胀满同见，反映出脾家虚寒的

特点，《伤寒论》273 条讲得明白："太阴之为病，腹满……自利益甚。"肝硬化腹水出现脾家虚寒证，此为肝病传脾，脾阳虚衰，不能运化水湿的结果。故治疗之法，"当先实脾"，临床以温补脾气，运化寒湿为主，至于利尿、理气、活络等法，或暂缓用之，或佐以行之。总之，要抓住主证，解决肝硬化腹水虚寒证的主要矛盾。对此，刘老分为以下几点治之。

一、和胆温脾法

肝硬化腹水有相当一部分是由病毒性肝炎等慢性肝胆疾患转化而来，在这些慢性肝胆病疾患中，由于长期服用苦寒清利肝胆之药，往往造成脾气虚寒的情况，加之肝硬化腹水之时，水湿之邪充斥，损伤中阳，所以出现脾寒之证，在所难免。此时脾寒虽存，然肝胆余热犹未尽。胆热脾寒，气化不利，津凝不滋，临床可见腹胀而两胁痞坚，大便溏泄，小便不利，口渴心烦，或胁痛控背，手指发麻，舌红苔白，脉弦而缓。刘老治以《伤寒论》柴胡桂枝干姜汤以和解少阳，温脾家之寒湿。药用：

柴胡 16g　桂枝 10g　干姜 12g　牡蛎先煎，30g　花粉 12g　黄芩 4g
炙甘草 10g

方中柴、芩同用，以和解少阳之邪，清肝胆之余热；牡蛎与花粉同用，软坚散结，逐饮止渴；桂、姜、草同用，振奋中阳，温化寒饮。凡肝胆疾患，表现为胆热脾寒，寒饮内盛而见腹胀两胁坚满、便溏、口干者，用之往往奏效。因本证寒象已生，所以黄芩的剂量宜小，一般不超过 4g，干姜的剂量宜大，一般在 12g 以上。小便短少，加茯苓；体虚乏力，加党参；体疲殊甚者则用红参；胁痛痞坚者，可与金铃子散同用。

二、温中健脾法

肝硬化腹水，如果见腹胀居中，大便泄泻加重，一日 2~4 次（自利益甚），且泻后腹胀不减，时或腹痛者，为太阴脾气虚寒至甚。肝病及脾，木贼戕土，中阳虚衰，脾寒不运，则寒湿不化，升降不利，于是"清气在下，则生飧泄；浊气在上，则生䐜胀"（《素问·阴阳应象大论》）。而且小便短少，不欲饮食，舌淡苔白，脉来沉迟无力。对此，刘老常以理中汤治之。药用：

干姜 12g　红人参 8g　白术 12g　炙甘草 10g

方中干姜辛热暖脾胃而祛里寒，再用红参大补元气，助运化而正升降，且能鼓阳利水，两味为治肝硬化腹水虚寒证之要药。白术健脾祛湿，炙甘草益气和中。本方以辛热而温中寒，以甘温而益中虚，中焦阳立则清升浊降，脾健自运，而䐜胀渐消。里寒盛者，可在服用汤药半小时后，啜热粥一大碗，并裹被保温。本方服至腹中热时，其效立至，尿少加茯苓、桂枝；腹胀、泄甚加附子、肉蔻；巩膜黄染者，加茵陈。值得注意的是，肝硬化腹水见此证者，当仔细辨证，并时时以救脾阳为先务，谨防脾阳衰败，后天之本亡绝，以确保病人无性命之虞。

三、补益中气法

肝硬化腹水出现脾虚，除脾阳虚寒外，另一个常见的证候是脾气虚弱，清阳下陷。脾为阴中之至阴，非阴中之阳不升。肝（胆）气升发，脾气相随，脾气升清，则浊自得降。今肝病其气不升，病久影响到脾，使脾气虚而下陷，清浊逆乱。病人除见有腹胀、大便溏泄外，还伴有饮食少思、体疲乏力、头目眩晕、小腹胀坠、脉大而软等症。病及于此，其主要矛盾是脾虚气陷，因此，补益中气则为治疗之首务，用补中益气汤。药用：

红参 10g　黄芪 30g　炙甘草 10g　白术 10g　陈皮 10g　当归 10g
升麻 3g　柴胡 3g　生姜 3片　大枣 7枚

方中除用参、芪、草、术、橘大补脾胃之元气，和胃以化浊外，另用升麻、柴胡升举清阳并升发肝气。故本方用于肝病所致脾虚气陷颇为相宜，待中气立则肝气达，脾气升而胃气降。若其人小便不利，可加茯苓 30g，猪苓 20g，桂枝 10g；如果大便下利为甚，可加干姜 12g，煨肉蔻 10g。此方以补为泻，以升为降，可连续服用，虽服至 30~40 剂亦不为多，见效虽缓，但若坚持服用，大多能治病留人，而获起死回生之神验。

四、实脾利湿法

脾阳不足，日久累及肾阳，脾肾阳虚，则水湿不化。病人可见腹胀尿少，大便下利，或下肢浮肿，按之如泥，四肢清冷，畏寒喜暖，或兼见腹中疼痛，舌苔厚腻，脉象沉迟。治疗以温补脾肾阳气为主，兼利水湿之邪，刘老常以实脾饮为基本方加减。药用：

茯苓 30g　白术 12g　木瓜 10g　炙甘草 10g　木香 10g　大腹皮 10g
草果 10g　附子 10g　干姜 12g　厚朴 12g

本方在温补脾肾、化湿利水的基础上，加用理气导滞之品，使气行则湿自化。临证时刘老还常于方中加入红参，黄芪 30g 以补脾肺之气。巩膜见黄染者，加茵陈 30g。

本方虽能脾肾双补，然以温补脾土之功偏胜，脾阳一振，其气自实，则水湿或得运，或分利，故是方以"实脾"名之。

五、温肾利水法

用于肝硬化腹水的肾阳虚弱，水气内停证。症见小腹胀为明显，小便不利或点滴难出，两腿肿胀沉重，甚则阴囊亦肿。或见头晕心悸，背寒而痛，脉来沉象。此为肝病及肾，因"肾主水"，"为胃之关"，故少阴阳虚，气化无权，失于主水之功，则下焦水寒之邪不得外排，或上或下，或表或里，泛滥为肿。治疗之法，一要温补肾阳，二须利其水邪，用真武汤方。药用：

附子 15g　白术 15g　茯苓 30g　生姜 10g　白芍 10g

方中附子辛热下温肾阳，使水有所主，白术燥湿健脾，使水有所制；生姜宣散，佐附子以助阳，是主水之中而又有散寒之意；茯苓淡渗，佐白术以健脾，是制水之中而又：有利水外出之功。妙义在于芍药，一举数用：一可敛阴和营，二可制附子之刚燥，三可利尿去水，《本草经》云：芍药能"利小便"而有行阴利水之功。本方亦可酌加黄芪 30g，红参 10g。并先煎附子 40 分钟，然后与诸药合煎 3 次，分次服之，对驱寒利水消胀而大有功效。

六、温阳通气法

临床观察，有部分肝硬化腹水病人在小便不利，大便溏软的同时，表现为"心下"部位痞满坚硬，脉来沉弦小紧。刘老认为，此为脾肾阳虚，水气泛滥，上乘阳位，阻碍气机运行所致，治当以温阳散寒，通利气机为法，选用《金匮要略》桂枝去芍药加麻辛附子汤。药用：

桂枝 10g　生麻黄 6g　生姜 10g　炙甘草 6g　大枣 6 枚　细辛 6g　熟附子 10g

《金匮要略·水气病脉证并治》篇说："气分，心下坚大如盘，边如旋杯，水饮所作，桂枝去芍药加麻辛附子汤主之。"所谓"气分"病，巢元方认为是"由水饮搏于气，结聚所成。"陈修园则潜心临证，颇有所悟道：此证"略露出其臌胀机倪，令人寻绎其旨于言外。"根据刘老治腹水之经验，凡是大便溏泄，若脉弦或脉沉，腹满以"心下"为界者，则用本方温化在上之水寒邪气，每用必验。本方虽有通利气机之功，但并无直接攻气之药，而是通过桂枝去芍药汤振奋卫阳，麻辛附子汤温发里阳，两者相伍，通彻表里之阳气，使阳气行则气自通。故本方既能温通水气，又不至于耗散正气，用于阳虚水气上乘，障碍气机运行之证，正为适宜。

虚中夹实证

肝硬化腹水虚寒证，由于阳气虚衰，不能温化水湿，使水邪充盛于内；或在水湿充盛之时，不注意温补阳气，惟用攻逐峻利之品，杀伤正气，均可致虚中夹实证。此时治疗颇为棘手，实邪内存，补之无效；正气内虚，则攻之不支。吴谦曾感悟道："肿胀之病属虚寒者，自宜投诸温补之药，用而之俱无效验者，虚中必有实邪也。欲投诸攻下之药，而又难堪，然不攻之终无法也，须行九补一攻之法。是用补养之药九日，俟其有可攻之机，而一日用泻下之药攻之。然攻药亦须初起少少与之，不胜病，渐加之，必审其药与元气相当，逐邪而不伤正，始为法也。其后或补七日、攻一日，补五日、攻一日，补三日、攻一日，缓缓求之，以愈为度"（《医宗金鉴·卷四十一》）。刘老于临床，颇能体会吴氏用心之苦，因而勤求博采，精益求精，自制一方，名"白玉消胀汤"，专用肿胀大证投补药无效而又不能峻攻之时。药用：

茯苓 30g　玉米须 30g　白茅根 30g　抽葫芦 12g　冬瓜皮 30g　大腹皮 10g　益母草 15g　车前草 15g　土鳖虫 10g　茜草 10g　川楝 10g　延胡索 10g　紫菀 10g　枳壳 10g

本方通气行水、活血助疏，上利肺气以行治节，中厚脾土以运水湿，下开水府而畅三焦，虽亦有逐邪之力，然无伤正损人之弊，于施补药以后而肿胀不减者用之，每获良效。

实　证

肝硬化腹水见实证者，刘老认为多是由于湿热积滞，肝胆疏泄不利，水气结聚于内所致。症见腹胀而按之疼痛，大便不通，小便短赤不利。其人神色不衰，舌苔厚腻，脉来沉实任按。此时可考虑攻水消胀，刘老常用桂枝汤减去甘草合消水丹法。药用：

甘遂 10g　沉香 10g　琥珀 10g　枳实 5g　麝香 0.15g

上药共研细末，装入胶囊中，每粒重 0.4g，每次服 4 粒。晨起空腹用桂枝 10g、白芍 10g、生姜 10g、肥大枣 20 枚，煎汤送服。

消水丹为近代医人方，辛香温开，利气导滞，攻逐三焦之水邪。然利之过猛，恐劫伐脾肾元气，故又合桂枝汤，用桂枝护其阳，芍药护其阴，生姜健胃以防呕吐，大枣以监甘遂之峻驱，又能预防脾气、胃液之创伤，具有"十枣汤"之义。去甘草者，以甘草与甘遂相反之故也。本方祛邪而不伤正，保存了正气，以确保治疗立于不败之地。

丁某　男，43 岁。

胁痛三年，腹臌胀而满三月，经检查诊为"肝硬化腹水"，屡用利水诸法不效。就诊时见：腹大如鼓，短气撑急，肠鸣辘辘，肢冷便溏，小便短少。舌质淡，苔薄白，脉沉细。诊为阳虚气滞，血瘀水停。疏方：

桂枝 10g　生麻黄 6g　生姜 10g　甘草 6g　大枣 6 枚　细辛 6g　熟附子 10g　丹参 30g　白术 10g　三棱 6g

服药 30 剂，腹水消退，诸症随之而减，后以疏肝健脾之法，做丸善后。

臌胀形成的基本病机：肝、脾、肾三脏功能失调，导致气滞、血瘀、水裹积于腹内而成。早在《内经》就已论述了本病的证候及治疗方药，《素问·腹中论》说："有病心腹满，旦食则不能暮食……名为臌胀……治之以鸡矢醴，一剂知，二剂已。"臌胀是以心腹大满为主要临床表现，其治疗方法繁多，本案所用方药为张仲景"桂枝去芍药加麻辛附子汤"加味。腹胀而两胁痞坚的，则用柴胡桂枝干姜汤，其效为捷；腹胀居中而且下利益甚的，用理中汤，服至腹中热时，则胀立消；若小腹胀甚，尿少而欲出不能，则用真武汤，附子可制大其服，则尿出胀消。此上、中、下消胀之法为刘老治肝硬化腹水独到之经验。

赵某 男，46岁。

患肝硬化腹水，腹胀如瓮，大便秘结不畅，小便点滴不利。中西医屡治无效，痛苦万分，自谓必死无效。切其脉沉弦有力，舌苔白腻而润。观其人神完气足，病虽重体力未衰。刘老辨为肝硬化腹水之实证。邪气有余，正气不衰。治当祛邪以匡正。如果迟迟坐视不救，挽留水毒而不敢攻下之，医之所误也。处以桂枝汤减甘草合消水丹方：

甘遂 10g　沉香 10g　琥珀 10g　枳实 5g　麝香 0.15g

上药共研细末，装入胶囊中，每粒重 0.4g，每次服 4 粒，晨起空腹用桂枝 10g，芍药 10g，生姜 10g，肥大枣枚煎汤送服。

服药后，患者感觉胃肠翻腾，腹痛欲吐，心中懊憹不宁，未几则大便开始泻下，至两三次之时，小便亦随之增加，此时腹胀减轻，如释重负，随后能睡卧休息。

时隔两日，切脉验舌，知其腹水犹未尽，照方进一剂，大便作泻三次，比上次药更为畅快，腹围减少，肚胀乃安。此时患者惟觉疲乏无力，食后腹中不适，切其脉沉弦而软，舌苔白腻变薄。改用补中益气汤加砂仁、木香补脾醒胃，或五补一攻，或七补一攻，小心谨慎治疗，终于化险为夷，死里逃生。

"肝硬化腹水"是一个临床大证，若图为消除腹水与肿胀，概用峻药利尿，虽可暂时减轻痛苦，但时间一长，则利尿无效，水无从出，病人膨胀反而会加重，甚至导致死亡。刘老治此病，不急于利水消胀，而是辨清寒热虚实然后为之。本案肝硬化腹水出现小便黄赤而短，大便秘结不通，腹胀而按之疼痛，神色不衰，脉来沉实任按，舌苔厚腻，乃是湿热积滞，肝不疏泄，脾肾不衰的反映，此时可以考虑攻水消胀的问题，用桂枝汤去甘草合消水丹。

陈道隆

虚实同治，养阴逐水

陈道隆（1903~1973），上海名医，临床家

冯某 男，36岁，工人。1959年8月5日第三次住某医院，1959年9月30日出院。

病员在1955年9月病起感觉乏力、食欲减退，十几天后出现黄疸，住浙江某医院，按传染性肝炎治疗，但治疗半个月后，黄疸未退尽即自动出院。出院后经常感觉乏力，黄疸持续不退，时浅时深。1957年9月因黄疸加深，伴右上腹剧痛而再度住浙江某医院，拟诊胆囊炎、胆石症。经药物治疗无效而施行胆囊切除术，术中发现胆囊有卡他性变化，总胆管探查未发现结石或蛔虫等。术后黄疸未退，腹痛仍时有发作。1957年11月因发现腹水和上腹阵发性绞痛而第一次住某医院，诊断为慢性肝炎，坏死性肝硬化，糖尿病。经西药治疗后，于1958年7月因腹水再发，并感气促而再度入院，诊断为胆小管性肝硬化。经西药治疗后，于1958年10月再度好转出院。1959年7月下旬起腹部又急剧胀大，伴不规则发热、心悸、气急，故三度入院。

入院体检发现慢性病容，消瘦，呼吸浅促，30次/分，体温37.5℃。腹部呈蛙腹，明显移动性浊音和振水波。肝剑突下三指，质坚，有结节。脾肋下二指。腹围66cm。有肝掌。下肢轻度凹陷性浮肿。诊断为肝硬化晚期，糖尿病。

入院后体温持续在 37~38℃ 之间，8 月 12 日体温升至 39.5℃，腹围增大至 80cm，给予放腹水 2460mL，放后出现轻度肝昏迷，病情危急。8 月 13 日开始请陈医师诊治，服中药后，次日体温退至37~37.5℃，小便能自利，腹水逐渐消退。经诊治七次后，病情明显好转。出院时，低热退尽，腹水基本消失。

1975 年 3 月随访：病员出院后即回乡，未继续中药治疗，二年后病故。

初诊（1959 年 8 月 13 日）：身热旬余不退，热耗阴液，故舌红如镜，口渴咽干，面色如油，汗出如淋。肝脾失调，气聚水蓄，清浊相干，决渎失司，腹部膨胀，二便俱闭，曰非放水不可。脉弦濡而数，虑其胸高气促，急当清热养阴，逐水消胀，为迫不及待之图。

鲜生地捣烂先煎, 60g　鲜石斛撕开先煎, 30g　淡天冬 15g　商陆6g　甘遂 6g　大戟 6g　寒水石 12g　粉猪苓 15g　海金沙包, 12g　大腹皮 12g　泽泻 12g　飞滑石包, 15g　将军干 7 只　野麦秆去节, 14 茎

7 剂。

二诊（1959 年 8 月 20 日）：自服上方，当夜已能自利小便，腹胀渐消，身热渐退，积水渐通，气化较利。惟舌红仍如镜面，可见旬余高热，劫烁阴液。仍当清热增液、疏通水道之治。

鲜生地捣烂先煎, 60g　鲜石斛撕开先煎, 24g　淡天冬 15g　商陆6g　甘遂 6g　大戟 6g　车前子包, 12g　海金沙包, 12g　飞滑石荷叶包,15g　大腹皮 12g　怀牛膝 9g　泽泻 12g　猪茯苓各 12g　将军干 7 只　野麦秆去节, 14 茎

7 剂。

三诊（1959 年 8 月 27 日）：身热尚未退净，满舌红绛，干涸乏津。腹胀逐日减消，解溺浑浊不清，足跗漫肿不退。脉弦濡而数。症系热久伤阴，水湿尚留。大便未通，可见中气尚能提挈，腑气坚实，

所以只顾清热利水一面，已足胜事。

鲜生地捣烂先煎，60g　鲜石斛撕开先煎，24g　淡天冬15g　焦山栀9g　商陆6g　泽泻12g　甘遂6g　大戟6g　粉猪苓12g　飞滑石荷叶包，15g　海桐皮12g　海金沙包，12g　川萆薢9g　大腹皮12g　将军干7只　野麦秆去节，14茎

7剂。

四诊（1959年9月3日）：清热为救其燔灼，养阴为滋其水源，故身热已减。水满三焦，疏浚导下之后，小溲浑浊已清，腹胀渐消，跗肿获退。中宫气分，自经清浊相干，升降失序，致胸脘痞闭，欲呕上泛。脉来弦濡，舌红已淡。燎原之势，已渐平息，阴液有回复之机，而水湿积蓄，亦有疏导之能矣。

鲜生地捣烂先煎，60g　鲜石斛撕开先煎，24g　粉丹皮6g　焦山栀9g　青蒿子9g　广郁金生打，6g　商陆6g　甘遂6g　大戟6g　大腹皮12g　泽泻9g　海金沙包，12g　飞滑石荷叶包，15g　野麦秆去节，14茎

7剂。

五诊（1959年9月10日）：身热已退，镜面舌已润，两侧略起薄苔。胸脘已舒，呕定思纳。腹胀已消，溺亦畅通，大便略解。脉尚弦濡。身热初退，余烬未息，不能不防其死灰复燃。水道虽通，三焦已利，不能不防其排泄壅滞。则清热养阴、利水消胀之法，仍须追踪进行，以杜后患。

鲜生地捣烂先煎，30g　鲜石斛撕开先煎，24g　鲜茅根去心，60g　焦山栀9g　青蒿子6g　粉丹皮6g　广郁金生打，6g　大腹皮12g　通天草9g　海金沙包　泽泻各12g　甘遂4.5g　商陆4.5g　大戟4.5g　蔻仁2g拌捣飞滑石荷叶包，12g

7剂。

六诊（1959年9月16日）：热退之后，阴分渐复，上焦浊邪，蒙

蔽清旷之区，已得豁然开朗。阳气布达，脾胃渐振，故胸脘已舒，纳谷日增。舌苔薄白，脉弦趋缓。再议清养疏利之法。

鲜石斛撕开先煎，18g　鲜茅根去心，60g　淡天冬12g　广郁金生打，6g　大腹皮12g　陈蒲壳12g　鸡内金9g　泽泻12g　海金沙包，12g　甘遂4.5g　商陆4.5g　大戟4.5g　通天草9g　飞滑石荷叶包，12g　鲜冬瓜连皮去瓤煎汤代水，180g

7剂。

七诊（1959年9月24日）：续宗前法，损益治之。

八诊：水湿已化，阴液渐复。脉濡缓无力，舌苔薄白。二便已调，肢倦神疲，傍晚跗肿，口味觉淡。脾胃受伤，中枢不振，议和养培本可耳。

米炒潞党参9g　土炒於术9g　制半夏6g　白茯苓12g　陈广皮4.5g　生熟苡仁各6g　米炒怀山药12g　赤豆15g　煨益智9g　米炒麦冬9g　清炙草2g　佩兰梗6g　春砂衣3g　泽泻9g

7剂。

平素操劳，情志怫郁，肝失调达，肝叶撑胀。脾失转运，脾气阻滞。营卫气血，紊乱失常。阳不化气，气馁浊聚。久之腹膨如鼓，青筋绽露，成为臌胀难治之症。

此症已有年余。始则胸肋胀满，牵掣疼痛。渐至腹部臌胀，小溲短少，竟至涓滴不通。先有潮热，数月不退，在八月初突然高热，汗出而热不降。推究其因，实由水湿蓄积，气机郁遏，肝脾失调，水精不能四布，五经难以并行，阴邪充斥于内，阳气独灼于外，故身有壮热。耗蚀阴液，故舌如镜面，口干咽燥，大汗淋漓。此时非大救阴液不可。但腹部膨胀，小便不通，显系水湿窃踞，气化窒塞，似非温通开逐，不足以救其癃闭。温通开逐，又恐虑其阴分过伤。不通其小便，而通其腑气，则更劫夺阴液，迫使中气下陷，则有外热愈炽，内阴愈耗之险。为欲救其眉睫之燃，则惟有通利水道之法，清热养阴之治。要之，清热即所以养阴，养阴即所以柔肝，柔肝即所以和脾，和脾即所以散精微而上归于肺。肺为水之上源，又主一身之气，气化则水自利，决渎自通，如是则何患乎腹水之不消散哉。再进一层言之，身热已久，热久伤阴，久热熏灼，岂有肝脾不伤，气机不滞之理。水湿为气阻遏，肺气何能下降。水道不通，腹胀焉能消退乎。若上能清降，如雨露之滋润，下能通利，如疏浚之开闸，导流以入海，则自热清胀消矣。第一诊服方后，夜间即解溺甚多，翌日腹胀减退三分之一，已见效果。

第二诊仍以清热增液，疏通水道之治，症状更见好转。第三诊腹胀已减，大便未解，案中所谓中气尚能提挈，腑气坚实，亦即二气未虚，可以砥柱中流，故方中仍如一、二诊之剂以守候之。第四诊症状始见开朗，身热下降，水湿亦见疏通。第五诊至第七诊，热退苔润，腹胀消退，症已转机。至第八诊，用和养脾胃，培植本元之方，以善其后。总之，此是臌胀之症，已至日非放水不可，然愈放水，则正气愈伤。幸其大便不通，脾胃有力，否则中宫倾颓，气液俱泄，更难挽救。但身有高热，舌红如镜，实斯症之最感掣肘者在此。因欲清其热，欲救其阴，则与浊邪相格。欲攻浊邪，欲通水道，则又碍于本元。上已枯槁，中已郁遏，下已癃闭，其危急正在千钧一发之秋。阴液剥伤，至此境地，如用大剂清热，高热未必减低，大剂养阴，津液未必回复。因清热不免偏于苦寒，养阴不免愆于滋腻，苦寒伤阴，恐蹈虚虚之弊。滋阴滞邪，复循实实之害。欲养阴之品，能有清热之功，借养阴之能，而使行水之剂，不致伤正。为求两权之计，所以用鲜生地之清营热而又养阴，鲜石斛之清胃热而能生津，舍此奚求。服之身热退尽，舌苔津润，所谓水到渠成。上源得灌溉之力，积水有下行之机。再参之于通利水道之法，商陆、甘遂、大戟之利水消胀，将军干之通小便，自然更能疏导于下矣。

加以野麦秆之能治癃闭，有较好效验。此得之绍兴某大夫之方。曾记有一老年病员患癃闭证，每日须进医院通溺二次，年逾七十，诸药鲜效。以为高年阴亏之体，溺色深黄，投以知柏地黄汤数剂而无效。后病员至绍兴，请某大夫诊治，亦用知柏地黄汤方，惟加野麦秆14茎去节作引，服后果然小溲畅通（野麦秆生于田塍）。余得知之后，三十年来，用于小便不利，或不通，或肿胀之属于实热者，如湿热蕴结膀胱之症，方中加野麦秆14茎去节，重用20茎，服之效颇显著。即有属于肾亏气虚，小便不利，或不通，或肿胀者，或因肝脾不和致肿胀溺涩者，用之亦见效也。古今文献，对野麦秆一味无记载，想是民间验方，姑志之。

凡疾病都可以随时蜕变，或发展，或减退，及至消失。其在蜕变时，则治疗当敏捷应付，发展时当急起直追，减退时当因势利导，消失时当培充巩固。可见治疗某一种疾病，有诸多变化，诸多法则，当然不可株守一方，或采取一种成方以治之。奉为金科玉律之方者，如不灵活掌握，在治疗上不但无效，而且有害。所以辨证论治，是灵活运用之方法，既可以追踪既往，又可以影映现在，以辨清症状之客观情况，而施种种治疗之处方，乃是中医治病之原则也。如冯某之臌胀病，症状俱在案中，当时已至日非放水不可，用药是以逐水消胀为急务。但身热至39.5℃，舌红如镜，口渴汗多，面色如油，则其阴液已涸。斯时，如徒以清热养阴之法，正如前案中所谓：高热未必减低，阴液未必回复。当用前案所谓：借养阴之能，而使行水之剂，不致伤正。所以用鲜生地、鲜石斛、天冬、丹皮、青蒿、商陆、大戟、甘遂、焦山栀、泽泻、寒水石、滑石、将军干、牛膝、野麦秆之类，既能清热养阴，又能逐水消胀。虚实同治之方，获有显著之效。如以冯某之方，而治一切臌胀，则颇不当，甚至误事。案中所用舟车一类之方，毒药治病，亦为迫不得已之法。抑有一患者，腹胀癃闭，舌红如镜，与冯某症状仿佛，甚至脉亦弦濡而数，但无旬余壮热，面色如油，汗出如淋之现象，阴分固亦耗伤，然不因壮热灼蚀之故，则养阴之法，同一可用，惟清热之品，则不相宜，以其无热而清热，则水湿蓄积，更无出路矣。举此亦可知中医在临床上辨证论治之重要。在临床上屡见臌胀病，舌苔多现红绛，或有脱苔，或如镜面，亦用养阴逐水之剂。而有效之药，如葶苈子、大枣、天门冬、麦门冬、原金斛、肥知母、天花粉、大腹皮、槟榔、黑丑、陈蒲壳、野麦秆、芫花、商陆、甘遂、大戟、猪苓、桑白皮、车前子、泽泻、冬葵子、蜀葵子、滑石、海金沙、通天草之类，斟酌用之可也。

（丁学屏主编《陈道隆医学经验集》）

史沛棠

水气互滞疏肝健脾，血瘀消瘀行气利水

史沛棠（1894~1965），杭州医家

徐某 男，20岁。

自去年冬季开始，自觉无力，此后出现右胁下隐痛，近一月来，形寒发热，胃纳渐减，食入不舒，腹胀膨隆，下肢浮肿，小便短赤，大便溏，时有鼻衄，牙血，皮肤巩膜发黄，舌苔薄白，根腻，脉小弦。此疲劳过度，气血两亏，肝脾失调，水气互滞之症，治以疏肝健脾，理气行水为主。

柴胡一钱　炒白芍三钱　当归三钱　炒白术三钱　茯苓三钱　煨木香一钱五分　葫芦壳五钱　大腹皮三钱　冬葵子三钱　炒白薇三钱　白茅根四钱　鸡内金三钱

二诊：服前药后，小便增多，胁痛已除，鼻衄亦消，胃纳佳，下肢浮肿已消，大便正常，再继原法出入。

柴胡一钱　炒白芍三钱　当归三钱　炒白术三钱　广木香一钱五分　茯苓四钱　白茅根五钱　冬葵子三钱　青陈皮各一钱五分　炙鸡内金三钱　葫芦壳五钱

三诊：小便增多，腹胀渐消，下肢已不肿，胁不痛，胃纳正常，睡眠亦差，齿龈无出血，苔薄白，脉小弦。

炒柴胡一钱　炒白芍三钱　炒当归三钱　炒白术三钱　茯苓四钱　陈

香橼皮二钱　　葫芦壳五钱　　炙鸡内金三钱　　煨木香一钱五分　　冬葵子三钱
青陈皮各一钱五分　　淡鳖甲六钱

吴某　男，47岁。

患腹胀来杭求医，视其腹甚大，按之坚硬，青筋突露，无寒热气逆症状，大小便亦通畅，惟大便干燥，色带灰。平素并无痞块，据云自跌仆后，初起便血，呕血，服止血药后，血虽止，但腹部胀大日甚，现已半载，屡治无效。舌苔白质青紫，脉沉弦带滑。此症为瘀血内留为害，古人谓瘀血不去则新血不生，日积月累成为单腹血臌，治拟活血消瘀，佐行气利水：

全当归三钱　　赤芍三钱　　桃仁二钱　　泽兰二钱　　失笑散三钱　　茜根三钱　　苏木三钱　　大黄炭二钱　　葫芦壳四钱　　大腹皮三钱　　小青皮二钱枳壳二钱　　带皮苓四钱

4剂。

二诊：前方服后，大便泻黑便甚多，腹部胀大明显减小，原剂减去大黄、苏木一半用量，加参三七一钱，酒炒䗪虫二钱。6剂。

三诊：大便仍下黑粪，腹胀又减。原方减去青皮、枳壳、苏木、制大黄。另加陈香橼皮三钱，陈皮二钱，丹参四钱。8剂。

四诊：腹部已不膨大，大便已无黑粪，饮食好转，四肢渐有力。原方减失笑散、桃仁、䗪虫、参三七。另加丹皮炭三钱，八月札三钱，小蓟炭四钱，炒白芍三钱，制香附二钱。10剂。

臌胀者，单腹肿大如臌，故又名为单臌胀，大都由气、血、水相互瘀积腹内而成，并关系到肝、脾、肾三脏。临床诊治必须分辨虚实两端，实者可攻可泻，虚者则攻补兼施，或仅予补正为主。以上两例单臌胀，因肝脾失调，水气互滞者，史氏治以疏肝健脾、理气行水。因气血瘀滞成为臌胀者，则治以理气逐瘀、行滞消水，如吴姓患者，从跌仆后，腹部逐日胀大，史氏治以活血消瘀、行气利水，如失笑散、桃仁、赤芍、苏木、䗪虫等活血行瘀药，先后选用于方内，治后曾下黑便多次，腹部即逐日减小，可见为血臌无疑。

魏长春

见臓休治臓，首要运大气

魏长春（1898~1987），浙江省中医院主任医师，临床家

我治肝炎病症，从急性慢性来区别。治急性肝炎应以汗下和解为主，使邪从外解，不犯内脏；治慢性肝炎，以调和肝脾内脏矛盾，使气血平衡，达到五脏通畅，气血调和。同时辨其血分有无伏邪，透达气分湿热，清解血分瘀热，使内脏邪尽，病能转愈。还要查其有无兼症夹症，亦宜兼顾。

治肝炎要根据《金匮要略》见肝治脾的道理，"见肝之病，知肝传脾，当先实脾"。所以治肝炎病症用药，要特别保护脾胃，勿使受伤而成肝硬化；若已成肝硬化，要注重保元神，逐病邪，既不用呆补，亦不可猛攻。

中医治腹水，从整体治疗出发，以通调三焦气化为主，使脾肾元阳充足，小便自然畅通。亦适用二句成语：保其所固有，去其所本无。保其原有精气神三宝，去其体内不应有的败质废物。腹内积水要去掉。切勿损伤精气神，强行放水及用毒性药物泻下，大伤元气，易成坏症。

肝硬化是西医学病名。我治此症分别病体伤阳与伤阴之不同，辨证论治。此病初起腹胀满闷，常用《金匮》桂甘姜枣麻辛附子汤，运大气法，流通全身气血，使癥积逐渐软化消散，再用柔肝养血，扶助

元阳以培本。待其病体自己发挥抗病力，再从张洁古"养正积自除"治则，取缓和见功，不用克削伤元气的泻药，时时注意保障元气，使病有出路。

至于臌胀病治法，我有两句总结：见臌休治臌，首要运大气。臌胀病原因甚多，主要靠病人元气能运行，我经多年实践体会，认为见臌休治臌，调其肝脾气，首要运大气。《金匮要略·水气门》桂姜枣草麻辛附子汤，我治肝硬化腹水初起用之，有特效，就是推动病人本身元气，驱病邪从小便出，病治愈而无后遗症。

临床实践证明，运大气治臌有效，深佩喻嘉言在《医门法律》中的论述。用运大气治水方法，惟恐足太阴脾之健运失职，手太阴肺之治节不行，足少阴肾之关门不开，并其腑膀胱之气化不行。仲景所用方药，立于无过之地，可信。

胁痛是络中留瘀，低热亦与血脉失于流通有关。其病都因外感发热，遗留余热未清，血液流通受阻，成瘀积为病。动气机，同时要使患者精神安定，夜能安眠，缓以图治，虚损弱体，自然能病愈转强。

进一步说，久病患者，病型已乱，治疗应以调和脾胃为主，但有"健脾阳""和胃阴"之不同，必须检查从前起病原因，所服的药，损伤气液程度。伤气者治脾阳，伤液者养胃阴，同时还要检查目前病状与胃纳睡眠二便等情况，为治脾治胃的标准。

久病不痊，胃纳无味，可用所喜的食物诱之。治久病以扶元保胃气为主，要少用毒性药。伤于情志的病证，必须缓治，用轻剂芳香药调理。

魏长春

血臌治疗经验

魏长春（1898~1987），浙江名医，临床家

产后留瘀变臌案

张阿毛妻 31岁，住西闸桥。乙亥（1935年）五月初七日初诊。

两月前分娩，血流不止，经注射后血止，留瘀成臌，治疗虽久未瘥。延诊时，见其腹大如鼓而起青筋，按之则痛，形体羸瘦，内热，头汗，气促不能平卧，胃呆，便秘；脉象沉细，舌质红绛而苔黄腻。病势险恶。勉拟活血祛瘀，清润通腑。

参三七研吞，3g　油当归12g　杜红花6g　怀牛膝15g　天花粉15g
全瓜蒌15g　代赭石18g

复诊：前方服一剂后，接着服俗传草药方两天，泻下血水，腹部稍软，但痛未已，壮热，口渴，自汗淋漓；脉象沉细，舌质绛赤，苔黄。病势危急，勉拟：

鲜石斛9g　桑白皮9g　地骨皮9g　茯苓皮9g　猪苓12g　控涎丹吞，0.9g

三诊：昨药服后，便解酱矢，腹已柔软，目眶低陷，鼻汗，呕逆，胃纳呆钝；脉象细软，舌红裂纹，根苔黄腻。津气两伤，危在旦夕。

194

西洋参 3g　原麦冬 9g　五味子 3g　化龙骨 15g　生牡蛎 15g　泽泻 9g

服后未见效果，卒。

血 臌 案

王某　男，40余岁，业商，住王同知房。辛未（1931年）七月十四日初诊。气郁血滞，腹内痞块，治疗乏效，转而成臌，迄今已有半载。现腹大光亮而起青筋，脐突，便溏，溲少，气促；脉缓，舌质淡红。治拟通络消肿。

旋覆花包煎, 9g　代赭石 24g　丹参 9g　制半夏 9g　茜草 9g　杜红花 3g　丝瓜络 6g　葫芦壳 15g　瘪竹 9g　地骷髅 12g

复诊：昨药服后，便解三次，寒热无汗，身发红点，小溲短少；脉弦，舌红。勉拟通络消臌。

杜红花 3g　丝瓜络 9g　延胡索 9g　川楝子 9g　橘皮 3g　大腹皮 9g　五加皮 9g　柴胡 3g　枳实 3g　赤芍 9g　生米仁 24g　陈葫壳 15g

三诊：阴囊肿大，气促，溲少；脉象软缓，舌质淡红。

陈葫壶壳 15g　冬瓜皮 9g　大腹皮 9g　带皮苓 9g　川牛膝 9g　官桂 3g　车前子 9g　瘪竹 12g　地骷髅 12g　川楝子 9g　延胡索 9g　杜赤小豆 24g

四诊：昨猝吐血盈碗，便血四次盈桶，内有瘀块；臌宽，气平；脉缓，舌质红，苔薄白。拟降逆通瘀法。

旋覆花包煎, 9g　代赭石 12g　丹参 9g　参三七研吞, 2.4g　大腹皮 9g　泽泻 9g　丹皮炭 6g　丝瓜络 6g　冬瓜皮 9g　通草 3g

五诊：昨便黑瘀块两次，约有碗许；气平，胃苏，皮肤红疹亦隐；脉缓，舌质红，苔薄白。治踵前法。

旋覆花包煎，9g　代赭石 12g　南沙参 9g　参三七研吞，2.4g　泽泻 9g　陈葫壳 9g　苏子 9g　冬瓜皮 9g　怀牛膝 9g　刺蒺藜 9g　车前子 9g

服药后，次日气喘又剧，延两日卒。

经闭血臌案

叶某　女，25 岁，住坐水明堂。辛未（1931 年）五月三十日初诊。

患者在沪任职，操劳太过，形体羸瘦，性情抑郁。平素经来腹痛色暗，经后带下；常觉头晕，胸胁隐痛，并有内痔。经停两月未行，曾在沪服过逐瘀方药十余剂无效。腹膨足肿，回慈后先经西医治疗，足肿已消，但经水未行，赴甬医治，连服膈下逐瘀、少腹逐瘀等方及大黄䗪虫丸，未能获效。今延诊：腹坚大起青筋，口舌干燥，余如上述。脉象沉弦滑大，舌质鲜红。郁热伤肝，瘀热内积，经闭成臌。勉拟桃核承气加减。

桃仁 9g　醋炒大黄 9g　玄明粉 9g　桂枝尖 3g　炙鳖甲 24g　怀牛膝 9g　代赭石 24g

复诊：药后，病势未减。脉象左弦软、右滑，舌红。

原方去桃仁，加茜草 15g　丹参 9g　苏子 6g　郁李仁肉 9g　旋覆花（包煎）9g。

三诊：腹臌略消，内热未退，鼻衄，口苦，脉弦。治仍前法，略参凉血之品。

前方去牛膝、苏子、郁李仁，加参三七（研吞）3g，鲜生地 12g　土鳖虫 6g　桃仁 9g。

四诊：胃纳转佳，大便日解两次；脉转软，舌红润。续予破瘀。

上方去赭石、生地、土鳖虫、玄明粉、大黄，加川楝子、延胡索、郁李仁肉各 9g。

五诊：因郁怒导致气胀，腹又膨大，内热，足肿，月事久停未行；脉滑，舌赤。病势难容乐观。

醋炒大黄 9g　丹参 9g　桃仁 15g　玄明粉 9g　大腹皮 9g　炙鳖甲 12g　青蒿 9g　川柏 6g　绵茵陈 15g　怀牛膝 9g

服上方后，未见效果，发热、鼻衄仍持续不已，胃纳呆钝，精神倦怠；拖延两旬后，于七月二十八日清晨，腹痛，泻下紫黑血块盈桶，同时头汗淋漓，呼吸急促，其间曾索食瓜，约至十二时许卒。

邢锡波

臌 胀 案 析

邢锡波（1905~1977），天津名医

臌胀（重症肝炎）

董某 女，33岁，家庭妇女。

产后1个月，因生气感觉上腹部不适，胸脘胀闷，食欲不振，身倦乏力，逐渐腹胀，小便减少，下肢浮肿，伴以低热，住院治疗。

检查：皮肤有轻度黄疸，腹部膨隆，有明显移动性浊音及水波感，下肢有指凹性水肿，右胸下部呈浊音，呼吸音消失。透视右胸下部有积液。肝功能：麝浊 20.6U，总蛋白 63g/L，白蛋白 16.5g/L，球蛋白 46.5g/L，胆红素 27.4μmol/L，凡登白直接、间接均呈阳性。舌红，苔白腻脉弦滑。证属肝郁气滞，脾虚湿阻。治宜疏肝健脾，消胀利水。

生黄芪 18g　茯苓 15g　青皮 15g　生山药 12g　大腹皮 12g　三棱 12g　泽泻 12g　白术 9g　二丑面 6g

晨服消水丸 9g，晚服汤剂。

二诊：服丸药后 25 分钟，腹部隐隐作痛，40 分钟开始腹泻，4 小时内腹泻 9 次，约 2500mL，小便亦逐渐增多，腹胀显著减轻，食欲稍振，体力增加。后隔 3 日服 1 次，早晚服用汤药、丸药，连服 3 剂，腹水全消。经透视胸腔积液大减，食欲大增，体力如常，遂予加味竣川汤。因胸中尚有少量积液，加葶苈子 9g。连服 2 周，腹水完全消失，无自觉症状，惟肝功能尚未正常。仍依前法，以恢复肝脏之功能，又服 10 余剂。肝功能：麝浊 8.5U，总蛋白 68g/L，白蛋白 29g/L，球蛋白 39g/L，胆红素 13.7/μmol/L。

生黄芪 24g　丹参 15g　泽泻 15g　茯苓 15g　生山药 6g　大腹皮 12g　三棱 9g　木香 9g　栀子 9g　二丑面 6g　人参 1.8g　麝香 0.15g　琥珀

后 3 味研面冲服，1.5g

连服 25 剂，肝功能已恢复正常。以此方配丸剂，巩固疗效，随访 3 年未复发。

本例产后气血虚弱，脾运不健，水湿潴留，热郁血瘀，肝失疏泄。证属虚中挟实，患者产后 1 个月，脉弦滑，尚任攻下，遂泄水攻邪治标，辅以健脾补气之剂。方以"消水丸"中甘遂泻水逐饮，汤剂中加泽泻和二丑面冲服，更加强逐水通便作用。生黄芪、白术、茯苓以补气健脾，使邪祛而不伤正，青皮、大腹皮疏肝行气、消积化滞、宽中除胀，大腹皮又助水湿排泄。三棱破血行气消积止痛。其后又加丹参、栀子活血祛瘀、泄热利湿。消水丸只服 3 次，以后服汤剂恢复肝功能。

臌胀（肝硬化腹水）

高某　男，35 岁，农民。

1 年来腹胀，下肢浮肿，近 2 个月腹胀加重，胃脘痛，泛酸，食欲不振，恶心呕吐。头面部及腰部亦肿，尿少，大便正常。

检查：体瘦，面色萎黄，巩膜轻度黄染，皮肤有蜘蛛痣。腹膨隆，腹壁静脉曲张，有腹水征，腹围 96cm，未触及肝脾。腰部及下肢可凹性水肿。肝功能：麝浊 20U，白蛋白 32g/L，球蛋白 36g/L，谷丙转氨酶 449U，胆红素 37.6μmol/L，血小板 42×10^9/L。脉弦虚无力，舌质暗红少苔。证属肝脾俱伤，气滞血瘀，水独壅结。治宜益气健脾、祛瘀逐土。

生黄芪 24g　白术 15g　黄连 3g　吴茱萸 1g　厚朴 12g　大腹皮 12g　薏苡仁 9g　枳实 9g　茯苓 9g　猪苓 9g　木通 6g

二诊：连服 6 剂，腹胀稍减，肝区痛，腹围 94cm。尿量每日 1000ml 左右。欲好转，胃脘痛及泛酸消失。嘱进高蛋白、高热量和低盐饮食。加强消积祛瘀逐水药力。

生黄芪 24g　生山药 15g　莪术 12g　茯苓 12g　薏苡仁 12g　白术 9g　三棱 9g　大腹皮 9g　青皮 9g　泽泻 9g　枳实 9g　丹参 9g　二丑面　续随子各 6g

三诊：连服 10 剂，尿量明显增多，每日约 2000mL 以上。腹围 85cm，下肢稍肿。因腹水量减，已可触及肝于肋下 1.5cm，质硬无结节。脾大 1cm，脉沉弦，舌质暗红，苔薄白。减逐水药，加疏肝理气、活血软坚之剂。

当归 15g　鳖甲 15g　大腹皮 15g　白芍 15g　柴胡 9g　郁金 9g　三棱 9g　莪术 9g　泽泻 9g　青皮 9g　木香 6g

四诊：连服 10 剂，肝区痛及腹胀明显减轻，肝功亦好转。麝浊 10U，谷丙转氨酶 150U，白蛋白 32g/L，球蛋白 33g/L，血小板 90×10^9/L。脉缓略细，舌淡红，苔薄白。加健脾补气、疏肝止痛之剂。

生黄芪 24g　太子参 15g　鳖甲 15g　龟甲 15g　白术 12g　白芍 12g　茯苓 12g　柴胡 9g　延胡索 9g　川楝子 9g　青皮 9g　枳壳 9g　甘草 4.5g

五诊：连服 10 剂，腹胀与下肢浮肿已退，腹围减至 72cm，食欲好，每日进主食 0.5kg。已下地活动参加饲养工作。因劳累下肢又肿，腹胀，倦怠畏寒，便溏。脉迟细少力，舌淡少苔。方加补肾健脾渗利之剂。

生黄芪 30g　生山药 15g　党参 12g　菟丝子 12g　白扁豆 12g　枳壳 12g　猪苓 12g　泽泻 8g　柴胡 9g　郁金 9g　白芍 9g　厚朴 9g　车前子 9g　肉桂 6g　干姜 6g　生甘草 4.5g

六诊：连服 15 剂，体力渐恢复，饮食精神正常。肝肋下可触及，质硬，脾肋下 1.5cm，肝功能除麝浊 9U，其他各项均恢复正常。病情稳定，按前方加减配服丸药，巩固疗效。5 年后又遇病人，精神好，体力已恢复，一直参加劳动。

肝为藏血之脏，性喜疏泄，病程较长则失其条达，气滞血瘀，肝气又横逆乘脾使肝脾不和，脾胃虚弱。病久气血凝滞，肝脾脉络瘀阻。水湿停滞而形成腹水，此时即"正虚邪实"（即本虚标实）。治疗应着眼于"本"，先治脾胃兼利尿消肿。方中生黄芪补气升阳，气升则水降并可利尿消肿，萸、连和胃降逆，清泻肝火以治其胃脘痛及泛酸。薏苡仁利尿消肿与白术、茯苓同用补气健脾、和胃渗湿。枳实、厚朴行气消胀。大腹皮宽中除胀兼利尿消肿。木通降火利尿，使湿热从小便排出。木通与茯苓、猪苓皆能利水，茯苓利水补脾，使脾旺气升而水降，木通利水清降湿热，以利膀胱之水。在治则上攻补兼施，使患者腹胀水肿减轻，尿量增加。因肝区痛，肝脾肿大，故二诊加三棱、莪术入肝脾血分，行气破血以消腹中积块，与青皮同用还可消积止痛。丹参活血祛瘀，与鳖甲、青皮同用治疗肝郁胁痛。二丑面达三焦，走气分，通泻之力较强，使水邪从二便排出。鳖甲与青皮、三棱、莪术同用，软坚散结治肝脾肿大。续随子为下水破血剂，可荡涤血瘀积水利大肠。患者利水后，正气仍虚。因之五诊处方加补肾益气健脾渗湿之剂。肉桂、干姜补脾肾之阳。黄芪、党参益气生津，菟丝子、白扁豆健脾止泻，以培本，兼用猪苓、泽泻渗湿，柴胡、郁金、枳壳、厚朴、白芍疏肝解郁，行气消胀，以巩固疗效。

杨某　男，42岁，工人。

2年前开始腹胀，经某医院检查确诊为肝硬化。曾用中西药治疗及服臌证丸、舟车丸，病情时好时犯，而腹水亦时增时减。近1个月腹胀，身倦无力，两胁膨胀，消化滞呆，阴囊肿胀但不痛。

检查：面部有蜘蛛痣，腹部膨隆，振荡有水波感。未触及肝脏，脾大肋下3横指。食管透视有静脉曲张。脉弦滑，舌质红，苔黄腻。肝功能化验：麝浊11.3U，总蛋白6.3g%，白蛋白2.3g%，球蛋白4.0g%，凡登白直接（－），间接（＋）。证属肝郁气滞，脾虚湿阻。治宜疏肝健脾、利水消胀。

生黄芪24g　丹参24g　泽泻24g　生山药18g　大腹皮15g　重楼15g　白术9g　三棱9g　郁金9g　乳香9g　木香9g　栀子9g　二丑面6g

消水丸方

制甘遂15g　木香6g　砂仁6g　黄芩4.5g

泛水为丸。晨服丸药9g，晚服汤剂。

消水丸隔5~6日1次，每次空腹服6g，连服3次。中间予以疏肝健脾，利尿消胀丸药。

二诊：连服3剂，每服消水丸1次，可排水便7~8次，约计排水2500mL左右。同时小便增多。服用消水丸3次后，腹胀大减，精神清健，体力增加，胃脘不胀，而两胁胀满消失。移动性浊音已不明显。惟肝功能尚不正常，后以加味复肝汤恢复肝功能。

生黄芪24g　丹参24g　大腹皮18g　泽泻15g　重楼15g　丹皮12g　生山药12g　山慈菇12g　青皮12g　栀子9g　三棱9g　白术9g　二丑面6g　吉林参2.1g　琥珀1.5g　血竭0.9g　麝香后4味研面冲服，0.18g

三诊：根据脉症的变化，前方略有加减，总以疏肝健脾为主，活血化瘀为辅，利水消胀以防止腹水再发。连服剂，症状完全消失，肝功能恢复正常。

　　臌胀因病因、病状不同，而有水臌、血臌等称。本症系水臌，在治疗上比较困难。根据急则治标的原则，应首先消胀利水。历代医家消胀利水的方法很多。有的主补，有的主攻，各有侧重，也各有不足之处。在攻水邪时，要照顾到患者的正气及胃纳，注意本虚标实的特点。先攻后补，或先补后攻，或攻补兼施。用药不宜过久，中病即止，以免戕伤胃气。

　　本病迁延日久，多脾胃虚弱，或伴有食管静脉曲张，应以健脾为主，不宜用峻烈逐水剂。视其兼证，配合利水，活血化瘀等药，以恢复肝脏功能。方中生黄芪、人参补气温阳。白术、生山药补脾益气。丹参、郁金、木香、乳香、三棱疏肝止痛、除痞化瘀。重楼散结消肿、清热解毒。栀子、泽泻利水渗湿泻热。大腹皮、二丑逐水肿。本方主要是攻补兼施，在补气健脾、活血化瘀、利水消肿三方面配合治疗下，使患者肝功能恢复，症状消失。

（《邢锡波医案集》）

吕承全

培本温脾肾，逐邪行水瘀

吕承全（1917~1997），河南中医药大学教授

肝硬化腹水的治疗，首先要辨别虚实。肝硬化腹水不论初期后期，多为正虚邪实，腹水系由脾肾阳虚，运化失司，水气困阻而成。治疗当以培本为上策，攻水法实为下策。因攻水每可奏一时之效，但腹水消而复起，不易根治。我用温补脾肾化气行水，疗效虽然较慢，但只要守方守法治之，血浆中之白蛋白可逐步升高，蛋白比例倒置也较易纠正，腹水消退后疗效较为巩固。我以健脾温肾、化气行水法为主，常用桂附理中汤化裁，药用附子、上肉桂、干姜温补脾肾、化气行水；党参、白术、山药等健脾和胃、运化水湿；茯苓、猪苓、车前子、炒二丑、泽泻、大腹皮之类利水消肿；陈皮、川朴、枳壳、砂仁等行气利水；白芍、制鳖甲、制龟甲、熟地、杞果等滋补肝肾、软坚化瘀；黄芪、当归益气养血。此法气阴双补，扶正祛邪，收效较佳。若兼有黄疸者，基本方伍以茵陈、大黄以利胆退黄；胁痛者，酌加白芍、郁金、延胡索、乌药、川芎等柔肝止痛或行气止痛；腹胀者，用川朴、陈皮、砂仁、炒麦芽、大腹皮等行气导滞；若利水而水不下者，加昆布、海藻散结通络；喘满不止，胸有积水，小便短少者，用葶苈子、大枣泻肺行水；兼有呕血、衄血者，配伍旱莲草、大小蓟、茜草根、白茅根、三七粉之类凉血止血；肝脏肿大者，重用炒山甲、

制鳖甲等软坚化瘀之品；若血小板尚属正常范围又无出血现象者，可适当选用丹参、赤芍、红花等活血化瘀药；若血小板减少并有出血现象者，不宜用这类破瘀药。

腹水较盛，小便短少者，迫不得已可选用攻水法。我攻水常用千金大腹水肿方合五苓散化裁，药用昆布、海藻、葶苈子、椒目、桂圆、炒二丑、白术、陈皮、茯苓、泽泻、茵陈、砂仁之类。但肝硬化腹水究属正虚邪实，攻伐之剂只可衰其大半而止，不可太过，以免伤其正气。待水肿势衰，仍当以培补脾肾法为主。致若肝硬化腹水出现肝昏迷，乃属肝病末期，脾肾阳气衰败，湿浊毒邪弥漫三焦，除用上法外，基本方中重用生白芍，酌加黄连，配合安宫牛黄丸清热泻浊、开窍安神、扶正祛邪，或能取效。

刘献琳

调补为主，慎用攻破

刘献琳（1928~　），山东中医药大学教授

肝硬化腹水，多为慢性肝炎所转归，除腹水征外，多以血清总蛋白值低及白蛋白、球蛋白比例倒置为特征，纠正方法，仍按上述原则，进退用药，扶正与利水并施，务使其肝功恢复正常，疗效才能巩固。否则，徒利其水，不扶其正，腹水很难消除，即或腹水得减，亦必不能巩固。多以当归、白芍、柴胡养血疏肝；黄芪、党参、白术、甘草健脾；茯苓、泽泻、猪苓、车前子、玉米须利水；佐陈皮以和胃。黄芪、党参仍宜重用。兼挟阴虚者，重用沙参、麦冬以清肺养阴。

腹水之兼阴伤者，润肺优于滋肾

肝硬化腹水之兼阴虚者，临床多见。一般医者，多以肾论治，或滋阴利水，多用六味地黄汤或猪苓汤加减。治疗中感到滋肾不如润肺，因肺为水之上源，肺之清肃功能恢复，则通调水道的功能自然增强，每重用沙参 30g，麦门冬 15g 以养肺阴，确能提高疗效。

张某　男，42 岁，农民，1984 年秋会诊。

腹如抱瓮，小便短少，肝区疼痛，疲倦乏力，脐突如拳，阴囊肿

大如茄，明亮如水晶，腿脚浮肿，足心已平，缺盆亦平。唇部色黑，脉象弦细，沉取稍滑，舌质红少苔。肝功化验，谷丙转氨酶正常，硫酸锌浊度 20U 以上，白蛋白 18g/L，球蛋白 32g/L，选用活血利水剂，病情不减，而愈来愈重。水肿病以唇黑、脐突、阴囊腐、足心平、缺盆平、脊背平为六绝。今六绝已占其四，证属难治，预后较差。但尚有两个有利条件，一为年龄正当壮盛；二为第一次腹水。据此尚冀一弋。诊为肝郁脾虚，阴虚水阻。遂以疏肝健脾、养阴逐水为法。用：

当归 15g　白芍 9g　柴胡 9g　白术 15g　茯苓　苓皮各 30g　泽泻 18g　猪苓 18g　玉米须 30g　黄芪 40g　党参 30g　北沙参 30g　麦冬 15g　陈皮 9g　甘草 3g

水煎第一汁开锅后再煎 40 分钟，第二汁开锅后再煎 30 分钟，每日 1 剂，连服 6 日，休息 1 日，嘱服 1 个月复查，腹水消去大半，肝功好转。又嘱其按原方继服 1 个月。患者来信云：腹水全消。肝功化验结果：1 年多来蛋白倒置第 1 次转为正常，惟硫酸锌浊度为 16U。遂去淡渗利水之品，仍按上述治慢肝法处理。月余后患者登门复诊，面色红润，饮食行动如常，肝功完全恢复正常，遂调理以善其后。

王文彦

三段调治气血水，贵在疏利重扶脾

王文彦（1911~2000），辽宁中医药大学教授

臌胀证多因情志不遂，湿热蕴结，劳倦饮食所伤，累及肝脾肾，出现三脏功能彼此失调，造成虚实兼夹错杂局面。导致这种病势，其根乃五脏六腑在疏利、运化、输布过程中，使精气、营血、津液未能各归其位，必有郁结、凝滞、水液逆犯之象。臌胀的形成是由气、血、液相互交织，逐步演变的结果。

气，五脏六腑皆赖气为用。为脏腑之气、经络之气，不和则为邪气伤人。情志不遂，一有怫郁，必现肝气上亢，气机不得通畅，打破肝柔和舒适的生理状态，导致情志异常，消化障碍，气血逆乱，疏利三焦太过，影响肺、脾、肾调节水液代谢正常进行，故臌胀发生首责肝气。

血藏于肝，又为脾统。血流量调节与肝之疏泄功能甚密。当肝失调达，使有节律流动于经脉气血受到制约，出现气滞血瘀；若肝气犯脾，则脾之转输不利。可见血滞与血畅受到肝脾制约。

"气生于水，即能化水，水化于气，亦能病气之说"。可见，气、血液（水）在臌胀证相继异常，实由五脏六腑功能彼此失调所致。

基于此点，王老对臌胀治疗，提出整体辨治，分段治疗。并据气、血、液偏重偏衰，脏腑功能强与弱，以疏利气机、调理脾胃为

主；活血养肝、行水消浊为辅，祛邪扶正贯穿始终。臌胀初起，证见：精神不宁，焦急易烦，胸腹胀满不舒，纳食不馨，厌油嗳气，倦怠无力，面黄无泽，舌质红苔薄白，其脉弦。此系情志怫郁，肝气横犯脾胃，致使肝脾同病。此段治疗以疏肝健脾消导为主，使肝气调达，理脾气以运化水谷精微，促进病势回转向愈。药用：

柴胡 15g　丹参 20g　郁金 15g　苍术 15g　厚朴 15g　陈皮 15g　木香 10g　半夏 15g　焦曲 15g　焦山楂 15g

上方之柴胡、郁金、木香以疏利气机，气顺是调达；丹参活血养肝，因肝气疏泄太过，肝阴不足，复肝藏血之能；苍术、厚朴、陈皮、半夏增强脾健之功；焦曲、焦山楂消食导滞不碍脾气。药物虽少，贵在气滞易解，血和则不凝，正气得复。阻止肝气上亢，血畅津液得以敷布。

病势继续发展，由气及血，有气血同病之象，为第二阶段。临床表现为胸腹胀满加重，右肋部痛剧，甚至拒按，不欲饮食，恶心欲呕，口干，消瘦乏力，手足心热伴掌际发红，精神焦躁，面色苍黄，舌红少津苔白而腻，两脉沉弦。此属情郁未解，肝气不舒，必有气滞血瘀，肝犯脾胃日重，疏利过盛，肝血亏损，致上焦、中焦不得畅达。王老认为此段为枢，把握病机，可使病势回转；若失去机遇，病邪乘势发展，难于驾驭，实为关键。此段以理顺气机，柔肝理脾通络治之。药用：

柴胡 15g　川楝子 15g　陈皮 15g　荔枝核 20g　姜黄 15g　檀香 15g　当归 15g　白芍 20g　丹参 20g　半夏 15g　丹皮 15g　秦艽 20g　焦山楂 15g

若胁痛剧重加延胡索 20g，以增理气止痛之功。方中除仍用柴胡以利其枢；当归、丹参、姜黄、檀香加大行血中气药力量，以达活血化瘀之功；另投养肝柔肝之川楝子、荔枝核、白芍，使肝脏复以柔和舒适状态，可暂缓病势发展；伍用秦艽，其剂量大于群药，有通经络，贯三焦之功，并疏散风湿之力。此段药疗与精神、饮食调养其功各半，忽视怡神之养等于功亏一篑。

若病势发展到危重第三阶段，除上述症状外，突出了腹胀如鼓，青筋暴露；并口渴不欲饮，尿少，便溏，甚者呕血、便血。其舌质暗红苔白腻，两脉沉细。此乃肝脾累及于肾，肾失主水与封藏之能，有气、水、血兼见之症。乃肝疏泄三焦太过，决渎开合不利，脾失转输，津液之浊（水）不上敷于肺，浊降之势更趋，致水湿停滞腹腔。肝失藏血，脾失统血，血溢脉外而现呕血、便血之象。肾气渐衰，肝脾功能失调为主宰，治疗以行血止血兼利水为主，疏利气机与理脾为辅。王老强调此时禁忌强攻峻下，有碍正气得复，多以理顺、平调、分消之法淡渗之品治之。依据年龄、体质、病势，可适当伍用葶苈子。药用：

蓼实 30g　苍术 15g　茅根 30g　大腹皮 20g　防己 15g　槟榔片 15g　陈皮 15g　泽兰 15g　蒲黄炭 20g　茯苓皮 20g　桑皮 15g

方中首药为蓼实，乃水中刚劲而拔生，性味甘辛，健脾燥湿之功甚，凡湿盛肿满应用蓼实有祛湿消瘀以达缩脾，一般投 15~30g；泽兰可活血散瘀、通经行水；茅根止血凉血、清热利尿；苍术、防己、槟榔、茯苓皮、桑皮、陈皮以燥湿化湿，分利肌腠腹腔水湿。上方服 2~3 日后，尿量增多，腹胀明显减轻。若腹胀胸闷不舒，加杏仁 15g，使肺气宣降，通调水道，水湿不上逆，上症可减。葶苈子攻水力宏，利甚伤阴，更碍决渎之官功能恢复，应用此方宜慎，不可过量。

王老对臌胀治疗始终注重气机调理，培补脾胃。他抓住"疏利太过"是导致本病发生关键。疏泄虽为肝脏本能，过张过弛均会导致功能失调，气机逆乱，不能保持升降出入的气化运动，清阳何能出上窍，浊阴何能出下窍，故在第一、二阶段中，始终坚持应用柴胡、郁金、木香、厚朴之行气调气解郁之品，以使气机得复，诸脏安宁。

重视后天以养先天，扶正才能祛邪，这是王老融会诸家精粹自成一体学术之见。"臌胀病根在脾"（《沈氏尊生》）；"补肾不如补脾"（《证治准绳》）；"脾升肝也升，故水木不郁"（《四圣心源》），说明调理肝脾在治疗臌胀中的重要意义。从三方药物组成可见重在健脾、祛湿、化湿之法。方中苍术、半夏、厚朴、陈皮、秦艽、蓼实，虽药物平和，但伍用巧妙，屡立健脾、理脾、醒脾之功。

王老还强调健脾要鼓动升清。他临证擅用辛甘芳香走窜之品，如苍术、木香、檀香等，以达升清降浊，恢复脾气。凡肝脾肿大，久治无效，他擅用荔枝核、川楝子以养血柔肝，蓼实以理气消癥，每起沉疴。并告诫我们，必须在应用活血药基础上伍用三药，意在使肝血充足，缓解瘀滞，肝得血濡，方有软肝缩脾之功。

韩哲仙

逐水七法须有度，理气为伍总相宜

韩哲仙（1910~？），上海中医门诊部主任医师

韩氏治臌，初用祖传"臌胀丸"（含黑白丑、糖五灵、粉香附、川芎、苍术、黄柏、牛膝等）虽有活血理气、利水消胀之功，但逐水作用不强，对一部分体质尚实，腹水严重的患者，其效常不满意，遂常用峻下逐水剂。建国初期，常用十枣丸、控涎丹之类。控涎丹用量为24g，常收显著效果。

韩氏根据患者体质，证情之不同，分别用缓、轻、重剂排水。

逐水重剂，以自制腹水丸（含制甘遂1份，黑白丑、大黄、槟榔、牙皂、莱菔子、陈皮各3份等）为主，一般用于腹水初发，形体尚实，中医辨证为气滞、血瘀、热毒、痰浊、水蓄壅结之重证，腹水量大者。

逐水轻剂，以自制新方禹功散（黑白丑：小茴香为8：1，或郁李仁等药为主，一般用于中、少量腹水，或证情已虚实并重互见者。

利水缓剂，以车前子或腹水草等汤剂利水，一般用于体质偏虚者。

韩氏认为，中医治臌，首要辨证。明确臌胀本虚标实的病理实质，则应抓住辨证中有偏实、偏虚与虚实并重之不同病机。偏实者，以气滞、血瘀、湿热、疫毒等为主要见证，可以先行急攻；偏虚者，以脾虚、阴虚、阳虚、本元气血诸不足为主，只能培补缓调。虚实并重，则需攻补兼施。就臌胀本质言，腹水渗出，究属"标"；诸虚不

足，终是"本"，故又自制"保肝能"注射液（含太子参、黄芪、白术、丹参、五味子等）益气调元，柔肝养阴，改变给药途径，以利吸收，不仅有利于臌胀消除，也有利于机体恢复，巩固疗效。

一、中满分消法

适用于胸闷，脘胀，胁痛，腹膨如鼓，二便不通。舌苔腻，脉弦滑者。常用川朴、大腹皮、槟榔、青皮、陈皮、枳实、郁李仁、陈葫芦、车前子等。逐水用腹水丸（一般用于中、重度腹水）或禹功散（一般用于中、少量腹水，体虚者亦可控制使用）。

臌胀，多因气滞湿阻所致。臌胀早期，形气尚实，分消逐水，乃治臌基本法则，疗效较为明显。

二、化癥利水法

适用于腹大坚满，青筋显露，胁下癥块，触之有形或刺痛，面色暗黑，二便不畅，渴不饮水。舌紫，脉涩者。常用丹参、炙鳖甲、制川军、桃仁、土鳖虫、马鞭草等。逐水加腹水丸或禹功散。

《金匮》曰："血不利则为水。"血臌之证多由肝用络脉不通而致水气停蓄，运用化瘀软坚，理气行水，是为正治。

三、清热消胀法

适用于腹大撑急，心烦口苦，小便黄赤，大便干结或溏垢，遍身面目发黄。舌质红、苔黄腻，脉弦滑数者。常用茵陈、黑山栀、生川军、川朴、枳实、大腹皮、槟榔、半边莲、车前子、车前草等。逐水加腹水丸或禹功散。

胀满之病，终属邪实，古人慎用补法。由黄疸而致臌胀者，湿热使然，土壅木郁，气滞血瘀，故必以清热利湿、化瘀消胀为主。

四、健脾泄肝法

适用于胸闷嗳气，两胁作痛，腹满膜胀，纳谷不馨，肢软无力，大便溏泄，小便不畅。舌苔薄白，脉细弦者。常用党参、白术、软柴胡、白芍、砂仁、煨木香、青皮、陈皮、茯苓、陈葫芦等。腹水量多酌加禹功散。

木乘土位，脾虚而致气滞湿泛肿满者，如属初发，则健脾泄肝，调治适宜，可望祛病延年。

五、滋阴行水法

适用于形体消瘦，口唇干燥，五心烦热，龈血鼻衄，胁块腹胀，便秘，尿少。舌质红、苔光剥，脉细弦数者。常用北沙参、麦冬、川石斛、生地、白芍、丹皮、川楝子、泽泻、丹参、马鞭草等。腹水量多酌加禹功散。

肝肾阴虚，津液枯涸，血燥气滞，变生癥结、臌胀诸证，只宜柔养清泄，不耐峻攻克伐，以一贯煎、六味丸、鳖甲煎丸等佐活血利水，缓缓调治，可图渐效。

六、温阳化水法

适用于面色晦暗，畏寒肢冷，肢面浮肿，大腹水肿，泄泻过多，小便涩少。舌质胖大、苔白滑，脉沉细者。常用茯苓、白术、白芍、生姜、附子、陈葫芦等。腹水量多酌加禹功散。

《世医得效方》曰："若脐心突起，利后复腹急，久病羸乏……名曰脾肾俱败。"脾肾阳虚腹水，一般见于肝郁脾虚之后，泄泻经久，由脾及肾，进而火不生土，互为因果，阳气衰惫，水湿内停，谓之"阴水"。劳倦与食盐则重伤脾肾，病多反复，当谆谆告诫摄生为宜。

七、益气调元法

适用于面色萎黄暗黑，精神疲惫，两胁隐痛，纳谷不馨，白球蛋白比例倒置，血小板减少，白细胞下降，微量腹水长期不退，或腹水排除后元气未复者。常用党参、炙黄芪、生白术、五味子、丹参、紫河车制剂等。

韩氏诊病，立方遣药，善于抓住主要矛盾，审其病之癥结，或大胆攻下，或帮助机体正气以攻克病势，对形体壮实的腹水病者，峻下逐水；当腹水排除后注重扶正治本以巩固疗效，因此时邪去而正虚，若不顾及元气，势必病致反复，常用补中益气、归脾、一贯煎等方出入以扶正固体。

处方时常顾及胃，主张胃气通和，不使滞塞，则所用其他方药也更能发挥作用。常用新会皮、炙内金、熟苡仁，更重用谷麦芽。韩氏尚强调饮食调养，忌海腥、辛辣，嘱病家常食藕粉以助胃气。

韩氏治疗肝硬化腹水，峻下药用自如，进止有度，随腹水减少或消退，患者精神亦改善，食欲随增，为元气的恢复创造了有利条件。峻下剂之应用，疗程不宜过长，腹水消退六七成即止。初期实证，形体壮实，腹水大量者用腹水丸。日吞服 9~15g，分早晚两次；中期偏虚而腹水大量者用禹功散，日吞服 9g，分早晚两次。若运用逐水药，韩氏主张，应适当配伍其他药，以取得疗效。

1.腹水量不甚而壮实者用生川军、商陆、制甘遂等；偏虚者用郁李仁，一般量每剂 24g，或番泻叶代茶。

2.治疗各型均配用理气之品。理气药能健脾畅中、化湿行水，且可加强逐水、破瘀、行血之功效。常用的理气药有：制金柑、佛手、川楝子、香附、柴胡、枳壳、陈皮等。

3.用逐水剂时参入适量利尿药，起协同作用助其利水，以消除腹水。常用的利水药有：车前子、冬葵子、猪苓、泽泻、大腹皮、腹水草、冬瓜皮、陈葫芦、虫笋、玉米须、将军干和半边莲等。

4.在腹水有所消退后，随即应用扶正药，扶助正气，作为固本治疗以巩固疗效。常用的补气养血、滋阴温阳药有：生晒参、潞党参、白术、黄芪、当归、白芍、生熟地、黄精、首乌、石斛、麦冬、杞子、北沙参、白茅根，以及附子、桂枝、补骨脂等。

保肝能针剂是根据"肝为刚脏""体阴用阳"的生理特点，结合东垣学说制定的。以李氏的保元汤去肉桂之刚，加入五味子、丹参等。

五味子，东垣《用药法象》谓其大补元气,《古今医案按》又称李氏用其治"久黄"。

丹参一味，功同四物，能通理肝脉之瘀阻而生血气。

胎盘,《本草拾遗》谓"主血气羸瘦……面皮黑，腹内诸病渐瘦者"。

以上药物的选择，均有利于臌胀患者元气的恢复。大量临床实践证明，针剂配合汤剂治疗，有利于腹水消净与减少复发机会，改善肝功能，并巩固疗效。

韩氏指出，应用峻下逐水，须严守三条原则：

1.不可见水即攻。对于病势危重，阳气将脱，阴津欲竭，呕血、便血，以及高热、神昏、动风者，严禁攻下。

2.衰其大半而止。峻下逐水，要中病即止，腹水消除大半之后，应用扶正佐以渗利消水，以免过耗正气，尽弃前功。

3.不可一泻了事。腹水减除后，必须积极调理。一为扶正，必须养阴柔肝、益气调元；一为摄生，必须严格忌盐，避免外感风寒、内伤饮食，以及身心过劳。

（莫锦明　整理）

沙一鸥

攻补兼施明法度，循规辨证拟效方

沙一鸥（1916~2013），江苏省镇江市丹徒区血防站
主任医师，江苏名医

虚实攻补，虽各有其独立性和相对矛盾，但治疗臌胀病矛盾完全可以对立统一。况复形羸食减，气少懒言，其正之虚，已不待言；而另一面则脘腹胀大如鼓，水气结聚不消，溲便俱少，腹水不退，则饮食难进，甚至喘肿继起，其为实证又极明显。因此必须标本兼顾，攻补并重，在攻水后，乘其腹水松动，停用攻下之间隙，一方面辨证论治，纠其偏颇，一方面相机用补，扶其正气。此时除酌用参苓白术、归芍六君、健脾资生等外，余曾自制培正固本丸，作扶元之用；同时辅以饮食疗养。攻下与补法并用，对体质较好，病程未长，亦无过多夹杂症情之患者，确能消除腹水，再经调理而愈。为了简化剂型，余改用单味逐水胶囊，轻泻牵牛散，以消除腹水；同时培扶正气，辨证纠偏，取得同样效果。值得提出的是，用逐水剂宜丸不宜汤，取其质，量少而效宏；调补之剂宜汤不宜丸，取其味，吸收易而收效速。逐水治标，培正治本。

以晚期血吸虫病之臌证而论，其发展过程，大致可分为三期，初期在肝，中期有脾，末期在肾，并可波及于肺。

臌证初期宜疏肝解郁，和营活络，以调畅气机，宣通瘀阻，药

如逍遥、越鞠，柴胡疏肝之类；如肝阴不足，症见龈血鼻衄，口干内热，佐以柔肝缓肝。

早年曾协定处以加减逍遥散方，对41例早期肝硬化肝郁气滞型患者进行临床观察，并自制养肝丸，为偏于肝阴不足者设，颇获良效。

如此时失治，或病情进一步恶化，则肝病传脾，而进入中期，木贼土衰，堤防不固，渐至水邪泛滥而腹水形成。食欲衰减，纳谷运迟，大便溏薄，小溲短少，此时当务之急为固护中州，温阳化湿，以崇土制水，匡扶正气为主，必要时相机行水。早年曾用平满丹对11例患者进行临床观察，有9例获得改善，仅服用逐水剂一次，腹水即完全消失。

上述为肝病传脾之一般规律。此外，临床亦多有肝脾见症同时并见者，如湿热蕴结型，即为肝脾同病之例，既有肝阴不足如烦热口干，黄疸溺赤，龈血等症；又有腹胀裹水，大便溏垢，舌苔浊腻等脾经证候，湿与热合，郁蒸于气营之间，治疗关键在于分清湿多热多，在营在气，治法虽灵活多变，要亦不外乎疏肝运脾，清热解毒，行瘀泄浊，导湿下行，用药如茵陈蒿汤、麻黄连翘赤小豆汤、黄连解毒汤、五皮、五苓之属。又如血瘀癥积型，亦属肝脾同病，治以益气养营为主，化瘀消积为辅。以上皆属于臌证中期之候。

末期，脾病传肾，势所必然。症见腹大如瓮，形肉日削；如为脾肾阳虚，则胃呆纳减，食入运迟，便溏跗肿，肢体畏寒，甚至完谷不化，舌淡，脉沉细；如阳伤及阴，肾阴虚耗，则症见肌肤甲错，面目暗黑，唇干口燥，龈血鼻衄，身有瘀斑，舌绛无苔，此不但肾阳虚衰无以化气行水，而且肾阴亦亏耗无以濡养百骸，阴阳两伤，精气渐竭，真元告溃。如单纯肾阳衰，用大剂温阳如真武、肾气辈温阳化气，相机行水，或尚有挽回之望；如肾阳肾阴两伤，则脏真已损，化源告竭，攻既不胜，补亦难投，最为棘手。末期证候中有水邪凌肺者，喘逆不能平卧，须温肾纳气与肃肺蠲饮并用；如兼有下肢浮肿者，以益气行水为主。惟臌证日久，侵及肺肾，皆为末期证候，图治较难。

对久治不愈，已进入顽固阶段，或体气极虚，攻既不能胜任，补又缓不济急，可调整机体功能以治本，用西药利尿行水以治标，在具体应用上，如为高度腹水，采用西药双氢克尿噻、氨苯蝶啶、安体舒通三联疗法，另以中药辨证施治，可收标本兼顾，消水不伤正之效。又如末期病人，腹大如鼓，饮食少进，进补难以运行者，如为其输注血浆，则既扶正气，又可利尿，能为中药进补创造条件。

自制方与协定方简介

1. **培正固本丸**：鲜胎盘 1 个，漂净，与怀山药 300g 同煮烂，加适量茯苓粉糊丸，每服 3~4g，日 3 次。方取血肉有情之品，大补元气，辅以山药、茯苓，扶土护堤，补而不腻，作为攻下后长期服用之品。

2. **单味逐水胶囊**：鲜京大戟，用其根茎，去皮，晒干，研极细末，贮胶囊，每服 2~4g，晨空腹红枣汤送下，二小时后即可得畅泻。此药适宜于高、中度腹水。

3. **轻泻牵牛散**：黑白丑炒研极细，每服 10g，晨空腹糖水调服。此药副作用较少，可无呕吐腹痛等反应，每服后可得 2~4 次轻泻。用于轻度腹水。

4. **加减逍遥散**

柴胡 5g　当归 7g　白芍 7g　白术 7g　云苓 10g　甘草 4g　党参 10g　黄芪 10g　枳壳 5g　广皮 5g　佛手 4g　谷麦芽各 10g

以上为制成冲剂之一日量，上下午分服，两个月为一疗程。此药对早期肝硬化，食欲不振，脘胁胀痛等有明显改善作用。

5. **养肝丸**：当归、白芍、丹参、紫河车、党参、黄芪、白术、茯苓、扁豆、首乌、熟地、山萸、枸杞（各）100g，以合欢皮 200g，红枣 500g，煎汤泛丸。每服 7~10g，日 3 次。对偏于肝阴不足者，有良效。该方于柔肝缓肝之中，寓巩固堤防，肝病实脾之义。

6. **平满丹（验方加减）：**赤白茯苓（各）300g，猪苓 240g，大茴香 300g，苍术 240g，冬术 240g，西砂米 120g，大蒜头 500g。上药除蒜头外，共研细末，后将蒜头煮烂如泥，与上药拌和为丸。每服 5~7g，日 3 次。对食欲不振，腹胀胸闷，大便溏薄等有显著改善作用。

臌胀腹水，有非攻不克者，亦有不需用攻者。如初起木乘土位，气郁湿聚，腹水量小，此时只需崇土抑木，调畅气机，健运中州，疏其瘀滞，使中阳展布，浊阴下趋，腹水可自然消退。另一种是中高度腹水已去七八，剩余之二三，即使频频用攻或利尿，始终不能退尽，此种证亦不可攻，必需扶正纠偏，辨证施治，以俟其正气来复，化机日振，腹水自然消退。否则欲速不达，徒伤正气。

攻后用补，与正常人用补不同，用药宜于温煦润养，力避滋腻蛮补；且药补不如食补，但也只宜清补平补，远甜腻，忌肥浓，使胃气冲和，脾气健旺，则营养自可敷布。

治肝有疏肝养肝之别。肝气当疏，肝血当养，其有肝阴不足者，又当佐以柔养。治脾胃亦当舍燥烈而取温运，且臌证每有龈血等兼症，盖真阳不足，真阴也不充也。

已往用商陆入煎，利水作用颇著，但该药有赤白二种，白者可用，赤者不可用。

对有消化道出血史及有出血倾向者，攻下法宜慎用或不用。

张志秋

先行攻邪切勿过，调气化滞辨虚实

张志秋（1909~？），上海中医药大学龙华医院主任医师

论久暂，分阶段，果断攻邪

一般医者对本病多从阴证、虚证论治，以温补为主。张老认为应该论久暂，分阶段，果断攻邪。以"急则治标，缓则治本"为治疗原则。治标，就是祛水，尤其腹水初起时，实证居多，更当攻之。诚如张子和云："先论攻邪，邪去则元气自复也。"盖邪（水）聚则阻滞气机，生化不行，进补则气血愈壅，于病无益，不若攻水，邪散则气血流通而自得其养。本病属本虚标实，攻之宜准不宜狠，如甘遂、大戟、芫花等峻逐之剂多不用，否则徒损真气，病亦不去，而犯虚虚之戒。多取黑白丑少量研末分吞，亦不可久投。"制肝实脾"乃千古之定法，一般攻逐之剂两三投之后，当合健脾扶正之品，意缓图，不失治本，否则图快一时，前功尽弃。

调气血，化湿滞，大胆清利

血与水异名同类，血可化水，水可化血。张老认为该病属气滞血

瘀水停，治血莫先于治水，行水莫忘乎理气，理气药多香燥，易劫伤肝阴，多避而不用。常用枳壳、佛手、香橼等疏肝利气，开水气之凝结。若对本病只顾调血气，化湿滞，而忽视湿热的一面，则治疗难以奏效。因为腹水内聚，郁结日久，往往化生湿热，"气有余便是火"，故《内经》云："诸腹胀大，皆属于热"。所以清利湿热，实为治疗关键，否则湿热不去，气滞瘀阻更甚，湿热伤阴，更致肝失濡养，不得疏泄，中遏脾土，水湿不运，造成恶性循环。但清利湿热当以淡渗为主，如薏苡仁、茯苓、赤猪苓、碧玉散等，若舌苔白腻方用苦辛燥湿药。

审证候，辨虚实，灵活施治

本病论表现为气滞血瘀，水湿郁积化热，主要责之于肝、脾、肾三脏受病，临床所见阳虚者较少，阴虚者十居其七，今时之人，生活安逸，多于谋虑思考，体阴恒多不足。如见舌红、苔薄净或少苔，口中干腻或干苦，便露阴虚端倪。故取四逆散合己椒苈黄丸为主方，腹胀尿少，佐以腹水草、鸡内金、白茅根、白术、木香、赤茯苓、猪苓等。结合症状表现，按照不同阶段，灵活运用上方，多能获得预期疗效。因肝主疏泄，以散为补，其为刚脏，体阴而用阳。肝阴虚则疏泄失调，白芍为敛肝阴清虚热之佳品，且能利水，故重用之，并得甘草酸甘化阴，缓急止痛，肝区疼痛最宜，符合"肝苦急，急食甘以缓之"之旨，四逆散方药虽简，只要变更其方药用量，如白芍用至30~60g堪为调气活血，疏肝缓急之妙方。合己椒苈黄丸大有利水而不伤阴之妙，方中大黄能清肝胆湿热而活血逐瘀，推陈致新，且能开胃，实证则用，特别是腹见青筋暴露，尤当用之。虚证则不用，而代之以黄芪、黄精之类。该方一般不用椒目，阴虚明显时方用。变通之妙，存乎一心。

吴某 男，37 岁，工人。1981 年 1 月 14 日初诊。

患者肝硬化腹水，延有 2 年，病势日趋严重，来沪求治。刻诊：形体瘦削，饮食日 3 两许，中脘膜胀，腹大如鼓，胸闷烦热，口干不敢多饮，小便短赤，大便质烂量少，日行 3~5 次，舌苔黄而燥，脉弦数。辨为气阴不足，肝失疏泄，治先益气利水、养阴柔肝。处方：

杭白芍 30g　腹水草 30g　葶苈子 30g　黄芪 30g　车前草 30g　生苡仁 30g　防己 12g　椒目 6g　赤茯苓 9g　猪苓 9g　怀山药 18g　鸡内金 10g

5 剂。

二诊：小便略爽，脘腹胀势渐缓，纳谷亦增，大便日行 1 次，口干亦减，苔脉如前。原方加木香 9g。7 剂。症状不断改善，原方加党参 15~30g，重用白芍 60~90g，计服 47 剂痊愈出院，半年后患者来告身体健康，已正常工作。

己椒苈黄丸系治水饮化热，下走肠间之剂。本案取其加减施治，以冀邪去则元气自复。因病经 2 年，气阴已伤，故去大黄之峻泻，易之与黄芪益气利水，气化则湿化；白芍养阴柔肝，该药重用，利水功大，寓有利水而不伤阴之妙；薏苡仁、怀山药、鸡内金健脾助运利水，不失肝病实脾之旨；腹水草、猪苓、茯苓大队利水之品，充分体现了张老果断攻邪的胆识。患者虽然形体瘦削，腹大如鼓，但正处青壮之年，生机犹旺，堪任攻伐，更兼顾其气阴，攻而不烈，祛邪而不伤正，病机条分缕析，用药丝丝入扣，故获效满意。

陈某 男，49 岁，干部。1981 年 2 月 11 日初诊。

既往有肝炎史，1970 年起发现肝硬化腹水，曾在北京、上海等地医治，效果不显而来诊。外院检查肝功能、蛋白电泳均异常，腹部膨隆，腹围 87cm 以上，二便不爽，足胫浮肿，舌苔薄滑，脉细弦。辨为气阴不足，气滞湿阻。治拟疏肝柔肝、利水消胀。处方：

柴胡 6g　白芍 30g　腹水草 30g　焦山楂 30g　木香 12g　枳壳 12g　鸡内金 12g　黄芩 12g　半枝莲 15g　甘草 9g

2月17日二诊至5月5日共11诊，服中药77剂，先后去半枝莲，加防己、黄芪、葶苈子、白术、茵陈、车前子等，随症化裁，治疗近3月，腹水退净，腹围小至67cm，诸恙悉平，饮食如常，复查肝功能、蛋白电泳等无异常。随访2年未复发。

本病良由情志抑郁而起，肝郁克脾，清阳不升，浊阴不降，清浊相混，壅塞而成。故张老取四逆散疏肝解郁，白芍、甘草、鸡内金、焦山楂健脾助运，腹水草、半枝莲、白茅根利水，木香行气畅中。又"气有余便是火"，故加黄芩以清之。曲运神机则营阴暗耗，故用白芍、白茅根滋补营阴，利水而不伤阴。辨证论治准确，故多年顽疾，终获良效。

郑荪谋

升清降浊，柔肝软坚

郑荪谋（1913~2001），福州市中医院主任医师

郑氏认为：本病之所以会产生气滞，血瘀，水蓄的病理变化，一责之于脏腑不和，气机阻滞，瘀血内生；二责之于水谷精微不得转输，而生湿浊，聚水为患。《易·系辞》曰："万物出乎震。"震，东方也，一阳初升，生发之气始萌，在人身应之于肝，肝左旋，乃相生之义。若七情抑郁，肝失条达，生生之气违和，可导致气机阻滞，瘀血内生。《易·系辞》又曰："坤也者地也，万物皆致养焉。"土生万物，万物归土，寄旺于四季，具坤静之德，而有乾健之运，在人身应之于脾，主运化，与胃为表里，共司升清降浊之职，以传化出入滋荣一身。若酒食不节，损伤脾胃，健运失职，则清不升，而浊不降，清浊相溷，湿浊内生，瘀血与湿浊相互搏结，病延日久，可形成恶性循环，致开合不利，进而累及膀胱与肾。肝藏血，湿伤脾。故而，本病虽关乎肝、脾、肾，然重在肝、脾二脏耳。

或问：本病既属本虚标实之证，抑先攻后补，或先补后攻软？兹根据多年实践体会：本病之虚可谓正气虚极，本病之实，则非外来之邪气，实乃精微物质不能转化变生病理产物，由虚致实耳，一味攻伐则正气愈虚，一味补虚则已成瘀滞难以消除，故当以补虚为主，攻邪为辅，逐步而来。

欲治是病，需先采用升清降浊、健脾益气之法，以化否为泰，俾精微得以转输而杜绝腹水之根。再配合养血柔肝，软坚散结法以消癥积，收效颇佳，具体而言：

1. 针对蓄水，立升清降浊，健脾助运之法：本病患者之所苦莫过于腹胀如鼓，既然臌胀之作，源于精微不得转输，清浊相混，则分清泌浊，当为治疗之首务。取升麻入阳明，其性主升，可助脾气升清，再佐以泽泻补脾利前阴以降浊。然一升一降必赖于脾胃健运动能为枢，故以党参、白术、茯苓以振脾阳，使精微得以转输，达到水消胀减的目的。但本病既久难求速效，切勿操之过急，水到自然渠成，此即"治水者，若行其无事也。"

2. 针对气滞血瘀，立柔肝软坚法：本病常见面色黧黑，唇日益，腹部青筋毕露，肌肤甲错，蜘蛛痣，瘀斑，肝掌，挖鼻则鼻衄，刷牙则齿衄，甚则吐血、便血等一系列瘀血症状。病虽始于肝郁气滞，然"肝体阴而用阳"，忌刚宜柔，肝体受损，阴血已亏，只宜柔肝养血、软坚散结，切忌疏肝攻伐之品。取当归、白芍、生熟地养血柔肝，柔而不滞，取鳖甲之咸寒软坚，牡蛎、山甲、土鳖虫皆为鳖甲之助，以缓和肝脏急迫之苦。

升清降浊法与柔肝软坚法，在使用过程中，并非绝然分开，二者当相辅相成。因为本病肝脾俱虚，只是在不同阶段所表现的症状有所侧重而已。一般而言，腹水胀甚，当以升清降浊、健脾助运为主，柔肝软坚为辅；腹水消后，还当辨别其舌苔，苔浊者提示脾气未升，输运未健，仍宜升清降浊，健脾益气，不宜骤转柔肝，苔净者，提示湿浊已化，肝体失用，可以柔肝软坚为主，佐以健脾升清。

本病在治疗过程中，要注意以下几点：

1. 切不可见腹水不消而妄行攻下、峻下。《千金方》曰："去水即去其气血也。"喻嘉言亦曰："治臌胀以治水诸法施之，百无一愈者。"

因此，峻下其水，不但伐其生生之气，且消其阴血耳。郑氏忆及年轻时治是病，曾有教训：见患者苦于腹水，为急除其苦，率尔采取渗湿利水方法，结果愈利愈不利。有的用峻下逐水法，初觉水样便泻后腹较松，腹围亦有缩小，翌日复胀，又攻之泻下水样便，即不如初次量多，再攻之，似药石无灵，仅泻下少许，状如泡沫。亦有人用放水法治疗，殊不知放水后不到两天腹水更涨，腹围更大，而且所放出腹水腥如蛋清。考《千金方》记载：

"而今有专门治肿胀者，用铜管子从脐下刺入，出水始射，顷刻盈罐，腹胀即消，以此水露一夜，明晨视之，浮面者是清水，中央者是淡血，沉底者是脂膏。盖病者清浊不分，气血皆变为水，决而出之，去水即去其气血也，虽一时暂快，或半月或一月肿胀仍作，再针之亦死，不针之亦死矣。"

2. 精神舒畅与否，对本病的治疗影响殊大，要给病人精神上以安慰和鼓励，从而树立战胜疾病的信心。

3. 本病还可以配合食疗，取甲鱼炖食，既可滋阴，又可柔肝软坚；取鲫鱼加葱管炖食，既可健脾，又可消肿。多吃酸性水果，因酸可入肝而柔肝；此外，饮食上宜少吃盐，多吃含蛋白质较高的食品。

4. 若腹水呈血性，此属坏症，多为难治。

陈某 女，60岁。1973年11月7日初诊。

患者有"迁延性肝炎史"。近5个月来，心悸、疲乏无力，食欲不振等症状加剧，并出现脘胀胁痛，腹部逐日膨隆，齿龈出血，经检查肝肋下3cm，脾肋下6cm，腹部有移动性浊音。谷丙转氨酶30U，麝絮（++），锌浊15U，麝浊11U。B超见较密微波伴有低小波，腹水未找到癌细胞，某医院给予保肝、止血、利尿等对症处理，并配合中药治疗。口服安体舒通，肌注水解蛋白等药，腹围曾一度缩小，但停药复发，再服上药无效，因病情未能控制，腹部逐日膨隆，始来本院门诊求治。症见：面色晦暗，精神萎靡，骨瘦如柴，腹胀气促，腹大如鼓（腹围 87cm），青筋露绽，纳呆乏味，胁痛便溏，溲赤，舌暗紫，苔根浊，脉细缓。证属脾虚气滞，湿浊内阻，肝失条达，血瘀络脉，治宜疏肝健脾、升清降浊、益气通瘀。

川升麻 2.5g　光泽泻 9g　漂白术 6g　穿山甲 先煎, 9g　醋鳖甲 先煎, 18g　潞党参 15g　赤芍药 9g　当归 6g　醋青皮 5g　云苓 9g　软毛柴 5g　咸海藻 9g

加减：食不消化加山楂炭 9g，川朴 5g；胁痛加川楝子 9g，延胡索 5g。

患者服方 20 余剂，诸症锐减，于 1974 年 1 月 19 日复查腹部，叩诊移动性浊音消失，腹围缩小至 76cm。食欲倍增，腹胀减轻，精神转佳，体重增加，小便清利，已能下地活动，只觉偶有胁部隐痛，苔质转红，脉缓，拟养肝健脾善其后。

当归 9g　漂白术 6g　软毛柴 5g　云苓 9g　苏薄荷 3g　北沙参 9g　寸麦冬 9g　生地黄 18g　甘枸杞 9g　莲子 6g

嘱经常服用。随访已 14 年，未再复发。

临床观察本法施于女性疗效较好，用于男性疗效不甚满意，可能是男子少阴用事，女子厥阴用事，因禀性不同而有所差异耳，志之以俟贤达教正。

（江映红　整理）

徐恕甫

疏木扶土，宽中化滞，活络软坚

徐恕甫（1884~1964），字道忠，安徽名医

积　　聚

脱疽术后，肝气不和，发为少腹痃癖。

吴右　38岁。

始由足生脱疽，经西医手术致伤正气，身体逐渐痿弱。近因劳累，肝气不和，有块结于少腹旁，坚硬如石。考方书证名痃癖，治宜疏肝扶土，缓缓图之。

於术二钱　法夏一钱五分　川楝子二钱　肉桂八分　潞党一钱五分　广皮一钱五分　小茴香一钱三分　泽泻一钱五分　白云苓二钱　广木香一钱　吴萸一钱　粉草一钱　甜酒冲，半杯　荔核打碎，五粒

二诊：痃癖稍消，惟近日感受寒邪；中焦有积滞，胸满，不思饮食。宜宽中化滞兼疏肝气。

半夏一钱五分　枳壳一钱二分　神曲一钱五分　川楝一钱二分　陈皮一钱六分　川朴一钱二分　砂仁一钱二分　木通一钱　云苓三钱　山楂一钱五分　赤芍一钱　甘草一钱　麦芽一钱　生姜三片

三诊：少腹痃癖已消去大半，惟晚间腿骨疼痛，左腿虚肿不能转

侧，诊其脉虚濡无力。议拟十全大补加味。服方颇效，仍照前法续治之。处方：

熟地一钱五分　杭芍二钱　於术二钱　川芎一钱五分　潞党一钱五分
黄芪三钱　川牛膝一钱　当归一钱五分　云苓二钱　肉桂一钱　甘草一钱
生姜三片　红枣三个

疟癖，为《外台秘要》所载古病名之一种，乃脐腹部或胁肋部患有癖块的泛称。本案因正气受损，劳力过度，肝气不和所为，证与积聚类同。初诊集导气汤、蒸香散、疝气内消丸、六君子汤等为一方，以行气、消积、散寒、补虚，共奏扶正祛邪之功。但病家总以西医手术耗损正气为根，故见脉虚无力，遂用十全大补以温补气血为主，加牛膝补肝肾、强筋骨，针对晚间腿骨疼痛，下肢虚肿而设，用药甚精。张景岳谓："凡积聚未久，而六气未损者，速攻可也；若积聚渐久，元气日虚，当从缓治，只宜专培脾胃，以固基本。"本案治疗正体现于此。

化痞膏外贴，枳术汤半补半消，内外夹攻

杨左　59 岁。

自述胃病多年，食少而胀，消化不良，近则心下胃脘发生痞块，按之痛，脉沉细。拟枳术丸半补半消法治之：

贡於术三钱　白云苓三钱　半夏二钱　五谷虫一钱　砂仁一钱五分
粉甘草一钱　炒枳实一钱五分　化橘红一钱五分　川朴一钱五分　焦山楂二钱　建曲二钱　炒麦芽三钱　红枣三个　生姜五片

二诊：上方服 3 剂，颇好，胃胀稍松。但见面白口淡，四肢微浮，脉沉而缓，故改投实脾汤以温之：

熟附片一钱五分　白云苓三钱　砂仁一钱五分　川朴一钱五分　木

香一钱二分　粉甘草一钱　贡於术三钱　淡干姜一钱五分　宣木瓜一钱五分　腹皮二钱　广陈皮一钱五分

三诊：服上方3剂，浮肿消，胃胀减，而痞块按之仍痛，拟温运法再进：

野於术三钱　化橘红一钱五分　白云苓三钱　蔻仁一钱　川朴一钱五分　木香一钱二分　炒党参二钱　砂仁一钱　鸡内金一钱五分　甘草一钱　半夏二钱

四诊：上方又服3剂，虽平善而人老病久，脉难复平，痞不易治，攻之正气有伐，补之留邪不去。宜以上方缓缓照服，外用化痞膏加元寸贴之，不能操之过急，令其慢慢消磨。

洁古枳术丸，消痞除痰，健脾进食，为足太阴阳明药也。本案仿其意，但嫌力之不足，改用枳术汤（源自《金匮》）加味仍半补半消，以治脾积。伤食易消，而脾虚则难补，二诊但见虚寒象，土不制水而改投方以先实脾土，正合喻嘉言言："治水以实脾为先"。病家年老病羁，痞消之不易，遂以东垣"痞气丸"改成"化痞膏"外贴之配合，令其慢慢消磨。东垣痞气丸者，以黄连泻热燥湿专治心下痞，厚朴砂仁行气而散满，茵陈泽苓利水以实脾，黄芩清肺而存阴，椒萸温脾而祛寒，姜桂川乌补命门之火以生脾土，巴豆霜能消有形积滞，斩将夺关，其性下行，乃消积先驱，加参术者以补脾元而后能祛邪。另加麝香一味，辛香走窜，能通诸窍之不利，开经络之壅遏，散结止痛，引药直达病所，庶可收功。

肝硬化、脾肿大，中医亦治在肝脾

胡左　29岁。

自诉多年前右胁下痛，诊为脾肿大，5年后将脾切除，但仍时有疼痛。刻下，两胁下及胸部游走痛，经查为肝硬化，谷食进少，心悸动，不渴，溺不黄，诊之脉来细弱。鄙意健脾调中为妥，拟方试服再议。仍虑病家脾已切除，不知能否生效？

贡於术二钱五分　半夏二钱　茯神三钱　鸡内金一钱五分　白檀香一钱五分　化橘红一钱五分　白蔻仁一钱三分　建神曲二钱　醋鳖甲三钱　粉甘草一钱　生姜三片　红枣三个

二诊：服方后颇好，胸胁痛减，谷食稍增，唯又感寒邪，午后恶寒小热，头痛咳嗽，诊之脉浮缓。宜疏解之：

紫苏叶一钱五分　川芎一钱五分　广皮一钱五分　法半夏二钱　杏仁二钱　旋覆花一钱五分　白蔻二钱二分　云茯苓二钱　荆芥一钱三分　粉甘草一钱　前胡一钱五分　生姜三片　红枣三枚　香葱7根

三诊：服上方2剂，外邪已解，头不痛，咳嗽止，纳可。惟有膺部不适，似痛非痛，仍宜调和肝脾为治：

野於术二钱　半夏二钱　西砂仁一钱五分　酒白芍二钱　煅牡蛎三钱　粉甘草一钱　白云苓三钱　化橘红一钱四分　建神曲一钱　醋鳖甲三钱　醋青皮一钱　白檀香一钱五分　红枣三枚　生姜三片

四诊：上方连服4剂，自觉症状消失。药不必再服。

今所谓"脾肿大""肝硬化"均属中医"积聚"范畴，也不外情志抑郁，肝气不舒，酒食不节，损伤脾胃，或寒邪侵袭，脏腑失和，痰食凝聚，气血瘀滞所致。中医亦治在肝脾。本案所治未出乎此法。初诊以健脾调中为主，辅以檀香、白蔻理气和胃之品，少佐鳖甲、内金以软坚，后则以白芍、青皮、牡蛎伍之，加强柔肝平肝之功，治实当顾其虚，补虚勿忘其实，寓攻于补，使肝脾得调，此所以收功之处矣。

伏梁，心之积也，不徒药饵可瘳

王右　57 岁。

素怀抑郁，情志不遂，当心有痞块如拳，阻塞难进谷食，痛不显，脉细而涩。此古之"伏梁"，由忧虑积郁所致，药医煞是困难，但能旷达襟怀，犹有生机，否则虽灵芝亦难续命。代拟归脾汤加味连服 4 剂，痞稍松，能食若干。复再求诊，对曰：此证药不宜多服，病关情志，宜自怡悦静养为妙。后知归家半载，气阻而终。

贡於术二钱　白云苓二钱　生黄芪一钱五分　枣仁一钱五分　炙甘草一钱　广木香一钱五分　鸡内金一钱五分　白檀香一钱五分　炒白芍二钱　川连一钱　烧焦红枣三个　生姜三钱

"伏梁"，古病名也。证候有四：①少腹痞块硬满，上下左右有根，内裹脓血，居肠胃之外，上迫胃脘，证属内痈（见《素问·腹中论》）；②身体股胫皆肿，环脐而痛，是气溢于大肠而成（见《素问·奇病论》）；③病在心下，其块能上下移动，时唾血（见《灵枢·邪气脏腑病形》）；④五积之一。《难经》："心之积，名曰伏梁，起脐上，大如臂，上至心下，久不愈，令人病心烦。"本案即《难经》所云伏梁，由情志不遂，气血结滞而成的脘腹部痞满肿块。先生不用伏梁丸而拟投归脾汤加味，实出平稳，以解除忧思劳伤矣哉，更反映出对此病静养胜于药医的思想。预后果如其言，不亦悲乎。

痞气，脾之积也，阿魏化坚膏不可不用

胡左　12 岁。

右肋下腹旁如板硬结一块，疼痛不已，手不能按，诊之脉沉足冷。此曰"痞气也"，由寒邪挟谷食凝结于脾而成，非温化之不可：外以阿魏化坚膏加元寸 1 分贴腹，内服温中化滞方。服 1 剂痛减，再剂痞消，小痛移至少腹旁，大便有矢气，又与备急丸 7 粒服下，利块粪 2 次，其痛若失。温中化滞方：

　　大肉桂一钱　　贡於术二钱　　吴萸一钱　　鸡内金一钱　　西砂仁一钱三分　广陈皮一钱五分　　焦楂肉二钱　　建神曲二钱　　白茯苓二钱　　淡干姜 8 分　红枣三个　　炒麦芽二钱

　　"痞气"为《难经》五积之一，属脾之积。多选用《三因方》痞气丸，由乌头、附子、赤石脂、川椒、干姜、桂心组成。本案因寒挟谷食凝结于脾而成，故仿痞气丸意温中健脾，配三仙、内金以增消食散滞之力；阿魏消积杀虫，为治痞块要药，麝香活血散结，亦为治痞块积聚所常选，因之作膏外贴，内外同治，颇有巧想，用之遂愈。

刘树农

阴伤每为主，化瘀必占先

刘树农（1895~1985），上海中医药大学教授

就肝硬化来说，是由肝脏正气亏虚（主要是肝阴不足），肝炎病毒（湿热之邪）乘虚入侵，留而不去，引起肝脏、血液及循环的改变，造成了血行不利，脉络瘀阻，导致肝脏实质逐渐损坏。因此，肝阴虚、湿热之邪留恋及血脉瘀阻，实为肝硬化所共有的三个基本因素，而此三者，又是相互影响，互为因果，如肝阴虚易于招致湿热之邪内侵，湿热留着又进一步妨碍了肝脏血液的正常运行，而肝血瘀阻不去，又使新血不生，肝组织固不易康复，湿热之邪亦难以祛除。这样血愈瘀则愈虚，愈虚则愈瘀，构成了一个正愈虚邪愈盛的局面。即使是早期肝硬化，其潜伏着的病变已非一朝一夕，履霜坚冰，其来有渐，在渐变过程中，不仅加深了正虚的程度，还可产生其他的有害物质。如由于正阴的偏虚，遂致邪热偏盛，甚至酿成热毒。当然，阴虚、湿热、瘀血三者也不是平均起作用或一成不变的。例如开始正虚方面都属于阴虚（就我所见），偶或兼及气虚。至后期，往往阴损及阳，为阴阳两虚。邪实方面，则由久踞的湿热兼瘀血的病理损害而症情加剧，构成络脉阻塞而致大出血和水液停留而成臌。《灵枢·五邪》篇"邪在肝，则两胁中痛，行善掣节，时脚肿，恶血在内"之说，不仅指出了邪气入侵肝脏而为病，而且描写了早期肝硬化的症状，特别是"恶血在内"

一语，说明了本病的主要癥结。

根据迁慢肝引起的早期肝硬化的临床表现，以邪正斗争为纲，可以分成二大类。一类以正虚为主，一类以邪实为主。其中正虚为主型，主要是阴虚或气阴两虚兼有湿热血瘀者，其临床表现为舌红少苔、脉弦细或弦劲，夜寐不佳，性情急躁，头晕，腰酸，时有衄血、口干等。兼气虚者，舌胖有齿痕、乏力、便溏、腹胀有下坠感，下肢浮肿。主方为沙参、麦冬、生地、鳖甲、丹参、平地木、生牡蛎、碧玉散。兼气虚者加党参、黄芪。邪实为主者，最多见湿热偏盛或血瘀偏重，前者症见口干、口苦、口臭、大便溏而不爽、小便短赤频数、黄疸、SGPT 升高，苔黄腻，舌边尖红、脉弦数。方用茵陈、碧玉散、银花、菊花、红花、制大黄、贯众、羚羊角粉；后者症见唇暗、舌边紫斑、舌下青筋增粗、胁痛、肝脾肿大、紫癜、衄血，甚者水臌腹胀。方用丹参、生蒲黄、参三七、制没药、赤芍、泽兰、泽泻、制大黄、水牛角片，有腹水者酌加腹水草、陈葫芦等利水药。

在早期肝硬化的治疗中，以祛邪为急，而所祛之邪，主要是瘀血、湿热和热毒，而重点在于活血化瘀，瘀化则血活而气通，气通血活则代谢正常而邪气自解，正虚自复，不过在祛邪的同时，必须兼予扶正。好在多数中药兼有扶正祛邪的双重作用。至于其所扶之正，则不仅在于养阴，更重要的是修复肝脏本体的损坏。我们常用的黄芪，《本经》谓其"主治痈疽久败疮，排脓止痛。"《别录》谓其"逐五脏间恶血，补丈夫虚损。"《日华诸家本草》谓其长肉生肌。本病肝脏损坏，在病理形态上，实类似久败之疮。而肝脏留有恶血，已如上述。所谓"长肉生肌"，正显示了修复肝脏的作用。还有，羚羊角粉，《本经》谓其："去恶血注下，解蛊毒。"《本草纲目》谓其："平肝舒筋，散血下气，解蛊解毒。"据此，则羚羊角粉既清解热毒，又能去恶血，惟货源较紧，每代以水牛角片，虽然《日华诸家本草》谓水牛角"治热毒风"，

《本草纲目》谓其"破血",未尝不适用于本病,但其功用远逊于羚羊角,不过它也是血肉之品,很可能和羚羊角粉、龟粉、鳖甲、炮甲片、生玳瑁等同样具有养阴、解毒和有利于修复肝脏的作用。这当然是我从近期疗效中获得的体会,是否如此,尚有待于深入的研究。至于所用其他药物,都在活血化瘀,养阴解毒这二前提下,予以抉择。

邵某 男,48岁。

初诊:1982年6月15日。患者1962年曾患病毒性肝炎,SGPT达400U以上。以后肝病迁延不愈,转氨酶时有波动。1982年2月复查肝功能正常。HBsAg阳性,食管钡剂造影:符合临床早期肝硬化诊断,轻度食管静脉曲张,就诊时口干咽燥,目糊、腹胀便溏、胁痛隐隐,肝掌,胸部可见蜘蛛痣,按脉弦细沉,口唇紫暗,舌红,舌下筋紫。辨证属早期肝硬化,阴虚湿热,兼有瘀血,拟养阴活血,佐以清解。方用:

北沙参9g 大麦冬9g 炙鳖甲9g 川石斛先煎,9g 碧玉散包,9g 鸡内金6g 海金沙15g 丹参15g 制乳没各3g 赤芍12g 生地12g 蒲公英15g

7剂。

药后自觉甚舒,复诊去鸡内金、海金沙,加生蒲黄(包)6g、枳壳6g、生黄芪15g,连续数诊,大便渐成形,口中干腻减轻,唯腹胀仍有。同年12月食管X线复查,食管静脉曲张消失,肝功能正常。

范中林

大承气并大陷胸治疗阳明证膨胀

范中林（1895~1989），蜀中名医，经方大家

范某某　女，22岁。成都市龙泉区长风乡，农民。两岁时开始患腹胀，其后到全身皆肿，肌肉变硬。下阴常流黄水，臭味异常。十多年来，病魔缠身，其父为之四处求医，未见显效。1969年8月，前来就诊，按阳明腑证论治，服药两剂后基本治愈。

腹胀如鼓，胸胁满闷，皮色苍黄；全身肌肤胀硬。大便常秘结，所下如羊粪，已四日未行；下阴不断渗出臭黄水。舌质深红，苔黄燥，脉沉实有力。此为阳明腑证兼水热互结。法宜峻下热结，兼逐积水，以大承气并大陷胸汤加味主之。

生大黄 18g　厚朴 30g　枳实 30g　芒硝 30g　甘遂冲服，15g　芫花冲服，15g　桑皮 60g

先服一剂，泻下燥屎十余枚，并臭秽黄水甚多，腹部硬胀消失大半。续服一剂，胸腹肿胀皆消，全身肌肤变软，下阴外渗之黄水亦止。因自觉病势顿减，加以客居成都，经济困难，遂自行停药回家。不久患者邻友来告，已康复如常。1979年7月追访，病愈结婚，并生一子。十年来身体一直很好。

患者虽病程颇长，因正值青春，素体阳旺。胸腹胀满，皮色苍黄，大便秘结，舌红苔燥，脉沉实有力，显然属阳、属热、属里、属

实。正所谓"大实有羸状"。再观之大便硬结如羊屎，几日未行，应为阳明腑实，痞满燥实具备无疑。然此证又现全身肌肤肿胀，从心下连及少腹，胀满尤甚，同时下阴流黄水而恶臭，皆为热结水积之象，即燥热结胸之证。由此形成阳明腑实为主，太阳结胸相兼，邪实病深，错综复杂之局面。热结须峻下，积水宜攻逐，病重不可药轻。因此，大承气与大陷胸汇成一方，大剂猛攻之，取其斩关夺隘之力。

臌胀系内科之重证。论治之关键，首在辨虚实。一般而言，臌胀初起，气实病实，宜峻剂攻逐；若久病脏气日虚，则不宜峻消其胀。本例患者，虽病久而形瘦弱，但邪实而阳旺，故不可按久病多虚之常规论治。

（《范中林六经辨证医案选编》）

章次公

导滞化瘀通为主

章次公（1903~1959），著名中医学家

某 于该年冬末罹肝病，经北京某医院做肝穿刺，诊断为早期肝硬化。主证有胸胁苦满，腹部胀痛，眠纳均差，大便溏薄，小溲黄热，脉象弦数，舌苔黄腻，肝大肋下二指，中等硬度，黄疸指数偏高，麝絮等均不正常。经中西医治疗，效果不显著，1957 年春末，章老凭脉辨证，确立为肝郁气滞证，治以疏肝解郁、健脾通络法，处方：

糖瓜蒌 50g　丝瓜络 30g　橘络 15g　青皮 10g　鸡内金 20g　车前子布包，20g

水煎服，日二次。7 剂。服药后诸症均明显减轻，惟胸胁苦满尚在。

复诊，章老说："有效不更方，对顽证、痼疾贵在守方。"丝瓜络增至 50g，余药照旧，再进 7 剂。

另外，再开散剂 1 料：土鳖、郁金、酒制赤芍、酒制丹参、土炒白术各 30g 为极细末，每日 3 次，每次 2g，温开水送服。一日服汤，一日进散，交替使用。经 1 个月有余，诸症基本消失。复查肝功能，各项都接近正常范围，腹部触诊，肝脏肿大见小，可以触及，质地软，边缘整齐。

再诊，章老说："停服汤剂，因为汤者荡也，有效不宜常给。继续服散剂3个月。"建议：治养结合，以期巩固已取得的疗效。连服散剂3料，时隔半载许，眠食如常，体重增加。

瓜蒌：气味甘寒无毒，入肺胃大肠经。有解胸胁苦满、消肝肿大的作用。

丝瓜络：气味甘平，入肺胃肝经。有以络通络的作用。

橘络：有去痰化滞，治胁痛，除肝浊的作用。

青皮：色青入肝胆，泻肺气，理肝气，利胆气为引经药。

鸡内金：导滞消食，与其他药配合入肝胆经，起协同增效作用。

车前子：旨在清肝经湿热。

综上对汤、散药味剖析，清楚看出，章老治肝胆疾病，重点抓一个"通"字。疏肝利胆通络，活血、凉血化瘀通络，健脾消食、导滞通络、清热利湿通络，都贯穿一个"通"字，集中解决肝郁气滞病机，是取得疗效的关键所在。

笔者，是章老用上述汤、散，精心调治使顽固肝病获愈的患者，对章老用方印象最深，工作20余年，临床每遇慢性肝炎、早期肝硬化，肝脾肿大刺痛，腹部胀满，纳少眠差，脉弦等，凡能辨证为肝郁气滞者，辄用章老之方，用之多效验。因是章老临床的经验方，不敢自秘，特公布于众，供同道们疗肝胆之疾时临证多一思路耳。

颜德馨

臌胀禹余粮，行水有效方

颜德馨（1920~2017），国医大师

晚近治水，非利即攻，虽取快于一时，总属权宜之计。先贤张景岳论治尤称精当，他说："水肿为肺、脾、胃三脏相干之病……三脏各有所主，然合而言之，则总由阴胜之害，而病本皆归于肾，肾为胃关，关门不利，故聚水而从其类也。"畅论病因病机，语语中肯。他对治疗法则，推崇金匮肾气汤，他说："故凡治肿者，必先治水，治水者，必先利气，若气不能化，则水必不利，惟下焦之真气得行，始能传化，惟下焦之真水得注，始能分清，求古治法，惟薛立斋先生加减金匮肾气汤，诚对证之方也。余屡用之，无不见效，此虽壮水之剂，而实即脾、肺、肾三脏之下治也。"我颇服膺此说。尝治此类患者，较长时期的轮番更换利尿剂，收效甚微，经加服金匮肾气汤后即尿量陡增，停服中药即如故。倘连续服用2周以上，即使将西药利尿剂撤出，而小便亦能畅利，足证此说可信。例治陈某，男，血吸虫肝硬化，门脉高压，食管静脉曲张，反复呕血两次手术。腹围105cm，多种中西药物医治无效，大肉日削，脉沉细，舌光少苔。投金匮肾气汤加将军干固本清源，药后小便逐步增加，遂停用西药利尿，尿量不减，腹围逐步消至74cm，肝功能恢复正常而出院。此方双补肾之真阴真阳，复以肉桂化腑气，茯苓、泽泻行水道，肾气充沛，阴阳得其和平，肿胀自消。此方旨在蒸动其关，积水始下，治水治胀，要在通阳而已。倘病者不堪桂附之辛烈，辄代以葫芦巴与巴戟天，另以琥珀、沉香、肉桂3味研末吞服，取"气化则出矣"之义，皆有所得，志之备参。

《丹溪心法》论治臌胀云："病者苦于胀者，喜行利药，以求一时之快，不知宽得一日半日，其肿愈甚，病邪愈甚，真气愈伤，去死不远。古方惟禹余粮丸，又名石中黄丸，又名紫金丸，制肝补脾，殊为恰当，亦须随证顺时机加减用之。"许学士称："此方治臌胀之要药。"我曾临床验证，确信古人之不欺我。考"禹余粮丸"为《三因极一病证方论》方，对脾虚肝旺，土不胜水之气臌胀，脚浮肿，上气喘满，小水不利等症，颇有奇效。以其能暖寒脏，逐水气，利五脏十胀，用之对症，效如桴鼓。例如黄某，肝硬化腹水合并糖尿病，病延日久，气阴两衰，重度腹水，大如抱瓮，水气上凌心肺，喘促不能平卧，脉沉弦，舌质红绛，正虚邪实，攻补两难，病极危殆。适家严亦鲁主任医师在沪，即央其会诊，他即投"禹余粮丸"为主药，辅以参、芪、鳖甲益气润阴，甘遂、葶苈泻肺逐水，煎汤送丸，顿显奇迹，药后小便即利，腹部渐松，舌上渐呈薄苔，乃正气渐振，鼓动浊气外出，病势即获缓解。此后仿治多例皆验，似非幸致。

考该方由蛇含石、针砂、干姜、禹余粮、羌活、木香、茯苓、川芎、牛膝、桂心、豆蔻、大茴、莪术、附子、青皮、三棱、白蒺藜、当归等组成，原方载"兼以温和调补气血药助之"。余临床遵循此意，对证加味煎汤送服，一般虚证加益气养阴以扶正气；气足者加葶苈、车前草；黄疸加山栀、茵陈；肝功能损害者加仙人对坐草、平地木。

1. 水臌

在治疗上，余遵循"大小不利治其标，大小利治其本"之旨，在临床上习以散剂治标，汤剂治本，吞服"利尿散"（甘遂6g、芫花6g、小茴香15g、枳壳6g、白术9g、麝香0.9g、蝼蛄7只、蟋蟀7只，共研细末即成），每服 0.9g，日服 3 次，开水或药汁送下，一般 3 日后即见小便增多，利气通阳，缓不伤正，符合景岳所云："故治水者，当兼理气，盖气化水自化也，治气者亦当兼水，以水行气亦行也"之义。内服方以济生肾气汤化裁，构成固本清源之治疗大法，每有验者。

2. 气臌

李梴《医学入门》云："因谷食不化，曰谷臌，朝阳盛能食，暮阳衰不能食者……鸡矢醴散。"气臌病因气虚湿阻，必待和风暖日，湿去阳生，归其自然生长，证治阐明。民间单方用荞麦面粉加白砂糖做成团子，每日随意食之，治气臌颇验。荞麦当选枯荞为宜。考《圣惠方》治十水肿喘，用此与生大戟同服，李时珍谓荞麦能降气宽肠，祛阳明滓滞。《石室秘录》亦有用大麦芒 60g 煎汤治臌胀之记载。此方健脾行气两皆有之，用治久臌不愈，缓图多效。

3. 虫臌

李梴称虫积腹胀善痛食茶盐之物。此病多发于儿童，方用煨黑丑 12g，研为细末，分成 10 包，每晨以鸡子黄 1 只拌和炖熟食之，10 日服完，利水杀虫，治疳疾最佳。临床尚有验方：①甘遂粉，和蜜糖调服，每服 0.9g，半小时即由大便中排出水分，救急之计也。②外敷方，腹胀小溲不通，活田螺 1 只入麝香 0.9g，葱 2 支，杵饼敷脐。

俞岳真

寒湿禹余粮，湿热小温中

俞岳真（1911~1992），新昌县中医院主任医师，浙江名医

湿热臌胀小温中丸

俞氏认为，臌胀常由情志郁结，饮酒过多，或感染虫毒，黄疸日久，湿热壅结，肝脾同病而致。表现为腹大坚满，脘腹胀急疼痛，纳差，烦热口苦，渴不欲饮，小便赤涩，大便不畅，舌红、苔黄腻，脉弦滑数。治宜清利湿热，抑肝扶脾。尝谓：本病发展缓慢，初起不易觉察，迨至腹已臌大，则已进入晚期，肝脾皆伤，不易痊愈，若徒用攻下则正气受戕，病更难愈，用药宜取丸剂缓图，汤剂仅可暂服或试服。丹溪小温中丸，方以黄连、苦参清热燥湿；白术、陈皮、生姜健脾运中；针砂抑肝祛湿，大得《内经》"土郁夺之"之旨。凡湿热内壅，肝脾损伤之臌胀，不论有无腹水，均可投之。

瘀滞臌胀，宜用虫蚁搜络

初病在气，久病入络。盖臌胀日久，隧道壅滞，气血互结，表现为腹大坚满，脉络怒张，胁腹攻痛，面色暗黑，头颈胸臂有血痣，手

掌赤痕，舌现紫斑，脉象细涩。俞氏认为，血络阻滞日久，非草木之药可去，须取虫蚁搜络法去其阻塞。民间治痞积腹胀有采用蟑螂及茅屋虫等，焙干研末，调入粥内服用。虫蚁通络，原取法于仲景之大黄䗪虫丸、鳖甲煎丸，俞氏常选用蜣螂虫、䗪虫、穿山甲、当归、桃仁、延胡、五灵脂、山楂等为丸，配合汤药，多有痊愈者。

寒湿臌胀，宜用禹余粮丸

寒湿停聚，脾阳不振，水蓄不行，则见腹大脐凸，畏寒无热，二便涩少，舌暗不荣，脉细涩迟缓，为斡旋中阳，祛除寒湿。俞氏常用禹余粮丸加减：禹余粮、蛇含石、针砂，皆醋煅研末，量人虚实随症加入羌活、川芎、三棱、莪术、白豆蔻、肉桂、炮姜、青皮、广木香、当归、大茴香、附子、陈皮、白蒺藜，各研为末，与前药和匀，加适量神曲糊为丸，如梧桐子大，每服 30~50 丸，日 2 服。服后腹水可减量，每日 1 服，兼用调补脾肾，补益气血等汤药，以资复原。王晋三曰："统论全方，不用逐水之药，不蹈重虚之戒，斯为神治也。"此方之义重在调和肝脾，熔通气活血、壮阳祛寒、除湿行滞等法于一炉，为治寒湿臌胀之无上佳方。

臌胀虚证，法宜补而不滞

臌胀一证，病延稍久，肝脾日虚，进而肾脏亦虚。肾阳不足，命火式微，火不生土，则肝脾益虚。表现为腹胀，畏寒，面色苍白，下肢浮肿，脘闷纳呆。当此之时，俞氏常用温阳利水，崇土健脾法，方用苓桂术甘汤合金匮肾气丸加减。尝谓，臌胀为壅滞之病，虽见虚须补，然须补而能通，才合法度。若投呆补，滞而不通，反使气机闭塞，胀满更甚。故用人参、白术，须佐厚朴、茯苓；如用熟地、怀山药，须佐砂仁、陈皮。补阳宜兼温，补阴宜兼清，阴虚多热，补而忌燥；阳虚多寒，补而忌润。要做到补而不碍邪，去邪不伤正，才称完美。

（吕立言　整理）

李 可

少腹鼓凸，益气升陷

李可（1930~2013），山西灵石人，临床家

胃下垂重症

王某 56岁。1983年8月患病，少腹憋胀经旬，不敢进食，食入胀急更甚。其症，少腹鼓凸，挺着一个大肚子，如怀孕5~6月之孕妇状，按之空软。神色憔悴，动则轰热喘汗。腰困如折，行路弯腰如虾，挺腰则困不可忍。脉细弱，舌淡无华。患者年近6旬，劳倦内伤，损及脾胃之阳，中气下陷于至阴之地而不能升达（我院内科确诊为胃下垂已10年），且肾中真气不固，有上越下脱之险。拟补中益气汤去陈皮，加山萸肉、补骨脂、沉香固护下焦元气：

生芪30g　知母18g　红参另打小块先吞，10g　当归15g　柴胡　升麻　炙草　沉香各10g　山萸肉　盐补骨脂各30g　白术20g　鲜生姜5片　枣10枚　胡桃打，4枚

上方服1剂之头煎约半小时，汗敛喘定。觉气从丹田缓缓上达，少腹之鼓凸、胀急，立时消散，3剂服完食纳如常。患者大喜过望，忘乎所以，食闺女送来大桃1枚，喝凉茶2杯，1刻钟后又复气陷坠胀如故。当晚咕咕有声，中午不敢进食。气机为病，瞬息万变。此由

248

生冷寒凉，戕伤脾胃生阳之气，亟温之：

干姜 30g　红参另打小块吞服　炙草各 10g　木香　柴胡各 3g

1 剂后平复如初。

中气下陷症临床多见，多由内伤积久而来。此症之重者，即张锡纯氏论述之"大气下陷症"。脉多细弱，右寸尤弱。上则见气短难续似喘，下则少腹明显鼓凸如孕妇，按之必空软无物，胃下垂多有此见症。凡遇此症，万不可见胀消胀，稍涉散气消胀、寒凉败中或消导开破，立见危殆，错则难救！气弱之人，即陈皮之散，亦经受不起，宜慎！红参不入煎剂者，汤剂效速，虚馁之人下咽反觉胀闷。打小块吞服，入胃缓缓奏功，使下陷之气，徐徐升达。加山萸肉、补骨脂、胡桃者，有敛固下焦肾气妙用。古谓："下虚者用补中升陷，须防提脱。"补中益气汤与人参胡桃汤、青娥丸合方再加山萸肉之酸收，升中有敛有固，使升降复常，效果甚好。

张某　28 岁，1983 年 9 月，因少腹鼓凸如孕，不能开车，特来求治。追询病史，知由夏季过食西瓜，损伤胃阳，脘痛隐隐。入秋又恣食桃梨，多次暴饮致醉。渐渐食少便溏，日仅进食 2~3 两，不食亦不饿。气短难续，腰困如折，入暮则少腹鼓凸坠胀，经透视诊为胃下垂重症（胃下缘在骨盆内）。脉大而虚，舌淡胖。消瘦，一夏减重 5 公斤。嘱戒酒，忌生冷油腻，予升陷汤去知母，加干姜 10g，生芪加至 30g，胃病及肾，下元已虚，重加肾四味（枸杞、菟丝子、补骨脂与淫羊藿）120g，山萸肉 30g，红参（打小块吞服）、灵脂各 10g。服药 1 剂，主症消失，又服 5 剂，诸症均愈。透视则下垂之胃已复位。X 光师大为惊异，认为胃下垂为慢性顽固性疾病，6 日痊愈实属少见云。

升陷汤加减治胃、子宫、直肠脱垂等脏器弛缓下垂症，较补中益气汤为优，治验不可胜记。

李昌源

逐水消胀唯辨证，妥为培补方收功

李昌源（1916~2001），贵阳中医学院教授

肝硬化腹水成因不一，缠绵反复，变化多端，虚实错杂。就疾病整体而言，本虚而标实，本虚乃肝、脾、肾损伤，标实为气、血、水互结。就主证腹水而言，则又以水停为标，气滞血瘀为本。

腹水期以治水为先，勿忘行气活血

在肝硬化腹水病理过程中，气滞、血瘀、水停相互搏结，难解难分。临证首当审查气、血、水三者之先后主次，再定行气、活血、治水之轻重缓急，相辅相成，才能应付自如，取得满意疗效。

由于腹水是本病最突出、最主要的症状，以治水为先。然而水停之根在气滞血瘀，单治水而水未必能去，即使有所消退亦必复起如故，越治越难。所以，治水必兼行气、活血。李老常用的方法有：

健脾化湿利水法：适用于以脾虚湿滞为病机重点的腹水证。辨证要点是：腹胀满而面黄肌瘦，食少纳呆，便溏尿少，舌胖淡、苔白腻，脉缓。方用胃苓汤加味：以五苓散健脾化湿利尿为主，辅以平胃散行气燥湿醒脾，加三七、丹参、郁金活血，焦三仙消导。使脾运恢复，气化水去而血行，腹水得消而诸证可平。

温肾理中行水法：适用于以脾肾阳虚为病机重点的腹水证。辨证要点是：腹胀大而形寒肢冷，腰酸足肿，倦怠乏力，口淡不渴，食少便溏，尿少或清长，舌淡嫩、苔白滑，脉沉迟。方用真武汤合理中汤加味：以真武汤益火消阴，化气行水，理中汤温运脾阳以安后天之本，加猪苓、泽泻利尿消肿，枳实、沉香降气破滞，三七、琥珀活血行瘀。俾脾肾阳复，气行瘀散，则腹水可除。

下气分消逐水法：适用于健脾化湿、温肾利尿无效而形证俱实的顽固性腹水证。辨证要点是：腹大胀满而脐心凸起、脉络显露，小便短少，大便秘结，舌胖瘀紫，苔白腻或滑腻，脉沉缓或沉迟，按之有力。方用李老自拟臌胀消水丹（甘遂、沉香、琥珀各10g，枳实15g，麝香0.15g，共研细末，装入胶囊，每粒0.4g），每次4粒，于清晨空腹时用大枣煎汤送服，间日1次。方中以甘遂泻腹水而破瘀血为主，辅以枳实破结气而逐停水，沉香降逆气而暖脾肾，佐以琥珀利小便而通经络，麝香通诸窍而活血滞，用枣汤送服以顾护脾胃。使腹水从两便去，则滞气散，经隧通，诸证即可缓解。

行气活血消水法：适用于以气滞血瘀为病机重点的腹水证。其中，气滞重于血瘀者，症见胁腹胀痛，食后尤甚，腹水不多，小便如常，舌淡瘀滞、苔腻少津，脉弦或沉弦。治宜解郁行气活血，用四逆散加味：以柴胡疏肝解郁而升清，枳实破气散结而降浊，赤白芍养血柔肝而通络，炙甘草和胃缓急而安中，加三七、郁金、蜂房行血祛瘀，白术、茯苓、陈皮健脾化湿。血瘀重于气滞者，症见腹大胀满，胁痛如刺，肝掌，蜘蛛痣，衄血甚或呕血便血，唇舌瘀紫，脉细涩或沉弦。治宜活血化瘀消水，用血府逐瘀汤加味：以桃红四物汤养血活血祛瘀，柴胡、枳壳、牛膝疏肝理气降浊，水蛭、虻虫、三七逐瘀消癥，益母草、泽兰行血消水。使瘀血得除则气行血畅，腹水消退。

甘遂敷脐泻水法：适用于腹水壅盛而体虚不胜攻逐之臌胀患者。

在内服方药的同时，取甘遂 100g 研为细粉，每次用 5~10g 以蜂蜜调匀敷于脐上，覆盖 2~3 层纱布后用胶布固定，每日一换。肚脐下有腹主动脉分支通过，甘遂粉敷脐可迅速穿透吸收而产生逐水效应，使腹水从二便去而无任何毒副作用。

水退后以健脾补肾为主，勿忘调肝理气

由于气滞、血瘀、水停的原因在于肝脾肾损伤，因此，腹水消退后即当扶正固本，健脾以筑堤防，补肾以疏下源，调肝以利气机，使"水精四布，五经并行"。李老常用的方法有：

健脾益气缓肝法：适用于脾气亏虚、肝气偏旺而乘脾者。辨证要点是：腹胀便溏，食少纳呆，食荤则泻，倦怠乏力，舌胖淡有齿痕、苔腻或中有裂纹，脉细缓，或右寸关细弱而左弦细。方用香砂六君子汤加味：以香砂六君子汤益气健脾，加佛手、香橼疏肝解郁，丹参、郁金、三七养血活血，生谷麦芽、神曲、山楂开胃行气。使脾气健旺，肝气条达，则水得土制，气行津化而腹水不作矣。

温肾健脾暖肝法：适用于脾肾阳虚而阴寒内盛者。辨证要点是：腹胀便溏或五更泄泻，泛恶少食，四末不温，小便清长或短少，舌胖淡瘀滞，苔白滑腻，脉沉细缓，尤以右关尺为甚。方用附子理中汤合香砂六君子汤化裁：以附子理中汤温补脾肾为主，香砂六君子汤健脾和胃为辅，加丹参、郁金活血祛瘀，乌药、沉香行气暖肝，焦三仙开胃消食。使脾肾两补，火旺土厚，阳气温运，津血调畅而无停水之患。若肾阳亏虚较重，时有浮肿尿少者，亦可用济生肾气丸合四君子汤化裁以治之。

滋肾养阴柔肝法：适用于肝肾阴虚而虚热内扰者。辨证要点是：腹胀胁痛，劳累尤甚，眩晕耳鸣，目涩咽干，尿少便秘，潮热盗汗，

舌瘦苔少或光红无苔，脉沉细数。方用一贯煎合二至丸化裁：以生地、北沙参、麦冬、枸杞、女贞子、旱莲草滋养肝肾为主，当归、丹参、郁金养血活血为辅，加香附子助川楝以疏肝行气，苦参、丹皮清热凉血。使肝肾两滋，木得水涵，升发适度，气血流畅而腹水无复发之机。若肾阴亏虚较重，腰膝酸软者，可用归芍地黄汤佐四逆散治之；若气阴两亏，短气乏力，汗出脉虚者，可用一贯煎合生脉饮治之。

黄某　女，72 岁。患坏死性肝硬化 3 年，腹水 2 月，伴四肢不温，腰酸足肿，咳唾白色泡沫痰。血液化验：谷丙转氨酶 45U，TTT16U，总胆红素 20μmol/L；血浆总蛋白 68.5g/L，白蛋白 27.6g/L，球蛋白 40.9g/L；HBsAg、HBcAb 均为阳性。腹膨隆，腹围 78cm，移动性浊音（＋）。肝肋下 2cm，边钝，质硬，压痛，有结节感。脾肋下 1.5cm。肝掌，双下肢凹陷性浮肿。舌淡瘀滞有齿痕，苔薄腻，脉微细。证属脾肾阳虚型肝硬化腹水，治以温肾理中行水，佐以行气活血软坚之法，用真武汤合理中汤加味内服，甘遂粉调蜜外敷。5 剂而水从两便去，足肿消除，腹胀、咳痰减轻，精神、饮食好转；再进 6 剂而腹水退尽（腹围 68.5cm），四肢转温。继以温肾健脾暖肝法善后，予济生肾气丸合四君子汤加味，蜜合为丸常服。追访 2 年，肝功能、A/G 恢复正常，HBeAb、HBcAb 转阴，肝脾肿大回复，腹水未再出现。

季汉源

利水消肿必佐化瘀，己椒苈黄加味功殊

季汉源（1920~　　），江苏如东县中医院主任医师

　　肝硬化腹水，属于"臌胀"范畴。它以腹胀如鼓，青筋暴露，两胁及心下满，食欲不振等为主要症状，由于病情复杂多变，预后欠佳。历代医家对本病的治疗亦颇不一致，大体上有主攻、主补、攻补兼施三派。张子和主张攻邪，他说"陈莝去而肠胃洁，癥瘕尽则荣卫昌。"朱丹溪主张补益，尝云："臌胀之病胶固难以治疗……医又不察病起于虚，急于作效，病者苦于胀急，喜行利药，以求一时之快，不知宽得一日半日，其肿愈甚，病邪甚矣，真气伤矣。"季老主张攻补兼施，认为"治胀，必补中行湿，兼以消积。"季师治疗此证在辨证上常把握病机，治疗上通常达变，"正气的强弱为辨证用药的关键，正气强，病程短，无出血倾向者，可暂时用逐水之剂以治其标；正气弱，病程长，即使腹大胀急，亦不可强攻，否则易导致昏迷出血之变。"对腹部胀满正气尚强的患者，攻逐水邪为其常法，但肝硬化腹水的形成是气血水相因为患。季师多年实践证明："专恃利水消肿，其效不大，参与活血化瘀，使隧道通利，水液乃行。"季师创制加味己椒苈黄丸。方由《金匮要略》己椒苈黄丸加郁李仁、三棱、莪术、丹参、泽兰叶、黑白丑、沉香、琥珀等所组成。本方集利尿化瘀，通腑化气于一炉，防己、椒目、葶苈子利尿消肿，制川军、郁李仁化瘀通腑利水，伍

入黑白丑、沉香、琥珀化气利水，往往收效甚佳。例如陈某，男，54岁。发现肝病已有3年，去年出现腹水，在某医院求治，诊为"肝硬化腹水"，给予安体舒通等西药治疗，腹水一度消退。现胸脘痞塞不舒，腹部膨胀呈蛙腹状，腹壁青筋暴露，纳谷不佳，小溲短少，大便干结，下肢浮肿。苔薄、质稍紫，脉细弱。此气滞血瘀，水湿停聚之候，法当化瘕利水。上方加减，共服21剂，肿消纳增，精神转振，再以补肝健脾善其后，至今未见复发。

俞长荣

洋参十枣，攻补兼施

俞长荣（1919~2003），福建中医药大学教授

肝硬化晚期出现腹水，多数四肢消瘦，食欲不振，疲乏无力，属虚象；而腹胀大，二便少通，又有实证。此时宜用攻补兼施法。1957年在福建省血吸虫病防治所协助临床研究过程中，通过1年多的实践，我们观察到十枣汤是消除腹水的较好方药。病者服药后，在12小时内可排稀便4~6次，未见有腹痛，暴泻或泻不止现象。考虑到病属标实本虚，故均以西洋参或当归补血汤与十枣汤交替服用，即第1天服十枣汤，第2天服西洋参6~10g或补血汤（黄芪30g，当归10g），持续服至腹水消失。这样攻补兼施，既起到逐水作用，又不伤正气，能获得较满意的疗效。如翁某，进院时腹围105cm，脐凸出6cm，小便滴沥，大便艰通，坐立困难。采用上法治疗70多天，腹水征消失，临床治愈出院，随访3年未复发，并能参加农业生产劳动。

十枣汤作汤剂对食管有刺激，常可产生麻、涩、恶心等副作用；在饭后或半空腹服药，常引起胃部难受甚至呕吐。经过探索，最后作了改进：用原方3味药各等份研细末混匀，装入胶囊，每次取3~5g（药末量），以红枣煎汤吞送，并在早饭半小时前服，可无不良反应。《伤寒论》所谓"平旦服"是有道理的。早期肝硬化，较多病者无明显症状体征，中医无"证"可辨或辨证根据不足，但据西医学检查（如

B 超、同位素扫描、血液化验等），不能不承认客观存在。这类病人，均采用西洋参 30g，滇三七 30g，鸡内金 60g，研末混匀，分 30 包，每日开水送服 1 包。

此方是在 10 多年前一次与盛国荣教授交谈时，承其启发悟及，经临床反复应用，确有效果。亦可用于晚期肝硬化轻度腹水或腹水消退好转期。此方三药有益气、祛瘀、消积作用，亦寓"攻补兼施"之意。

吴圣农

泻肺补中，化瘀利水

吴圣农（1914~2006），上海中医药大学附属龙华医院主任医师

肝硬化腹水，主要病机在于肝脾癥积内结，血瘀络痹，水源不能下注膀胱，而致腹大脐凸，属"血不利而为水"，与湿热下注，气化不达州都，膀胱有尿而不能出之癃闭不同，辨证都为正虚邪实。故治疗原则不外包括活血化瘀在内之攻补兼施，但效果都不能尽如人意，至于猛攻峻逐，幸而有效，也只能是取快于一时。

臌胀病在水而源在血，血瘀成癥，由于肝失疏泄条达而脏腑气机不利，气不仅为血之帅，凡饮食之精微，转化之糟粕均非气不能输布，非气不能排泄。因此，肝硬化腹水化瘀是利水的关键，而行气又是化瘀的关键。但行气必须从上、中、下三焦同时着手，单纯着眼于肝脾是不够的。因肝脾虽为成病之癥结所在，但成病之后的影响所及已决不局限于肝脾了。同时，补气也是重要的环节，鼓动无力，则行气不能而活血利水无功，何况正气不支，纵然水去标治而本不治，亦非上策。

治疗本病的基本方药是重用黄芪以补中气，重用葶苈子以泻肺气，用三棱、莪术、香附等行气破血，用土鳖虫、蟋蟀干等活血利水，以大黄䗪虫丸代目前供应紧张之人参鳖甲煎丸以破血消癥、祛瘀通络，又用少量山慈菇粉吞服，效果还比较理想。血瘀而成癥，则此

种瘀血已非植物药物所能化，仲景抵当汤丸、下瘀血汤、大黄䗪虫丸、人参鳖甲汤等堪称良方，足资师法。上方组成即师其意而用之。膀胱无尿之癃闭亦非淡渗分利之品所能奏效。故用蟋蟀、蝼蛄等，用量蟋蟀干3~4.5g，蝼蛄7~10只，研粉吞，煎服无效。山慈菇多用治痈肿疔毒、瘰疬结核等，在此则取其清热解毒，消肿散结之功。因肝之所以硬化，是由于"肿"和"结"（结节）而成的。刘寄奴有行气活血功效而起消肿除满作用，通天草有一定利尿作用，均为常用药物。

此外，肝肾阴虚与脾胃不健是治疗过程中必须照顾的，且养阴以柔肝，健脾以化湿与上法又能起相辅相成之效。尤其在腹围缩小到一定程度时，治疗重点当转向养阴与健脾，本虚标实之病，不能只顾急则治标，不顾缓则治本，具体方药，随证而施。牙血、鼻血也很常见，肝失调达，气火有余，血瘀络损等是出血之源由。盐水炒怀牛膝、青黛拌黑山栀、生蒲黄、粉丹皮等同用，对止血有一定效果。

陈耀堂

化瘀养阴为大法，逐水益气亦佐之

陈耀堂（1897~1980），上海中医药大学附属龙华医院主任医师

臌胀之成因不外肝郁失疏，脾胃受伤，痰饮结聚，饮食之精华不能转输，浊气在下，而成臌胀。肝气郁滞，脾虚失运，痰瘀交阻，水湿逗留为肝硬化腹水的共性，故治疗时宜用疏肝理气、健脾化痰、活血行瘀、渗利水湿以消退腹水，改善肝功能。耀堂公认为辨证关键在于分虚实，但临床上实证甚少，大多为虚中夹实，故须"补中去实"。早年喜用下瘀血汤合四君子汤加利水剂以治臌胀，晚年则常分期论治，在腹水多时，以软坚化瘀、利水消胀为主，常用方为：

党参 12g　白术 12g　鳖甲 15g　丹参 15g　猪茯苓各 15g　泽泻 15g　炮山甲 9g　土鳖虫 9g

耀堂公认为肝硬化之腹水，与肾炎引起之腹水多属阳虚者不同，肝硬化易于伤阴，故宜在方中酌加生地、麦冬之类，利水而不伤阴。

陈氏在临床治疗肝硬化腹水，早年常用十枣汤泻水，确有不少副作用，但在当时对顽固性腹水用各种利尿剂无效时，不失为急救之一法。今天由于腹水机的应用，可把腹水抽出脱水除钠再把蛋白输回病人，故腹水的治疗，已可不必再用下法。而应发挥中药活血化瘀、疏通经脉、养血保肝、健脾益气之特长。使土能制水，腹水可不再复发。曾观察过一部分病人，在腹水抽空后用中药与不用中药，其复发

率大不一样。因此，曾拟一处方：

黄芪 15g　当归 12g　白术 9g　郁金 9g　鳖甲 9g　木香 9g　桃仁 9g

制成浓缩浸膏片，每天 3 次，每次 5 片，作为腹水消退后的巩固方，有一定疗效。

对肝硬化之肝脾肿大，宜长服鳖甲煎丸，持之以恒，常可使巨脾缩小，但近来此药经常缺货，又自制一方以代之：

鳖甲 12g　鼠妇 6g　大黄 6g　土鳖虫 6g　蜣螂 6g　莪术 9g　柴胡 6g
桃仁 6g

以上药 5 倍为末，炼蜜为丸，每服 6g，每日 2 次。

在临床上体会肝硬化腹水病人确易伤阴，用双氢克尿噻、速尿等利尿剂，只要 1 周后即可见舌质转红，舌苔剥脱，停药早可恢复，如继续应用，则易诱发肝昏迷，此点十分重要。宜速用养阴生津、益气活血之生地、首乌、石斛、麦冬、太子参、杞子之类，以助恢复。

肝硬化并发之肝昏迷，在早期仅神识昏糊，常用黄连温胆汤加减，有很好的疗效，对较重之肝昏迷，可用犀角地黄汤合安宫牛黄丸，常用方：

广犀角 3g　生地 15g　赤芍 12g　丹皮 9g　川连 3g　胆星 6g　石菖
蒲 15g　远志 9g　加安宫牛黄丸—丸分吞

疗效甚好，曾治 1 例反复发作肝昏迷 5 次的患者，均以此方救回，其他病例也挽回不少。

对肝硬化并发之反复发热，有些是体内类固醇物质堆积太多，引起的类固醇性发热，只要在方中加入柴胡 9g、白薇 9g、地骨皮 9g 即可；另一种为肠道细菌由侧支循环进入血液引起的一时性菌血症所致，此种病人常在方中加入红藤、败酱草各 30g（因属革兰阴性杆菌），既可治疗，又可预防之。

（陈泽霖　整理）

李子玉

终属邪实需涤荡，臌证丸方起沉疴

李子玉（1880~1969），天津名医

臌胀，俗称臌证。李氏以为臌胀病是因患者腹大胀满而得名，腹部胀满的病亦可见于水肿，肿与胀本系二病，虽肿可兼胀，胀亦可兼肿，若肿胀并论，则虚实混淆，盖肿者先肿于外而后臌胀于中，胀者先胀于内而后肿于外，亦有不肿于外者。胀病多实，而肿病多虚。眉目清晰，虚实易辨，颇合《内经》精神及临床实际。

徐灵胎曰："凡胀必有实邪，一味温补是益其病也。"又曰："腹满等症，必须有出路。"又曰："胀满之病即使自虚，终属邪实，故古人慎用补法……胀满必有有形之物，宜缓缓下之。"清·怀抱奇《医彻》曰：治臌胀"譬之洪水泛滥，不事疏凿，乃欲以土实之，则愈堤防而愈泛溢，此必然之势也，子和出，立浚川、禹功等法，非不峻烈可畏，然不有涤荡之，则水何由而行，所蓄者何由而泻？余每见从事温补者，一逢肿胀，则进六君子、金匮肾气……卒至肿胀愈甚，迄无成功；及遇草泽医，每以大攻大泻药投之，反恒奏绩于俄顷，然后以参调之，以补济之，善其后图。"这些论点非常正确，是治疗臌胀病之所以坚持以攻为主的原则和依据。李氏治疗臌胀病推崇攻利之法，而倡食养以尽之的善后疗法。乃在其业师马俊山先生治疗臌证的效方之基础上，创制"臌证丸"一方，用之一生，获效无算。臌证丸：

黄芩冬季可略减，夏季可略增，30g　砂仁 30g　木香 30g　甘遂 180g
甘遂与其他药量之比为 1∶6。

制法：共为细末，水打小丸。

剂量：成人每次 3~10g，儿童酌减。

用法：每隔 3~5 天，空腹服一次。

适应证：肝硬化腹水、肾炎、慢性心衰伴腹水可任攻下者。

反应：本药有轻度催吐作用，以泻下逐水为专，作用可达 3~4 小时，待泻稍减之后，饮小米粥碗许，而后便可进一般饮食。

禁忌：孕妇禁服。肝硬化有明显上消化道出血倾向者，慎用。

类似臌证丸的方剂颇多，但由于臌证丸配伍合理，运用妥当，其排泄水量和利尿作用往往远胜于同类方，天津著名中医邢锡波"中药治疗 41 例肝硬化的临床观察"（《中医临床经验初步总结汇编》·天津市卫生局·1957 年），曾对李氏创制的臌证丸做过如下的实践观察。

臌证丸是各类治疗臌证方中之最有效者，其消除腹水的作用，包括大便泻水、小便增多，确较诸方为优。又据天津市著名中医赵恩俭氏之"中药臌证丸治疗肝硬化并发腹水观察报告"（引文同前书）说："它（指臌证丸）从肠道排除腹腔的积液，不论从药效方面、方剂的配合方面，以及临床病例的观察分析方面来看，它的效果都是可以肯定的。在饮食方面给予高蛋白的食物，并且禁食盐，进一步限制了腹水的再起和提供了恢复营养和肝功能的条件与可能。所以对于臌证丸治疗腹水的疗效，我们不要孤立地看作是泻水的结果，它是整个治疗原则的共同作用……另外在肝功能方面，47 例病人中在治疗前几乎全部都表现出肝功能的不正常。经过治疗后与治疗前比较，有的显示着进步、有的恶化。有一部分病例虽然在某些方面恶化，但在另外某些方面表现进步。总起来看还是进步的较恶化的多，但是完全恢复正常的却很少。我们可以这样理解，臌证丸和它的治疗原则对于肝脏功能在某些条件下可能有好的影响。"邢锡波氏谓："在服食泻水剂之后，由于从大便排出很多的水分而小便当日反感减少。至 2~3 日小便量逐渐增多，既不似放腹水丢失大量蛋白，又不似用汞撒利后腹水继续增生。所以一般肝硬化并发腹水的病人，如无慢性胃肠病及肝昏迷的危险症状，用泻水药是完全可以治愈的。"

孙某 女，36 岁，安徽省寿县人，干部。1955 年 5 月 5 日因腹胀三个月逐渐加重而入院。

患者曾于 1948 年在南京中央医院行脾脏切除手术，并取肝脏活体组织一块做病理检查，诊断为：斑替氏综合征及早期肝硬化。术后一般情况佳，到 1952 年 1 月发生腹泻腹胀及下肢水肿，经服磺胺胍、酵母、维生素乙等药治愈。到 1954 年 11 月腹部又胀，经其医院检查诊断为肝硬化而来津就医。

体温 36.5℃，脉搏 72 次 / 分，脉象弦，血压 21.3/9.33kPa，体重 50kg，腹围 80cm。

外观慢性轻病容，神智清醒合作，发育营养中等。皮肤无黄疸，于腹部左侧有垂直之手术切口瘢痕。颌下淋巴结可触知如豆大、无触痛。巩膜无黄染，舌红有黄白苔。颈软、心肺正常。腹稍膨隆，剑突下及稍偏右侧均有极轻度压痛。有移动性浊音及水波感。四肢脊柱正常，腱反射存在，无病理反射。

血象：红细胞 3.34×10^{12}/L，白细胞 6×10^9/L，中性嗜酸性粒细胞 0.01，淋巴 0.52。麝香草酚混浊度试验：8.2U 总蛋白 7.3g%，白蛋白 36.6g/L，球蛋白 3.6g%，凡登白氏反应：直接（+），间接（+），胆红素 5.1μmol/L。尿：除有微量蛋白外，其余正常。马尿酸试验：2.53g/4 小时。大便：正常。

入院后由 1955 年 5 月 9 日至 5 月 22 日共服臌证丸 3 次，总量为 24g 每次服药后呕吐 1~3 次黄白色黏液以后，开始腹泻，次数在 10~20

次之间，伴以腹满及精神不振。腹泻停止后，晚餐即可正常进食。服药3次以后腹水全消。体征此时可以触知肝脏在右侧肋缘下近剑突处约3横指，亦有极轻之压痛。体重减到46kg，腹围减至68cm，于5月20日复作肝功能试验。

麝香草酚混浊度试验：8.4U。总蛋白60.9g/L，白蛋白16.8g/L，球蛋白44.1g/L。凡登白氏反应直接（＋），间接（＋）。胆红素13.8μmol/L。

出院时饮食起居已正常，无任何自觉症状。查体方法，除肝仍在剑突下约3横指及有轻度压痛外均正常，于1955年7月19日出院。

杨成富　男，53岁，已婚，河北省蠡县人，农民，于1958年6月10日以肝硬化腹水收入天津市立总医院中医科病房。

患者近半年来发生痞满，渐则腹胀，且逐渐腹部增大，同时下肢水肿，餐后胀甚，尿少如茶，近一月来下肢水肿加重，漫及膝上，以至阴囊，经门诊以肝硬化并发腹水而收入病房。

体温37℃，脉搏84次/分，呼吸21次/分，血压130/70mmHg，体重71kg。强迫仰卧位，神清合作，营养略差，皮肤有不明显黄疸，胸前可见1~2蜘蛛痣，巩膜略黄，浅淋巴（－），心肺（－），腹部极度膨隆，静脉（腹壁）曲张，大量腹水，明显水波感及移动性浊音，阴囊轻度水肿，下肢指压性水肿（＋＋＋），四肢脊柱（－），生理反射存在，病理反射未引出。腹围119cm。

血液：血红蛋白10.2×10^{12}/L，红细胞4.14×10^{12}/L，白细胞5.1×10^9/L。中性0.73，嗜酸性粒细胞0.01，淋巴0.26。尿液：蛋白（±）。肝功能：血浆总蛋白63g/L，白蛋白21g/L，球蛋白42g/L。麝香草酚混浊度：19.4U。凡登白氏反应直接（＋），间接（＋），胆红素18.8μmol/L。

患者入院后采用臌证丸治疗，每5~7天服1次，每次12.5~15g，应用臌证丸后剧烈腹泻达20次/6小时，排出大便水量5000mL。患者腹水，下肢水肿明显减轻，应用臌证丸2次以后，下肢水肿全部消失，腹围减至 92cm。腹胀明显减轻，纳食大增，已可下地行走。该患者先后用臌证丸 11 周，共用臌证丸 13 次，症状全部消失。于 1958 年 12 月 21 日出院。出院前肝功能：麝香草酚混浊度 6U，血浆蛋白 66g/L，白蛋白 33g/L，球蛋白 33g/L。凡登白氏反应：直接（＋），间接（＋），胆红素 13.7μmol/L，血尿便常规均正常。

出院时巩膜未见黄染，胸前蜘蛛痣消失，肝脾均不可及，腹水（－），腹围 79cm。

该患者出院以后，中止服药，21 年未复发。

康良石

腹水治疗方

康良石（1919~　），厦门市中医院主任医师

肝硬化腹水，以腹大如鼓为特征。在临证中按中医治疗臌胀治疗原则，根据原发病的不同，审辨邪正盛衰情况，分别以祛邪为主或攻补兼施，能取得一定的疗效。积聚迁延日久，呈现腹大胀满，络脉显露，胁腹胀痛，大便褐黑，小便短少，面色苍黄晦滞，头颈胸背有蜘蛛痣，肝掌，唇色紫褐，舌质暗红或夹紫斑，脉细弦或涩等气滞血瘀，水浊不行证。治则祛邪为主，化气行水、活血化瘀。

半边莲 30g　鸠草 30g　玉米须 30g　茯苓皮 30g　猫须草 15g　七己菜 15g　大腹皮 10g　橘皮 10g　通草 3g　三七粉 2g　琥珀粉另冲, 2g

浓煎，鸡鸣时服初遍，每日 1 剂。若伴胸闷气憋，咳喘痰白，证有水饮阻肺，加用葶苈子 15g、莱菔子 12g、桑白皮 10g，以泻肺行水。

黄疸迁延日久，出现腹大坚满，胁脘撑急，烦热口苦，渴不欲饮，小便赤涩，大便秘结或便溏，舌尖边红，苔黄腻或兼灰黑，脉弦数等湿热互结，浊水停聚证。治以祛邪为主，利湿清热，攻下逐水。应用：

玉米须 45g　茵陈 30g　茯苓 30g　大腹皮 12g　猪苓 12g　泽泻 12g　焦山楂 10g　车前子 10g　香橼 10g　莱菔子 10g　青皮 5g　陈皮 5g　川朴 5g　通草 3g　三七粉另冲, 2g

煎法服法同上。若黄疸色尚鲜明，舌苔厚腻，脉弦数或弦细者，上方去腹皮、青皮、陈皮、莱菔子，加滑石 24g、郁金 10g、茅根 30g，以利水退黄；若黄疸色晦暗，舌质红或鲜红，苔厚浊或无苔，并见蜘蛛痣、肝掌、衄血者，去猪苓、通草、莱菔子、川朴，加丹皮、郁金各 10g 蒲公英 15g 败酱草 20g，以清热解毒化瘀。

无论积聚或黄疸迁延日久，而见腹大胀满不舒，入暮尤甚，肠鸣便溏，面色萎黄，神倦乏力，肢冷怯寒，舌胖大有齿痕，脉细涩或虚大等脏腑阳气不足者，治则攻补兼施、温补脾肾、益气行水。药用：

茯苓 18g　白术 18g　黄芪皮 15g　桑白皮 6g　木瓜 6g　山葡萄藤 21g　砂仁 5g　大腹皮 5g　槟榔 6g　款冬 18g　紫苏 6g　陈皮 5g　木香 5g　灯心草 2g

煎法同上。若同时出现面色晦滞、唇紫、口燥、心烦，时衄血，小便短少，舌苔光剥红绛少津，脉弦细数等阴虚内热证者，为阳病及阴、肝肾阴虚，上方去白术、陈皮、木香、砂仁，加金石斛 15g、北沙参 15g、银柴胡 10g、地骨皮 12g、鳖甲 15g，益气养阴。

逐水是治本病的重要一环，当病人尿少或无尿时，选用不同利水药辅助治疗，可收到较快的疗效，但要掌握分寸，适可而止，以免过伤元气。经过临床观察，以下 3 个方剂较好：

1. 山橘仔根 60g（产于福建宁化县者佳），水煎 2 遍，每日分 2 次服。这是味辛苦温利水药，在其他中、西利尿药收效不明显时，加用本品则屡屡获效。

2. 大腹水肿丸：牛黄 0.6g，海藻、昆布、牵牛子、桂心、葶苈子各 3g，椒目 1g。共为细末，葶苈子捣膏，蜂蜜为丸，如梧桐子大。每日 2 次，每次 20 丸，白开水送下。

3. 金珀散：海金沙粉 3g　琥珀粉 3g。共为细末，每日剂，分 3 次饭前服。当患者腹水胀急，甚至喘咳，丸、散两方可交替辅用，有助消除水饮。对于腹水初起患者，形体尚未太虚弱，舌苔厚、便结、尿少者，也常配合攻下逐水散剂。内服逐水多用牵牛子粉，每日 1 次，每次 4.5~6g，白开水或用煎剂送下。可利大小便，消腹水。至于用舟车丸、十枣汤之类逐水，由于药物毒性较大，多服对肝脏不利。往往改用外治逐水法，此法不论虚实，皆可采用。其药物组成：牵牛子、槟榔、香附子各 60g、生甘遂 15g。共研细末，用米酒适量调成膏煮暖，纱布包裹，趁温先熨腹部（须防烫伤），候温度适中，可敷腹上至觉凉取起。每日 1 剂，可外敷 2~3 次，冷后可调酒再煮热用之。

裘沛然

虚中求实，补泻互寓

裘沛然（1913~2010），上海中医药大学教授，国医大师

裘氏认为，慢性肝炎与肝硬化代偿期从中医辨证学角度看两者比较接近，其基本病机是正虚邪恋，具体分析则有以下特点。

阴虚与湿热并存：肝藏血，体阴而用阳，肝肾同源，精血互生，湿热毒邪久恋不去，阴血煎灼，肝肾两亏，故慢性肝炎、肝硬化多阴血亏损之证。张介宾说："故凡损在形质者，总曰阴虚，此大目也。"肝阴虚，疏泄失职，易致脾胃壅滞生湿，湿郁化热又能伤阴；另一方面阴虚可生内热。因此，本病阴虚与湿热并存，且互相影响，但阴虚为本，湿热为标。

血热与血瘀互结：本病湿热阻滞络脉，久则生瘀。《张氏医通》说："诸黄虽多湿热，然经脉久病，不无瘀血阻滞也。"故慢性肝炎、肝硬化患者几乎都有不同程度的血瘀见症，血瘀又可加重病情，甚至是黄疸加深的主要病机。另一方面邪毒深伏，血分有热，瘀热互结，出现鼻衄、齿衄、皮肤瘀斑等出血症状。

肝与脾同病：慢性肝炎、肝硬化病虽在肝，但与脾的病理变化不可分割。早期湿热鸱张时，湿困脾胃，出现脘腹胀闷，口黏欲呕，大便不实，纳少体倦，苔腻脉濡等，土壅木亦失于条达，气血失于顺畅；另一方面肝旺乘土，出现胁肋胀痛，脘腹痞满，嗳气纳少，情志

易怒，精神不振等；再者，脾虚气血生化不足，肝木失荣，或肝虚不能藏血，脾土失养，两者互相影响。要之，慢性肝炎、肝硬化的主要病机是：阴血亏虚，瘀热与湿毒互结，肝与脾同病。

近贤秦伯未先生说："治内伤于虚处求实，治外感于实处求虚，乃用药之矩。"对慢性肝炎来说，外邪与内伤杂合为病，病机属本虚标实。故治疗时宜虚中求实，补泻结合，根据邪正的具体情况，或寓补于泻，或寓泻于补，相机应用。

裘氏治疗慢性肝炎、肝硬化常选用一贯煎、大黄䗪虫丸、当归六黄汤等方剂，运筹变化。

一贯煎以生地、杞子等柔肝育阴，佐川楝子疏泄肝气，寓泻于补，对慢性肝炎、肝硬化见肝阴不足，肝脉失养，出现胸胁疼痛，咽干口燥，舌红少津及由肝功能损害出现慢性指标异常者，颇为相宜。如果伴见饮食运化不良，见纳呆腹胀者，加枳壳、鸡内金、焦楂曲；伴气虚而见肢软乏力，不耐劳顿者，加黄芪、党参、山药、甘草；伴湿热内蕴而黄疸者，加茵陈、黄柏、黄芩、山栀；肝脾肿大，面色黧黑，舌质紫暗，脉细涩者，加丹参、赤芍、炮山甲、桃仁；伴肾阴不足而见耳鸣、头晕、腰酸、肢软者，加炙龟甲、炙鳖甲、熟地、山茱萸；胁痛甚加延胡索、炙土鳖虫、郁金等。裘氏认为，从慢性肝炎发展至肝硬化，出现肝阴不足或肝肾阴亏的情况比较多，而阴精易损难成，故治疗当守法守方，不厌其烦，在育肝肾之阴的同时，根据临床实际情况，辅以活血、补气、清化内蕴之湿热等，一贯煎静中寓动，不仅对改善临床症状有良好的功效，且对改善肝功能亦有帮助。

大黄䗪虫丸为虚劳"干血"而设，是方在大队活血化瘀药中佐以大剂干地黄养血补虚，寓补于泻。裘氏认为，生地一味除滋阴养血外，也有活血行瘀作用。此方对慢性活动性肝炎及肝硬化代偿期，以血瘀和癥积为主症者，较为适宜。但此方祛瘀之品较多，补虚扶正不足，其立意在于祛瘀以生新，所谓"去病即所以补虚"。从临床实际情况看，慢性肝炎、肝硬化纯以血瘀证表现者较少，往往或夹有肝脾不和，或伴见肝肾不足，或兼气血两虚，或夹杂湿热之邪，故单用化瘀活血药似嫌不足；再者，这类病者的凝血功能大多不佳，或伴有程度不同的衄血等症状，若过用化瘀破血之品攻伐，令气血受戕，或导致出血。裘氏经验，师大黄䗪虫丸组方之意，佐以扶正药物，不仅可提高祛瘀的功效，而且有防止出血的可能。具体加减，如见肝脾不和者，加柴胡、白术、白芍、党参、枳壳；肝肾不足者，加熟地、龟甲、鳖甲、女贞子、黄柏、山茱萸、巴戟天；气血两虚者，加黄芪、党参、当归、丹参、大枣、杞子、鸡血藤、甘草；伴有出血者，加仙鹤草、旱莲草、丹皮、侧柏叶等。

当归六黄汤的组方，寓有深意。裘氏认为此方用黄芪、当归、生熟地黄，补气养血益阴，黄连、黄芩、黄柏，清热泻火坚阴，故实际是一则补泻并重，阴阳兼调的方剂。对慢性肝炎、肝硬化出现气阴两亏，邪热内盛之证，甚为合拍。如肝络瘀滞明显者，可酌加延胡索、川楝子、丹参、郁金、柴胡等行气活血，化瘀止痛之品；血虚症状明显者，可配合首乌、鸡血藤、阿胶等养血；肝肾阴虚明显者，佐以女贞子、旱莲草、杞子、牡蛎、龟甲、鳖甲等滋肝肾之阴；湿盛者，加苍白术、砂蔻仁、厚朴、藿香、佩兰、茯苓、米仁等化湿祛浊。

裘氏体会，慢性肝炎、肝硬化的病机是虚实兼夹，一贯煎寓泻于补，大黄䗪虫丸寓补于泻，当归六黄汤补泻并重，以此三方为基础，结合气血阴阳之偏颇，湿热、邪毒、瘀血之兼夹，随机权变，可望收到较好疗效。

（王庆其 整理）

周信有

化瘀行气，补脾利水

周信有（1925~　），甘肃中医药大学教授

《内经》云："臌胀何如……腹胀身皆大，大与腹胀等也，色苍黄，腹筋起，此其候也。"臌胀命名，是形容腹胀如鼓，腹皮绷急。而这里腹胀又兼见"色苍黄，腹筋起"之征，这说明此腹胀的发生，非纯因气滞，还兼有血瘀、积水等综合因素形成。色苍黄，腹筋起，状似蜘蛛（腹壁静脉曲张），为血瘀；腹胀如鼓，为气滞、水停所致；色黄为脾土衰败之征。此病后世亦有称之为蛊胀。一般多见于肝硬化、血吸虫等疾病所出现的腹水体征，是肝功能进行性恶化的结果。可以看出，此病亦表现出邪实正虚的特点，血瘀肝硬，腹水潴留，此为邪实；肝木乘脾，脾虚失运，此为正虚。故治疗此病，亦宜调肝祛瘀，补脾利水，采用攻补兼施的原则。《金匮要略》曰："血不利则为水"。此说明肝病所致腹水，除脾虚不运的原因外，还由肝失疏泄条达，气血瘀滞，血不循经，津液外渗，水液潴留而成。因此治疗肝硬化腹水，除补脾利水外，还须通过活血祛瘀，消除血脉瘀滞，以达到利水消肿的目的。这就是《内经》所谓"去菀陈莝"的治疗原则。可见治血祛瘀法，不仅对消除肝硬化血瘀有利，而且亦可起到通脉利水的作用。行气祛瘀之药如前所述，其健脾利水之品可用五皮饮、台参、白术等。

赵某 男，48 岁。1972 年诊。患慢性肝炎已 8 余年，近年来腹部胀满，日渐腹大，西医诊为肝硬化腹水，抽腹水两次。其腹大不减。苦于无术，转请中医邀余为诊。

诊见，腹大如箕，脐眼外突，青筋暴露，臂、颈、胸等处均见蜘蛛痣，面色黧黑，轻度浮肿，脘痞纳呆，泛恶欲呕，呼吸气促，疲倦乏力，形体瘦削，两胁胀痛，可触到癥块（肝肿大约季肋下 2 横指，质硬；脾肿大约 4 横指）。尿少而赤，舌苔黄糙腻，舌质暗淡有瘀斑，脉沉弦。证系肝失条达，血瘀成癥，肝强脾弱，血不利则为水，脾阳虚则湿聚，水不去而潴留于内，故有腹水之患。治宜疏肝化瘀、补脾利水、攻补兼施、标本同治。处方：

柴胡 9g　当归 9g　炒白芍 20g　丹参 20g　郁金 15g　三棱 9g　莪术 9g　香附 9g　党参 9g　炒白术 9g　大腹皮 20g　猪苓 15g　苓皮 15g　泽泻 15g　白茅根 20g

水煎服。服药 10 剂，小便增多，腹围渐减，知饥能食。又连服 20 剂，诸症悉退，肝功能亦恢复正常。

祛瘀药与行气利水药同用，是我治疗肝硬化腹水所常遵循的用药准则，往往收到满意的效果。从整体着眼，兼顾正气，培补脾气，攻邪而不伤正、补虚而不恋邪，达到"扶正以祛邪"的目的。

朱良春

复肝丸治疗早期肝硬化的体会

朱良春（1917~2015），南通市中医院主任医师，国医大师

处方：

紫河车 60g　红参须 60g　炙土鳖虫 60g　炮甲片 60g　参三七 60g
片姜黄 60g　广郁金 60g　生鸡内金 60g

共研为细粉末，水泛为丸。每服 3g　1 日 3 次，食后开水送下，或以汤药送服。1 个月为一疗程。

适应范围：

早期肝硬化肝功损害，肝脾肿大，或仅肝肿大，胁痛定点不移，伴见脘闷腹胀，消瘦乏力，面色晦滞，红丝血缕或朱砂掌，舌暗红或有瘀斑，脉象弦涩或弦细等症。

肝硬化虽属病由肝起，却是一种影响全身的错综复杂的慢性病变，在整个病情演变过程中，多影响到脏腑之间的功能紊乱，表现为虚实交错的病机。为了探讨本病的治疗规律，除肝血郁滞，瘀结为癥的基本型外，另分下列四种证型施治。

1. 肝郁脾虚：重在疏肝益脾，扶正消癥。肝失疏泄，气血痹阻，脾运不健，生化乏源。其症肝脾肿大或仅有肝肿大，质地 I 度，按之则痛，胃纳减少，腹胀便溏，四肢倦怠乏力，面浮而色晦黄，入暮足胫微肿，舌色暗红不泽，舌体较胖或边有齿印，脉象虚弦，重按无

力。治用疏肝益脾，活血消癥。复肝丸配合逍遥散、异功散、当归补血汤加减。常用药物如柴胡、当归、白芍、党参、黄芪、白术、丹参、炙甘草、广郁金、广陈皮、茯苓等。

肝郁脾湿，久结不解，正气尚实，湿遏中焦，邪从火化，急当清肝利胆，通腑泄浊，而湿火之邪得泄，继用复肝丸以治其本，获得肝肿消减之良效。

2.脾肾阳虚：法宜温补脾肾，益气化瘀。气血瘀滞，肝脾久伤，由脾及肾，损及肾阳。其症脾肿大较肝肿大为甚，恶寒怯冷，腰膝酸软，面黄无华，精神委顿，饮食少思，腹胀便溏，舌淡胖嫩或淡紫，脉多弦而细。治用温补脾肾、益气化瘀。以复肝丸为主，配合景岳右归丸、当归补血汤加减。常用药物如熟附片、肉桂、鹿角胶（或鹿角片）、菟丝子、淫羊藿、黄芪、当归、党参、白术、茯苓、甘草等。

3.邪毒久羁，肝血亡耗，肾阴损伤，热瘀脉络：其治宜滋养肝肾，凉经宁络。待虚热已清，脉舌无大热，则伍用复肝丸。

4.肝郁脾虚，久结不解，正气尚实，湿遏中焦，邪从火化，当通利肝胆，通腑泻浊，俾湿火之邪得泄，继用复肝丸以治其本。初投清滋宁络，继用扶正化瘀，得获佳效。临床所见之阴虚夹瘀型，其机制颇为复杂，往往是趋向恶化之征兆，必须提高警惕，随证施治，阻断病势之发展。

肝郁血瘀的产生，和人体正气的强弱是有密切关系的。因此，根据肝硬化虚中挟实的病机，采用扶正祛邪的治则，拟订复肝丸益气活血、化瘀消癥。方取紫河车大补精血，红参须益气通络，两味用以扶正；参三七活血止血、散瘀定痛；土鳖虫破血消癥，和营通络；更加郁金、姜黄疏利肝胆、理气活血；生鸡内金、炮甲片磨积消滞，软坚散结。全方着眼于肝血阻滞，瘀凝脉络的主要病机，着手于扶正祛邪、消补兼施的治疗原则，又以丸药小剂量常服之法，补不壅中，攻不伤正，以冀癥积潜移默消，促使肝实质的改善和恢复。通过临床实践，疗效尚能满意。虽然观察病例不多，但颇有进一步探索的价值。

早期肝硬化肝脾肿大，肝功能表现为麝、锌浊度增高，血清白蛋白改变者，一般以肝郁脾虚证最为多见。用复肝丸配合益脾疏肝方药，多数患者在 1~2 个疗程后，可以改善症状和体征，肝功能亦随之好转。脾肾阳虚型，以温补脾肾方药与复肝丸同时并进，对于增强机体免疫功能，促使肝脏实质病变的改善，有相得益彰之妙，但疗程较长，不能急于求功。肝肾阴虚型，除阴虚阳亢，营热伤络，临床表现郁热并著者，治宜养阴解郁，凉营宁络为主，暂时停服复肝丸外，一般可以配合滋阴柔肝解毒煎剂，汤丸并进，对于控制"脾亢"，纠正血清白球蛋白的倒置有一定作用，而未见助阳伤阴、攻邪伤正之弊。至于肝胆湿热证型，谷丙转氨酶明显增高时，复肝丸则不宜早用，否则，往往出现烦热不寐的反应，如复查肝功、转氨酶亦可续见上升，故用之宜慎。

通过对复肝丸的临床观察，初步认为，只要重视肝硬化病理改变的特点，从化瘀消癥着眼，扶正祛邪着手，争取早期诊断和治疗，是可以提高疗效，缩短疗程的。

李克绍

腐泔猪胆方治疗肝硬化

李克绍（1910~1996），山东中医药大学教授

肝硬化出现腹水，是本虚而标实。本虚只能缓图，标实则必须急治，所以消水是当务之急。消水之法，淡渗之剂已不起作用，而攻劫之品，如遂、戟、芫花之类，虽有消水之效，但走泄真气，施于肝功将竭之际，嫌有虚虚之弊，所以常见初用稍效，继续攻劫则效果不显，最后还是归于不治。至于保肝治本，必须温之养之，疏之导之，故用药务求和平，以冀已硬部分能有所改善，至少是使其病变不继续发展。

临床曾用腐泔猪胆方治愈数人，有的腹水消后数年未见反复。其方如下：

鲜苦猪胆1个，豆腐浆1大碗。将豆腐浆加热后，搅入猪胆汁饮之。如无鲜猪胆，用干者置温水中泡开亦可用。

豆腐浆即腐泔，系指豆汁用卤水点过成脑之后，在筐中轧榨时所滤过的水。《本草纲目拾遗》称其能"通便下痰，通癃闭，洗衣去垢腻。"腐泔除有卤水点者外，亦有用石膏点者，《药性考》称其俱能清热。然仍以卤水点者为好，此乃卤碱有"下蛊毒"（《本经》），去"五脏肠胃留热结气，心下坚"（《别录》）之故。

胆汁本生于肝，对肝当有亲和之力，加之腐泔兼有卤性者，有行

宿水之功，而无攻劫之弊。但水消后，并不等于痊愈，还必须考虑治本善后。治本必须养肝，兼以活血化瘀。须求养肝不用峻补，而用酸温之品，如乌梅、木瓜等。疏肝不用柴胡而用生麦芽，这是因为生麦芽具有甲木生发之气，且有消积化坚的作用。化瘀不用桃红而用生山楂，因为山楂味酸养肝，化瘀而不峻。

上述养肝、疏肝、化瘀之中，还必须佐以和胃，盖因肝病必及土故也。以白扁豆、玉竹和胃，而不用苍、白术理脾者，以肝喜柔而畏劫故也。此方药量不宜过重，但要多服，因药性和平，故可久服而无弊。因此常用此方以治肝硬化，即迁延性肝炎，用之亦非常有效，且可防止肝炎向肝硬化发展。

张琪

审时度势，攻补兼施

张琪（1922~   ），黑龙江省中医研究院研究员，国医大师

治疗肝硬化腹水一是要掌握好方法，二是要把握住时机。此病内多因素体脾胃湿热，饮食不节，劳倦悲怒；外则感疫毒之邪，结于肝胆，郁而不达，日久则肝脾俱病，中虚湿阻，湿不得化与热结，致使水谷不化，清阳不升，转输失利，浊阴不降，清浊相混，隧道壅塞，不得外泄而致。疾病始于本虚标实，迁延不愈，虚者愈虚，实者愈实，病情危重，常令人棘手。治疗须根据本虚标实的特点，采取扶正祛邪的方法。因标急于本，不除水则虚必难复，故治疗的重点应放在逐水上。考虑到逐水之剂易伤脾胃，况病家身体日耗，气血不足，一味攻逐则正气难支。治腹水我以海藻为首选，《千金方》治大腹水肿，气息不通，危在旦夕的大腹千金散即以此为主药。早年我曾自拟藻朴合剂治疗肾炎水肿以腹水为主者颇效，在它的启示下，根据肝硬化腹水的特点，总结出上述基本处方，临床加减治疗很多患者，效果十分满意。

然"大毒治病，十去其六"，待水邪大除，腹胀缓解，应立即改投益气健脾，利水之剂，及时根据正邪关系调整攻与补的力量。此时实邪渐去，本虚之象日显，可视其气、阴所虚，酌补以人参、黄芪、白术、茯苓，炙鳖甲、青蒿、麦冬等，逐水药亦不可废除，只是由主降

辅，药味亦须按需调入。所谓把握住时机，即审定病的不同阶段，该伐则大胆攻伐，该补则大胆行补，及时转向，不可偏过，不得畏缩。

肝硬化腹水临床常以下方治之：

海藻 40g　二丑各 30g　木香 15g　川朴 50g　生姜 25g　槟榔 20g　白术 25g　人参 15~20g　茯苓 50g

适应证：肝硬化腹水（单腹胀）具有以下症状者：

1. 腹部膨大、腹水、小便少、身体消瘦、面色黧黑、舌质紫、苔白、脉弦缓或弦细。

2. 肝功能明显异常。

本方为攻补兼施之剂，海藻、二丑、木香、厚朴、槟榔为行气逐水之药。人参、白术、茯苓为益气健脾之品，适用于肝硬化腹水，以腹胀为主者，有一定疗效。

二丑学名牵牛子，苦寒有毒，有泻下、逐水、消肿的作用，为治疗肝硬化腹水之有效药物。海藻、槟榔、厚朴、木香行气利水。诸药合用，相辅相成。但肝硬化病人体质日耗，气血不足，一味攻下则正气不支，故又必须用人参、茯苓、白术益气健脾，共成攻补兼施之剂。

肝硬化高度腹水，审其人形气尚实、体质尚健者，可于本方内加入甘遂 5~10g，大戟 5g 峻逐水邪，通利二便，消除腹水，如畏其峻而不用，则贻误病机。后附有医案可参阅。用之多例，皆收效。

于某　27 岁，1980 年 5 月 23 日初诊。

腹胀 6 个月，1979 年曾诊断为肝硬化，两周前因呕血、便血住于某院，确诊为肝硬化癌变，癌性腹膜炎，住院 1 周，转回原单位护肝抗癌治疗，病人来所求治。

同位素诊断报告：肝位置正常，外形缩小，失去常态，肝边缘欠整齐，肝内放射性分布欠均匀，左叶稍大，脾区可见大量放射性浓聚，结论提示肝弥漫性病变。

B超检查：肝上界在锁骨中线4肋间，肝区波型较密微小，复波、迟钝。脾厚7cm，下界不清，腹水（侧卧位）：大量。提示：肝硬化癌变可能性大。肝功：碘反应（－）、麝浊4U、锌浊11U、谷丙转氨酶115U。

某医院6月9日~7月1日化验单：血红蛋白60g/L，红细胞2×10^{12}/L，白细胞3.9×10^9/L。腹水化验：未发现癌细胞，血沉：第1小时32mm，第2小时63mm。

5月23日一诊：面色晦暗微黄，巩膜无黄染，腹部高度膨隆，腹皮绷紧，腹壁脉络显露，脐突起，肌肤干燥，形体消瘦，胁下胀满，少食即胀满难忍，口干苦，大便秘，4~5日一行，小便短少。舌少津，苔白腻。脉弦数。肝肋下1cm，脾肋下4cm，高度腹水，下肢不肿。肝郁日久，疏泄失司，气血瘀滞，水道不通，水与热互结于阳明，阳明腑实，故有腹部膨隆，胀满难忍等症，其势之急非一般攻泄阳明所能胜任。法以急则治标，当以大剂攻下泄热逐水为急务，拟舟车汤化裁。处方：

二丑 30g　大黄 15g　炙甘遂 2.5g　广木香 7.5g　橘皮 15g　茯苓 30g　白术 20g　槟榔 20g

审时度势攻补兼施

5月26日二诊：上方服2剂，大便日2次，小便量稍增，腹皮见松。药虽中病，仍嫌力薄，欲斩将夺关，用药莫嫌其峻，仍以前方增加药量，并加入大戟。处方：

二丑 30g　大黄 10g　炙甘遂 5g　广木香 7.5g　橘皮 15g　茯苓 40g　白术 30g　槟榔 30g　炙大戟 2.5g

5月29~6月2日：上方又服6剂，腹部见松，大便下泻，小溲增多，胀满略减，稍能进食，但下午低热，病已见效，乃郁热外露之象。仍以前方加茯苓 30g，茵陈 30g，清利湿热。

6月9日：服上方6剂，小便日量1500ml，大便溏，日1次，胀满大减，腹膨大消，脉沉弦，再拟行气逐水，少佐扶正之剂。处方：

炙甘遂 10g　炙大戟 5g　白术 30g　茯苓 40g　海藻 30g　二丑 40g 槟榔 30g　广木香 10g　党参 30g　大黄 10g　泽泻 30g　茵陈 30g　生姜 15g

6月22日：上方加减服12剂，尿量在1500ml左右，腹部明显缩小，已不觉胀，日餐300g大便正常，下午体温36.8~38℃，自觉乏力，脉数，邪去十之七八，已显正虚，气虚发热，拟益气、健脾、逐水之剂。处方：

生芪 30g　党参 30g　茯苓 30g　白术 20g　柴胡 20g　槟榔 20g　泽泻 15g　海藻 30g　二丑 30g　麦冬 15g　炙甘遂 10g　炙大戟 5g　大黄 10g

7月8日：前方稍出入共服12剂。小便日量2000ml，大便正常，仅有小量腹水，不胀，每日食量500g。下午体温37.5℃左右，舌苔润，脉弦数，湿热本易伤阴，又屡行攻伐，故拟方重用清热、滋阴、逐水之品。处方：

银柴胡 20g　胡连 10g　大芄 15g　炙鳖甲 20g　青蒿 20g　知母 15g 甘遂 10g　海藻 30g　大黄 10g　麦冬 20g　茯苓 30g　广木香 10g

7月14日：服上方3剂，下午体温37.2~37.3℃，腹水全消，小便2000ml，大便日1次，手心热，脾肋下4cm，脉弦数，舌尖红、苔白。仍以前方加减，再服6剂。

7月31日：前药尽剂，体温正常，腹水全消，腹不胀，食量增至每日0.6kg，精神初振，身体见胖，脉沉滑。脾肋下本着"大毒治病、十去其六"的原则，嘱停服药，令其浆粥自养，以利康复。

9月2日：脾肋下3cm，肝肋下1cm，血红蛋白90g/L，白细胞 6×10^9/L，红细胞 3.7×10^{12}/L。

随访病人已工作2年，病情稳定。

本例为肝硬化失代偿期，腹水形成。住某医院确诊为"癌变"，以后虽未检出癌细胞，但肝硬化之诊断则毫无异议。当时以属病重至极，有急转直下之势，据其胀肿俱急，口干便秘等体征，而未出现形脱便血，认定尚在可攻之时。急则治标，良机莫失。因而一再峻剂猛攻，非但二丑、大黄之辈，就连大戟、甘遂也用至 5g、10g 之多。终于战而胜之，续以攻补兼施，使如是之重症，稳定向愈。本例成功之关键，在于抓住了有利时机，果断用药。若见重而不敢用猛，见危而畏缩不前，必然不能胜病，而贻误病机。

杜某 男，44 岁，干部。1973 年 11 月 13 日初诊。

某医院住院病人。诊断为肝硬化腹水；怀疑肝癌。病人呈高度腹水，腹部膨隆，腹壁紧张绷紧，静脉怒张，躯干及上肢有 5 个鲜红色痣（蜘蛛痣），面色苍白，肌肉消瘦枯萎，巩膜黄染，皮肤粗糙，全身极度衰弱，卧床不能转动，小溲不利，色黄，大便干。舌红无苔，脉象弦滑无力。肝气横逆，脾虚生湿，水湿停聚。宜疏肝健脾，理气利水之剂。处方：

茯苓 30g　木瓜 20g　槟榔 20g　泽泻 20g　寸冬 20g　猪苓 20g　白术 20g　紫苏 15g　陈皮 15g　葶苈子 15g　海藻 30g

11 月 20 日二诊：服上方 6 剂，小便稍增，一昼夜由增至 500ml，腹胀稍松，余皆如故。处方：

党参 20g　茯苓 30g　木瓜 20g　槟榔 20g　泽泻 20g　寸冬 20g　猪苓 20g　白术 20g　陈皮 15g　葶苈子 20g　海藻 30g　白芍 20g　柴胡 15g

11 月 30 日三诊：用前方 9 剂，小便 1 昼夜达 1500ml，腹胀明显见消，饮食增加，大便通利，精神好转，舌红转淡，脉象弦滑，病有转机，宗前方主治。处方：

党参 20g　黄芪 25g　茯苓 30g　木瓜 20g　槟榔 20g　寸冬 20g　泽泻 20g　猪苓 20g　白术 20g　陈皮 15g　葶苈子 20g　海藻 30g　白芍 20g

12月9日四诊：又服上方9剂，1昼夜尿量可达1500ml~2000ml，腹胀满已愈，食纳见好，大便日1行。面色转润，体重增加，仍有少量腹水，午后低热，舌白脉弦，仍宗前方治疗。处方：

木香 15g　木瓜 15g　槟榔 20g　茯苓 20g　泽泻 20g　猪苓 15g　桑皮 20g　紫苏 10g　陈皮 15g　葶苈子 15g　茵陈 后下, 20g　海藻 30g　银花 25g　寸冬 20g　党参 25g

12月19日五诊：服上方9剂，小便增多，腹水全消，腹胀已除，精神好转，全身有力，食欲增加，大便正常，黄疸已退，惟下午有低热，脉弦舌白苔，肝胆尚蕴湿热，宜清肝利胆化湿法。处方：

茵陈 后下, 20g　柴胡 15g　龙胆草 15g　银花 30g　黄芩 15g　青蒿 20g　半夏 15g　陈皮 15g　茯苓 20g　常山 15g

12月26日六诊：服前方3剂，低热已退，周身乏力，消瘦，食欲增加，以益气疏肝理脾之剂善后。处方：

党参 30g　生芪 30g　白芍 40g　柴胡 15g　白术 20g　茯苓 20g　当归 20g　丹皮 15g　甘草 10g

1974年2月5日复诊：起居基本复常，能下床在室内外活动。

6月5日复查：肝功能接近正常。

本例肝硬化已属晚期，大量腹水提示肝细胞损害较重，门静脉代偿功能失调，全身呈明显的营养缺乏。治疗仿茯苓导水汤增海藻等。海藻为治疗腹水的有效药物。《本草纲目》记载治大腹水肿，有软坚散结之作用。但海藻用量宜大，一般用25g至50g为佳。有热者可加黄芩、黄连等。

胡希恕

益气淡渗，祛瘀保肝

胡希恕（1898~1984），经方临床家

《金匮要略·水气病》篇曰："脉得诸沉，当责有水……肝水者，其腹大，不能自转侧，胁下腹痛。"揭示了肝硬化、肝腹水的脉证。胡老认为，该病主要是气虚血虚，血虚水盛，为本虚标实之证，治疗不能急于攻水而求近效，要特别注意慎用大戟、芫花、甘遂、黑白丑等攻伐逐水之品。这些都是毒性明显的药物，肝硬化、肝腹水多是慢性肝炎迁延不愈，肝功衰竭已极，已不能耐受这些药物的毒性刺激。肝脏本是重要的解毒器官，肝功衰竭，无能力解毒，有毒物质将进一步毒害肝、肾等器官，致使人体全身衰竭。此时的治疗，唯有益气养血、祛瘀利水治其标本，即以益气养血养肝保肝，以祛瘀活血软坚消肝脾肿大，以淡渗利水消腹水、浮肿。这样慢慢消息，以期望肝细胞再生、肝功趋向正常。

1. 茯苓饮合五苓当归芍药散方证主症：乏力，纳差，消瘦，腹满腹水，面色萎黄或有色素沉着，舌苔白少津，脉沉滑。方药：

茯苓六钱　党参三钱　陈皮一两　生姜三钱　枳壳三钱　桂枝三钱　猪苓三钱　苍术五钱　泽泻五钱　当归三钱　白芍三钱　川芎三钱

加减法：腹胀、浮肿明显者，加大腹皮三钱、槟榔三钱；纳差者，加砂仁三钱；肝功不正常者，加丹参一两、茵陈蒿八钱；肝脾肿

大者，加鳖甲五钱、龟甲五钱，或加服鳖甲煎丸三钱，一日二次，或用大黄䗪虫丸二钱，一日二次。

2. 小柴胡茵陈五苓散方证主症：口苦咽干，腹胀腹水，乏力纳差，小便黄少，舌苔白腻或黄，脉弦细。方药：

柴胡五钱　党参三钱　桂枝三钱　茯苓四钱　苍术三钱　猪苓三钱　泽泻五钱　黄芩三钱　半夏三钱　生姜三钱　炙甘草二钱　茵陈蒿八钱　大枣四枚

加减法：胁痛明显者　加白芍三钱　当归三钱　王不留行三钱；肝功不正常者，加丹参一两。

费某　男，46岁。

初诊日期1965年8月20日：1961年6月发现急性黄疸型肝炎，不断治疗，病情反复。近半年来，出现腹胀、腹水，某医院查有食管静脉曲张、脾大，诊断为肝硬化腹水，服西药症状反而加重，而求中医治疗。现症：腹胀甚，胸胁满，纳差，嗳气，头晕目花，口干稍苦，有时鼻衄，舌苔白，脉沉弦滑。证属血虚水盛，水郁久化热，治以养血利水，与柴胡桂枝干姜汤合当归芍药散加减：

柴胡四钱　桂枝三钱　黄芩三钱　天花粉四钱　干姜二钱　炙甘草二钱　生牡蛎三钱　当归三钱　川芎三钱　白芍三钱　苍术三钱　泽泻五钱　茯苓四钱　生地炭三钱

结果：上药服14剂，9月4日复诊，口苦咽干已，鼻衄未作，腹胀稍减，改服茯苓饮合当归芍药散五苓散：茯苓四钱，党参三钱，枳壳三钱，陈皮一两，苍术三钱，当归三钱，白芍三钱，川芎二钱，桂枝三钱，砂仁三钱，木香三钱，大腹皮三钱，木瓜三钱。

上药加减治疗五月余，腹胀、腹满已不明显，下肢浮肿消，腹水明显减少。嘱其回原籍继续服药，并加服鳖甲煎丸，以图进一步好转。

肝硬化、肝腹水多是慢性肝炎长期不愈变化而来，但是不少患者，在发现急性肝炎时就已经出现了肝硬化、肝腹水。因此，肝炎和肝硬化、肝腹水的病理和临床症状是虚实夹杂，交错出现，治疗上也就不能截然分开。急性黄疸型肝炎，以利湿、清热、疏肝为主；无黄疸型慢性肝炎，以疏肝、祛瘀、和胃为主；肝硬化、肝腹水，以益气、淡渗、祛瘀为主，这三大法是说治疗的一般规律大法，并不是一成不变的公式。每一法也可用于各型肝炎、肝硬化、肝腹水中，如有肝硬化、肝腹水而用了利湿、清热、疏肝法。这就是说，治疗时主要看具体症状所表现的方证，即有是证，用是方。

从以上的治疗经验中可看出，当肝功不正常时，胡老喜用大量的丹参、茵陈蒿；当有肝脾肿大时，常用鳖甲、龟甲。这是来自于多年的经验总结，也是源自于经方的理论。如有关丹参的功能、主治，《神农本草经》认为："味苦，微寒，无毒，主心腹邪气，肠鸣幽幽如走水，寒热积聚，破癥，除瘕，止烦满，益气。"有关茵陈蒿的功能、主治，《神农本草经》谓："味苦平，主风寒湿热邪气，热结黄疸。"这两味的主治功能，适应于肝炎的活动期，经长期观察确有良效，故常用之。应用鳖甲、龟甲治疗肝脾肿大，也是依据了《神农本草经》的论述，如该书记载："鳖甲，味咸，平，主心腹癥瘕，坚积，寒热，去痞。""龟甲，味咸，平，主漏下赤白，破癥瘕、疟疾"。其主治功能很适宜肝脾肿大症。胡老经多年观察确有实效，因此常择证用之。至于针对某个化验指标，如降 GPT、降 TFT 等，用某药某方，胡老认为，因无经验可循，有的药与中医辨证相抵牾，应慎用为妥，应以辨证用药为主。肝炎和肝硬化肝腹水，虽病在肝，但其病是全身病变，治疗也必着眼于人的整体，辨证论治、辨方证是其根本。

黄星楼

臌胀临证识见

黄星楼（1901~1984），名杓，江苏名医

达郁宽中法：适用于臌胀早期肝脾不和、气滞湿郁之证。偏于肝气郁结者，用逍遥散为汤送服陈香圆散；偏于脾气壅滞者，用白术和中汤或木香调气饮。兼有食积者可于上述方中加入消导之药，如鸡内金、麦谷芽、焦山楂、保和丸等；兼痰湿者，可合用二陈汤。若清浊相混、气机壅塞者，可用消胀万应汤送服金蟾散以宣清泄浊，调气消胀。

通瘀和络法：适用于病久入络、肝脾血瘀之证。腹有癥块者用琥珀人参丸，消其积块而腹胀自平。如久病入络，由气及血，腹壁青筋显露，颈腹见有红痣、赤缕者，宜先用当归䗪虫丸以通瘀消胀，继用四物绛覆汤以养营和血善后。如腹大而坚，二便不利者，可用芫蔚子、郁李仁、杜牛膝、冬葵子、当归、桃仁、红芽大戟、蜣螂虫、半边莲等，俾经隧通利而后浊血能行。

清热导湿法：适用于湿热蕴结之证。常用方如中满分消丸，能上下分消湿热。湿偏重者宜去人参、甘草，加苍术、车前子、蚕沙、赤小豆以导湿下行；热偏盛者，去干姜、人参、厚朴，加山栀、连翘、海金沙，或用当归龙荟丸苦寒泄热，略佐微辛以宣通之。如热甚迫血，出现呕血、衄血者，可用犀角地黄汤以凉血止血，待血止后，再

予清利湿热，宽中消胀之剂。

温脾健中法：适用于脾胃虚寒，气虚中满，以脘腹痞满、旦食则不能暮食、干噫食臭为主症者。用《千金》大半夏汤或强中汤以温脾散寒。若臌胀后期，脾胃虚弱，症见食欲减退、大便溏薄、面色萎黄、畏寒肢冷者，则以参术健脾丸以温脾健胃而益中阳。

补火暖土法：适用于脾肾阳虚，火不生土之腹部胀满，神倦怯寒，纳谷减少，大便溏或完谷不化者。方用四神丸合附子理中汤去五味子加茯苓、苡仁温煦脾肾之阳。亦可用桂附八味加减温肾行水而运脾阳。

调补肝肾法：适用于病久正虚或使用逐水剂后，肝肾阴伤者，方用六味丸加白芍、归身、枸杞。若气血俱虚者加用人参、黄芪。

逐水泄浊法：适用于腹水量多而见腹部膨大，腹皮光亮，如囊裹水，脐突，气急，二便不通者。方用圣妙散、香蟾丸，亦可参考本书水肿病篇攻逐之法。

臌胀之气滞络瘀与一般病证稍有不同，其气滞是由于中气失运，络瘀为肝失疏泄，属虚中有实、虚实相杂之证。故治疗的重点在于调理肝脾，培补中气。中气健旺，气和络通则臌胀自消而愈。即使早期正气虚衰之象不显，亦应慎用破气耗血之品。若至晚期瘀积日盛，腹水较多，不得已而用攻逐之法者，尚需攻补兼施，以防贼寇未去，而元气先伤。

"初病治气，久病治血"，是叶天士治疗臌胀的可贵经验。初病治气，重在斡旋气机，以助肝脾之疏泄、运化；久病治血，重在通瘀和络，以疏利体内之浊血、水湿。然而，臌胀初起，虽表现在气，实则络瘀之机早已隐伏，故通络活血之药，亦可适当配伍。若待血瘀之证渐著，方用祛瘀之法，则有养痈成患之虞。黄星楼于早期，常用砂仁、莱菔子、大腹皮、陈香橼以行气宽中消胀；茯苓皮、地骷髅、白茅根、陈葫芦以利水消肿；天仙藤、马鞭草、泽兰梗以活血通络，兼有行水之功。腹胀渐消之后，每日用丹参30g 生甘草10g泡饮，可收活血软肝之效。

唐某 女，30岁。

证候：颠颡素有气瘿，胸脘兼患疼痛，胁肋腹皮绷急，脐突筋露，鼓之如鼓。

诊断：肝脉循乎两胁，胃脉贯于胸中，《黄帝内经》曰："土位之下，风气承之。"盖在天为风，在地为木，木气太过，土为木克，所变之气居中，"气中则中"是也（《素问·六元正纪大论》）。肝木躁极，则犯胃贯膈，胃气实则腹胀，脾气实腹亦胀。脾与胃以膜相连，主运行，故能为胃行其津液，脾不运气，否而不泰，正邪相攻，两气相搏，乃合而为胀也。腹皮绷急，脐突筋露，鼓之如鼓，脉象左关弦劲，右关带缓，舌苔淡白，嗳气则舒，矢气则畅，臌胀已著，调治匪易。治法：先议抑木扶土。

代赭石先煎，24g 旋覆花布包，6g 仙半夏6g 吴茱萸3g 炙内金6g 焦白术10g 千槌木6g 磨沉香1g 磨郁金1g 磨青皮1g（上三味和服）。

二诊：肝有横逆之威，脾失乾健之运，肝侮脾伤而腹胀脐突。回春曰："胀病亦谓臌胀。"臌胀者，腹胀身皆大，大与肤胀等也，色苍黄，腹筋起，唯异于肤胀者，腹有筋起之别也。昨药幸合机宜，痛减胀松，拟前方再进。

代赭石24g 旋覆花布包，6g 淡吴萸3g 焦白术10g 陈葫芦15g 三棱10g 鸡内金10g 高良姜2g 磨沉香1g 磨青皮1g（二味和服）。

三诊：木赖土培，土以木达，则木敷和而土备化，于是欣欣向荣，一有所偏，则人婴非常之疾。今切左关脉仍弦劲，右关亦如前，盖病木者脾必虚，故必健脾为主也。《脉诀》谓："腹满脉弦。"今脾制于肝，气道阻滞，升降失司，治宜疏其气血，令其调达。

土炒白术 10g 麸炒枳壳 5g 扁豆衣 10g 制香附 5g 三棱 6g 广皮 5g 广木香 3g 代赭石 24g 鸡内金 12g 陈葫芦 15g

四诊：臌胀、肤胀、肠覃、石瘕诸证，总由气水相搏，血脉壅滞，中乏真气坐镇，有所钟聚而成形。然臌胀属脾，古有垂训。自服药后，胀势渐减，脐突较平，乃入佳境之象。

广木香 3g 土炒白术 10g 三棱 6g 鸡内金 10g 炒白芍 10g 橘皮 络各 6g 白茯苓 10g 冬瓜皮 10g 荜澄茄 3g 陈葫芦 15g

五诊：叠进抑木扶土之法，肝平脾健。肝不平则脾不健，脾不健则胀不除，今痛除胀减，皆是木返其本，土归权衡，谨按脉象亦和，但大便不实，阳气尚未周行，考古之治胀名家，必以通阳为务，健脾为先，治宜仿其旨。

土炒白术 10g 广木香 3g 三棱 6g 醋炒青皮 5g 荜澄茄 3g 霞天曲 10g 炒枳壳 6g 白豆蔻 3g 苡仁 10g 鸡矢白置瓦上焙，3g

六诊：昔史书围韩救赵，以解其危，今抑木扶土，以输其运，运化灵敏，则不治胀而胀自消矣。再守前方损益。

土炒白术 10g 广木香 3g 紫石英 12g 炒枳壳 5g 三棱 6g 姜黄 6g 熟附片 3g 醋炒青皮 5g 佩兰梗 6g 鸡矢白置瓦上焙，3g

七诊：胀者，由乎气也。气滞则痛，气聚则胀，先使肝木条达，中气得有权衡，而成天地交通之泰，则痛胀何患之有？经治已来，既获效机，当议原法。

土炒白术 10g 三棱 6g 荜澄茄 3g 炒枳壳 5g 姜黄 6g 霞天曲 10g 砂仁后下，3g 广木香 3g 冬瓜皮 12g 陈葫芦 15g

效果：宗上法加减，调理十数剂而愈。

熊继柏

布加综合征与肝硬化臌胀案

熊继柏（1942~ ），湖南中医药大学教授

张某 女，18岁，湖南浏阳市农民。门诊病例。

初诊（2002-06-12）：诉腹胀而痛两月余，伴尿少，足肿，闭经。在湖南某医院住院50天，诊断为布加综合征，予以护肝等治疗，并抽腹水6次，但病情未见明显好转，遂来求治。诊见腹大如鼓，腹壁青筋暴露，按之绷紧，硬如板状，舌苔白滑，脉沉缓。证属水瘀停聚。治宜行气利水、破血祛瘀。方用胃苓汤合禹功散加味。

苍术 8g　炒白术 10g　猪苓 20g　茯苓 30g　泽泻 20g　厚朴 20g　小茴香 10g　陈皮 10g　炒丑牛 6g　三棱 10g　莪术 10g　炮山甲 10g　桂枝 2g　大腹皮 10g　车前子 20g　滑石 30g　炒鳖甲 20g　甘草 6g

15剂，水煎服。

二诊（2002-06-28）：诉服上方后腹胀及足肿明显减轻，小便增多。诊见舌苔白滑，脉沉缓。原方加水蛭粉 6g，再进10剂。

三诊（2002-07-13）：诉服药后腹胀、足肿已消，但食纳较差。诊见舌苔薄白腻，脉缓。此乃脾虚湿盛，纳运失职，改胃苓汤加三仙以善后。

苍术 8g　炒白术 10g　猪苓 20g　茯苓 30g　泽泻 20g　厚朴 20g　陈皮 10g　桂枝 2g　泽兰 10g　水蛭粉纱布包，同煎，5g　山楂 10g　鸡内金

10g　炒莱菔子 10g　甘草 6g　10 剂，水煎服。

西医所说的布加综合征乃下腔静脉阻塞而出现的以腹胀大、水肿为主要临床表现的疾病。脉道瘀阻，则气滞、水停，且三者互为因果，加重病情。治宜行气利水缓其急，破血祛瘀治其本。故选胃苓汤祛湿和胃、行气利水；禹功散加强行气逐水之功；再加三棱、莪术、炮山甲破血祛瘀而通经，则瘀血可化，气滞得消而水湿尽去。

李某　男，45 岁，长沙县人。门诊病例。

初诊（2005-01-05）：患者因腹胀水肿，在某医院住院 2 个月，诊断为"肝硬化"。由于病情反复颇大，遂来就诊。诊见腹膨大，按之尚柔软，未扪及肿块。叩诊腹部呈移动性浊音，按之如囊裹水，状如蛙腹。双下肢浮肿较甚，按之不起。目睛微黄，小便量少而黄，口苦，面色淡黄而晦，舌红，苔薄黄腻，脉弦细数。湿热蕴结肿胀。治宜清湿热、利水、消肿除胀。

方用：茵陈四苓散合五皮饮加赤小豆、厚朴、丹皮、栀子、熊胆粉。

茵陈 30g　栀子 10g　丹皮 10g　赤小豆 30g　茯苓 30g　猪苓 15g
泽泻 15g　炒白术 10g　茯苓皮 20g　大腹皮 10g　桑白皮 15g　姜皮 6g
陈皮 10g　厚朴 15g

10 剂，水煎服。另：熊胆粉 6g　装胶囊 10 个，每日吞服 1 个。

二诊（2005-01-16）：患者腹部胀大较前好转，叩之仍有腹水，双下肢浮肿明显减轻，目黄已减，舌红，苔薄黄腻，脉弦细数。仍以清热利湿、行气利水为法。改用中满分消丸加味治之。

党参 10g　鸡骨草 15g　炒白术 10g　茯苓 30g　猪苓 15g　泽泻 15g
陈皮 10g　甘草 6g　厚朴 15g　枳实 10g　黄连 3g　黄芩 6g　片姜黄 10g
知母 10g　砂仁 10g　茯苓皮 30g　大腹皮 10g　五加皮 10g　干姜 2g

5 剂，水煎服。另：熊胆粉 6g，装胶囊 10 个，每日吞服 1 个。

三诊（2005-01-22）：腹胀进一步减轻，下肢浮肿基本好转，二便正常，舌红，苔薄黄腻，脉弦细数。仍以清热除湿、行气利水为法。原方再进15剂。

《医学入门》云："故浊气在下，化为血瘀，郁久为热，热化成湿，湿热相搏，遂成臌胀。"此证臌胀而见下肢肿，小便黄，舌红，苔黄腻，脉象弦数，显为湿热蕴结所致。故以清热利水为法，佐以行气化湿之药。气行则水随之化，使肿胀获愈。

（《熊继柏临证医案实录》）

万友生

自拟鳖蒜汤治疗臌胀

万友生（1917~2003），江西中医药大学教授

罗某　男，46岁。1970年6月12日初诊。

久患慢性肝炎，渐致肝硬化。现右胁及心下硬满疼痛拒按，腹肿大，头面手足亦肿，面色萎黄，食欲不振，咳嗽痰多，舌质紫暗，脉象缓弱。投以自制鳖蒜汤加味：

鳖甲 30g　大蒜子 15g　枳实 10g　焦白术 15g　厚朴 10g　陈皮 15g　法半夏 10g　杏仁 10g　山楂 15g　六曲 10g　麦芽 30g

二诊：1970年6月18日。服上方6剂，头面手足腹肿全消，右胁及心下痛减，咳痰亦见减少，但胃纳仍差，守上方出入：

鳖甲 30g　大蒜子 15g　枳实 10g　白芍 10g　生甘草 10g　柴胡 10g　党参 15g　焦白术 15g　赤白苓各 10g　广木香 10g　砂仁 5g　陈皮 10g　青皮 10g　山楂 15g　六曲 10g　谷麦芽各 30g

三诊：1970年6月22日。再进上方4剂，右胁及心下硬满疼痛大减，食欲渐振，守上方加当归 15g，延胡索、五灵脂、蒲黄各 10g。

1年后，我随西医学习中医班学员下乡防治老年慢性支气管炎时，访知该患者坚持服用上方，病获痊愈。

程某　女，56岁。

一诊：1989年10月19日。

1987 年 11 月间，曾发热 3 天，热退后腹胀不已，经治无效，腹部日渐膨大，虽尚能食（但食后作饱），而日益消瘦，体重由 65 公斤下降至 45 公斤。经医院检查诊断为晚期肝硬化。现单腹胀大如鼓，满腹青筋暴露，脐突，右腹部按之有痞块，腹但胀而不痛，引下肢酸胀，右大腿有蚁行感，两脚乏力，噫气、矢气较多，大便虽日行 2 次，粪软成条色淡黄，但急胀不易出，小便短少，夜寐多梦，醒时口舌干燥，须臾回润，不欲饮水，怕冷，舌淡，脉沉细弱。投以自制鳖蒜汤加味：

鳖甲 30g　大蒜子 15g　苍术 10g　厚朴 30g　陈皮 15g　枳实 15g　大腹皮 30g　生大黄 5g　熟附子 先煎 1 小时，30g　细辛 5g

另用鳖鱼 500g，大蒜子 120g，水煮烂熟，勿放盐，淡食之（每天饮汤食鳖蒜勿辍）。

二诊：1989 年 11 月 12 日。

服上方 5 剂，腹胀大明显见消，大便虽仍日行 2 次，但较畅利而无急胀感，守上方加山楂肉 30g，谷麦芽各 30g，六曲 10g，鸡内金 15g，焦白术 10g。

三诊：1989 年 11 月 23 日。

再服上方 5 剂后，因效果好，自行加服 5 剂，现腹胀大已消退十之八九，胃纳增加，食后不再作饱，噫气减少，大便每日畅行两三次，粪成条而色黄，守二诊方减大黄为 3g，加重白术为 15g，再进 5 剂。

四诊：1990 年 3 月 8 日。

续进上方后，自觉病已基本痊愈，因而停药至今。近日又感消化不良，腹部膨胀尚未全消，脐仍突出，大便仍日行两三次，粪常结而不溏，小便黄短，仍守上方出入：

鳖甲 30g　大蒜子 15g　大腹皮 30g　陈皮 15g　枳实 15g　厚朴 15g

焦白术 15g　　山楂 30g　　六曲 10g　　谷麦芽各 30g　　鸡内金 15g　　白茅根 60g
生苡仁 30g　　赤小豆 30g

五诊：1990 年 3 月 31 日。

服上方 5 剂后，自觉舒适，因自加服至 16 剂，现消化正常，且能食硬饭，惟小便仍黄短，守四诊方加赤茯苓 30g。

六诊：1990 年 8 月 19 日。

服上方至今，腹膨胀大基本消失，脐突亦较缩小（平卧时则全消失），腹无所苦，饮食、二便、睡眠均正常。嘱守上方继进以巩固疗效。

七诊：1991 年 1 月 31 日。

患者原来单腹膨胀，四肢消瘦，满腹青筋暴露，共服上方 100 余剂，并食鳖鱼四五十只（同大蒜子煮食），腹膨全消，脐突亦平，临床痊愈。

王某　男，34 岁。

一诊：1991 年 6 月 19 日。

患早期肝硬化（某医院理化检查：血小板 0.2×10^9/L；白细胞 $2.0 \sim 3.0 \times 10^9$/L。乙肝五项呈"大三阳"；肝功卵磷脂高；B 超：脾亢）。近两年来腹渐胀大，厌油，乏力，双下肢凹陷性水肿，左下肢膝以下紫瘀成片，左掌潮红，上胸部可见蜘蛛痣多个，腹大按之稍硬，脾大平脐。形寒易感，微咳，胸痛，吐浓痰，大便日两三次，成条，但有不尽感，又时有便意，尿有余沥，夜尿多。纳可不饥，纳后脘胀。舌红胖大、苔黄厚腻，舌下静脉粗曲，脉弦缓。投以自制鳖蒜汤加味：

鳖甲 30g　　大蒜子 15g　　焦苍术 10g　　厚朴 15g　　陈皮 15g　　大腹皮 15g　　焦白术 15g　　枳实 15g　　黄芪 30g　　防风 15g　　党参 30g　　山楂 30g　　六曲 10g　　谷麦芽各 30g　　鸡内金 15g　　桔梗 15g　　法半夏 10g　　云苓 30g

生姜皮 10g　白茅根 60g　生苡仁 30g　赤小豆 30g

二诊：1991 年 6 月 22 日。

服上方 3 剂，诸症见减，仍咳，守上方加杏仁 15g，甘草 10g，冰糖（入煎）60g。

三诊：1991 年 6 月 25 日。

服上方 4 剂，脘腹已不胀，纳增（每餐 200g 米饭），纳后不胀，浮肿稍退，大便日两三次，成条稍干，小便自利，舌苔减退，但仍有干咳。守二诊方再进 6 剂。

四诊：1991 年 7 月 6 日。

脘腹已无所苦，知饥食香，大便成条有时色黑，已无不尽感，时有便意消失。干咳减少，舌苔白腻，脉右弦滑而左稍弱。守二诊方再进 7 剂。

五诊：1991 年 7 月 17 日。

脘腹不胀，饮食正常，大便日行一二次，成条色黄，干咳已止，脚肿基本消退。守一诊方再进 15 剂。

六诊：1991 年 8 月 7 日。

自服药起至今未感冒，知饥食香，纳后不饱胀，大便正常，舌已不胖淡，舌红苔薄白。今日血象：血小板 0.4×10^9/L，白细胞 2.5×10^9/L。守一诊方再进 30 剂。

七诊：1991 年 9 月 25 日。

上方连服至今，未感冒，腹无所苦，纳佳，便调，寐安，守一诊方再进。

八诊：1992 年 4 月 22 日。

乙肝五项改善，血象比前进步，自觉症状好转，精神、饮食、二便正常。嘱守一诊方继服以竟全功。

自制鳖蒜汤方：鳖鱼 500g，生独头大蒜 200g。水煮烂熟，勿入盐，淡食之。或用鳖甲 30~60g，大蒜 15~30g 为基础，随证加味，水煎服。

本方主治臌胀（肝硬化、脾肿大）。鳖甲性味咸平（但鳖肉则性味咸寒），功能入肝以补阴潜阳、破瘀软坚。大蒜性味辛温，功能健脾暖胃、行气消食、辟秽杀虫、破瘀利水、化癥消痞、散肿止痛。可见二药一阴一阳，相须相济，能攻能补，合而用之，对肝脾气滞血瘀而又气血不足的寒热虚实错杂的臌胀，是很适宜的。但由于本证常呈中气壅滞之症，故常与枳术丸、平胃散、保和丸等合用，以加强大蒜行气消胀之力，并防鳖肉甘寒滋阴壅中助满之弊。

1954 年某县卫生院院长曾给我介绍过一个病例，该例患者先后在省、地、县医院住院，因属晚期肝硬化腹水，经治无效而出院。患者回家后，采用当地民间流传的鳖鱼大蒜验方，服后大肚子日见消退，终告痊愈。并经该院详细检查，证实肝功能确已完全恢复正常。据说这个验方在当地确曾治愈过一些晚期血吸虫病的肝硬化腹水。从此引起了我对这个验方的注意，并向亲友推荐使用获效。现就记忆所及，简介两例如下：一为张姓男，中年人，患晚期血吸虫病肝硬化腹水，腹大如鼓，四肢消瘦，曾在省某医院住院治疗无效，就诊于我，当即授以上方。患者回县后，坚持服用一个多月，共食鳖鱼四五十只，据患者说，服后小便数量日益增加，腹水迅速消退而愈。二为万姓男，中年人，患大肚子病，在县乡多次治疗无效。乃来省就诊于我，我亦授以上方，患者坚持服用，亦告痊愈。尤其使我高兴的是，妻子在 1971 年下放到永修县三角公社永丰大队医务所工作期间，曾经以鳖蒜汤为主治愈过一例疟母（脾脏肿大）。患者袁某，女，25 岁。久患疟母，脾脏肿大五指，腹胀大以致不能弯腰，食欲不振，精神萎靡，面黄肌瘦，舌苔白黄厚腻，脉弦。久服中西药无效，县医院建议住院手术治疗，患者拒不接受，就诊于她，即投以鳖蒜汤合六君子汤加味：

鳖甲 60g　大蒜 30g　丹参 30g　党参 15g　焦白术 15g　茯苓 15g
甘草 5g　法半夏 10g　陈皮 15g　山楂 15g　六曲 10g　谷麦芽各 15g

初服 5 剂，痞块稍见软小，食欲好转，再进 5 剂，痞块更见软小，食增神旺，面色转华，因至县医院复查，得知脾脏肿大已由五指缩减为三指；乃坚持上方服至 20 剂，而痞块全消，诸症悉除，再至县医院复查，证实脾脏肿大确已完全消失，恢复正常最后采用八珍汤调理而康复。

以上所述肝硬化案例，均用自制鳖蒜汤方加味获效。其中：远期疗效 2 例，尤以例 2 疗效最为突出。本例单腹臌胀，四肢消瘦，满腹青筋暴露，脐突，症极险恶。古人大多认为不治，今人亦多认为难治。而经采用自制鳖蒜汤（和鳖鱼大蒜验方）加味（先后随宜加入平胃散、枳术丸、大黄附子汤、五消饮、白茅根汤等），连服一百余剂，并食鳖鱼四五十只（同大蒜子煮食），竟获痊愈，亦云幸矣。本例病情虚实寒热错杂而实多虚少，故其治法以攻（消）为主，但攻（消）不伤正。倘用十枣汤等逐水消臌以取快一时之法，因其攻邪伤正，必难收效。

吴佩衡

重用附子治臌胀

吴佩衡（1888~1971），临床大家，曾任云南中医学院院长

胡某 男，53 岁，因患肝硬化腹水臌胀，住昆明某医院，于 1958 年 12 月 12 日邀余会诊。

询及由来，病者始因患红白痢证一月余，继后渐感腹胀，逐渐发展而成腹水肿胀之证。余视之，面色黄暗，神情淡漠，卧床不起，腹部臌胀膨隆，已有腹水内积，肝脏肿大，触之稍硬，小腹坠胀，小便短少，饮食不进。脉象缓弱，舌苔白滑，舌质含青色。此系下痢日久肾阳虚，寒湿内停，肝气郁结而致肝脏肿大，肺肾气虚，不能行司通调水道、化气利水之职能，遂致寒水内停，日积月累而成腹水臌胀证。法当温中扶阳化气逐水，拟四逆五苓散加减主之。

附片 80g　干姜 30g　上肉桂研末，泡水兑入，8g　败酱 15g　猪苓 15g　茯苓 30g　甘草 10g

同时以大戟、芫花、甘遂各等量，研末和匀（即十枣汤粉剂），日服 6 至 10g。

服后次日，每日畅泻稀水大便数次。泻后腹水大减，精神稍欠，又继服上方，扶阳温化逐水。

1959 年 1 月二诊：服上方三剂后，腹水已消去一半多，体重减轻二十市斤。诊其脉来沉缓，右脉较弱，系脾湿阳虚脉象。左肝脉带

弦，系肝寒郁结，寒水内停之象。舌质较转红润，白苔已退去其半，再照上方加减与服之。

附片 80g　干姜 40g　川椒炒去汗，6g　上肉桂研末，泡水兑入，10g 吴萸 10g　茯苓 30g　苍术 15g　公丁 5g

如前法再服十枣汤粉剂二日。

三诊：服药后昨日又水泻十多次，吐一二次，腹水消去十分之八，体重又减轻十市斤。患者面色已转为红润，精神不减，舌苔退，舌质亦转红活。小便清长，饮食转佳，已能下床行动，自行至厕所大小便。唯口中干，但思热饮而不多。系泻水之后，肾阳尚虚，津液不升所致。继以扶阳温化主之。

附片 80g　干姜 40g　砂仁 10g　枳壳 8g　上肉桂研末，泡水兑入，8g 猪苓 10g　茯苓 30g

服此方十余剂后，腹水、肝肿全消，食量增加，即告痊愈。

编者按：本案虚实夹杂，故一面用四逆五苓散加味以温阳化水，一面用十枣汤攻下逐水，仅服 10 余剂就腹水、肝肿全消。有胆有识，有法有方，不愧为现代经方大家。

（《吴佩衡医案》）

张泽生

疏木培土，理气化瘀寻常法
宿疾咳喘，温肺化饮小青龙

张泽生（1895~1985），江苏省中医院主任医师

臌　　胀

一板车工人　年50余，因发热便血入院。脘部胀满，触之不痛。经治热退，便血亦止，然腹部日见膨隆，渐至脐突，青筋暴露，腰平，四肢不肿。经做多项检查，谓非肝硬化，亦非肾炎水肿。曾用益气运脾、温阳逐水诸法无效。家人延余诊治。时值冬令，气候骤冷，宿患咳喘触发，难以平卧，痰多稀薄，遂从痰饮咳喘论治，投温肺化饮之剂，方以小青龙汤加减。药后咳喘渐平，小溲增多，腹胀日松，食欲增加，脘部胀满渐消。续按此法调治，臌胀竟得痊愈。

臌胀以腹部膨胀如鼓而定名，以腹胀大、皮色苍黄、脉络暴露为主症。《灵枢·水胀》篇载："臌胀何如？岐伯曰：腹胀，身皆大，大与肤胀等也，身苍黄、腹筋起，此其候也。"此病者单以腹部膨隆，又青筋暴露，脐突腰平，故属臌胀之列。

臌胀之病位多与肝、脾、肾三脏有关。然病人素有咳喘，痰饮内停，脘部胀满，加之新寒引发，咳逆倚息，故以温肺化饮论治。

《伤寒论》云："伤寒表不解，心下有水气，干呕发热而咳，或渴，或利，或噎，或小便不利少腹满，或喘者，小青龙汤主之。"方以麻黄、桂枝发汗解表，兼可宣肺平喘，白芍配桂枝以调和营卫，干姜、细辛内以温化水饮，外以辛散风寒，半夏燥湿化痰、蠲饮降浊，五味子敛肺止咳，甘草调和诸药。盖肺主一身之气，又为水之上源，气行则水行，气滞则水停，此乃肺失通调水道、下输膀胱之职。患者服宣肺化饮之剂，气运水行，溲增喘平，水道通调，饮去而胀满自消。足见中医治病，既要知其常，又要达其变。知常达变，贵在辨证。

早期肝硬化

鞠某，男，56岁。

1976年3月1日初诊：早期肝硬化经久反复，复查肝功能不正常（1976年2月26日肝功能检查：黄疸指数17U，硫酸锌浊度15U，谷丙转氨酶70U，白蛋白4.8g，球蛋白3.05g）。肝区痛，两目黄染。食欲尚可，大便不实。舌苔黄，脉弦细。证属湿热瘀滞、肝失疏泄。拟先清肝化湿和络。

全当归9g　炒白术9g　大白芍9g　炒苡仁15g　白扁豆12g　蒲公英15g　夏枯草9g　绵茵陈15g　福泽泻9g　金钱草30g

1976年3月8日二诊：肝区仍隐痛，连及背部。原有气管炎病史，经常发作，近因感冒，喉间有痰，咽痒呛咳。食欲尚正常，目珠黄染已退。舌苔薄黄，脉弦细。湿热瘀滞渐化，肝失条达，肺失宣肃，气道不利。转当宣肺化痰，佐以理气化瘀。

嫩前胡9g　玉桔梗5g　光杏仁9g　法半夏9g　炙紫菀9g　炒陈皮9g　大白芍9g　延胡索9g　嫩白前6g

1976年3月29日三诊：服上药后，咳喘痰多已明显减轻，肝区痛已止，食欲尚可，小便有时发黄，脉弦细。此为气滞血瘀，肝失疏泄。

全当归9g　炒白术9g　紫丹参15g　绵茵陈15g　大白芍9g　川桂枝3g　杜红花9g　炙甘草3g　石打穿30g　福泽泻9g

1976年4月5日四诊：治疗以来，气管炎已向愈，最近复查肝功能已接近正常。肝区不痛，食欲尚可，唯两目浑浊不清，饮水少则小便发黄，脉弦细。当再健脾养肝。

潞党参15g　炒白术9g　炙甘草3g　大白芍9g　炒陈皮6g　法半夏9g　云茯苓9g　全当归9g　川楝子9g

1976年4月12日五诊：1周来，每日稍有寒热，全身疲乏，头痛，咳嗽有痰。脉小数，舌苔白，质偏紫。加感新邪，当为疏解。

嫩前胡6g　老苏梗9g　法半夏9g　光杏仁9g　春柴胡5g　淡黄芩9g　大白芍9g　云茯苓9g　炒陈皮6g

1976年4月19日六诊：服药后寒热已退，仍感头昏，后背痛。舌质偏紫，脉弦细。此为肝脾不和，血瘀气滞。外邪已解，仍从本治。

潞党参15g　全当归9g　炒白术9g　大白芍9g　炒陈皮6g　法半夏9g　云茯苓9g　白蒺藜12g

1976年4月26日七诊：日来精神较好，唯右胁、后背仍作胀，大便较稀，苔腻渐化，仍当益气运脾化湿。

原方加炒苡仁15g。

1976年5月10日八诊：肝硬化病史已久，近来肝区不痛，腰背觉酸胀，大便溏，腹中隐痛，口干。舌质暗红，脉弦细。原方进治。

原方去白蒺藜、炒苡仁，加水红花子9g。

1976年5月17日九诊：前日复查肝功能：白蛋白4.8g，球蛋白

2.9g，麝浊、锌浊、谷丙转氨酶均正常，甲胎蛋白（－），黄疸指数因溶血未查。肝区不痛，但后背酸胀，大便不实，少腹有时隐痛。目珠微浑，舌根白腻之苔已化，脉弦细。此为肝病及脾，脾失健运。原方出入，重在培土。

潞党参 15g　炒白术 9g　煨木香 5g　炒陈皮 6g　全当归 9g　制黄精 9g　怀山药 9g　炒建曲 9g　炒苡仁 15g

1976 年 5 月 31 日十诊：近来饮食增加，精神较振，肝区、后背仍时有胀痛，巩膜浑浊不清，舌苔薄黄，脉弦细。此为肝脾不和，再以原方加减。

潞党参 15g　炒白术 9g　煨木香 5g　炒陈皮 6g　全当归 9g　制黄精 9g　炒建曲 12g　怀山药 12g　鸡内金 9g

1976 年 6 月 7 日十一诊：早期肝硬化经治以来，症状稳定，右后背酸痛，有时头昏。舌苔薄黄腻，脉弦细。此为肝脾不和，气滞血瘀，仍当调理。

潞党参 15g　炒白术 9g　炒陈皮 6g　制黄精 9g　甘杞子 9g　白蒺藜 12g　杜红花 6g　炒苡仁 15g　云茯苓 9g

1976 年 7 月 26 日十二诊：上方加减连续服一个半月，病情一直稳定，复查肝功能均属正常。最近晨起咳嗽吐稠痰。脉弦细，舌质暗红，舌根黄。为肺虚痰湿阻于气道，肝虚血瘀气滞。原方加入化痰之品。

潞党参 15g　全当归 9g　炒白术 9g　法半夏 9g　炒陈皮 6g　延胡索 9g　大白芍 9g　桃仁泥 9g　杜红花 9g　石打穿 30g

1977 年 8 月 27 日十三诊：停药 1 年来，病情一直稳定，肝功能检查正常。唯慢性气管炎，随气候转变而时常发作，咳嗽有痰，动则气喘，食欲尚佳。舌质紫红，苔黄腻，脉弦滑。此为痰湿中阻，肺降失司，肾气不纳。

南沙参 12g　炒苏子 9g　光杏仁 9g　炙桑皮 9g　嫩白前 6g　法半夏 9g　紫石英 15g　海浮石 12g　大白芍 9g　佛耳草 9g

患者既有早期肝硬化，又有慢性气管炎，病程较长，经常反复发作。此次先是气管炎发病，继而肝功能异常，并有黄疸，临床出现两目黄染、肝区痛、大便不实等症。张老认为病位在肝脾两脏，肝失条达，木郁土壅，湿热交蒸，肝胆失疏，胁乃肝经所循，气血凝滞，则肝区痛，脾失健运，则大便不实。由于出现黄疸，故用药着重清化湿热，如茵陈、蒲公英、金钱草等，同时配用疏肝健脾之品。复诊时，黄疸明显消退，复因感冒，临时转用宣化之剂。感冒愈后，仍从肝脾不和、血瘀气滞论治，主要用归芍六君子汤加减。2个月后，复查肝功能已正常，继续服药一个半月，即停服中药。相隔一年半后，因气管炎复发，又来请张老诊治，询知肝功能一直正常。

张老认为，早期肝硬化，大多由于肝脾同病，肝气郁滞，脾气不运，生化之源不足，肝体失养，形成一系列肝脾不和症状，初病在经，久病入络。本例病久，血瘀阻络，以致气血运行失常，所以，治疗始终重在疏肝健脾、理气化瘀。只要辨证明确，坚持服药，可望稳定好转。

血吸虫病肝硬化（肝脾两虚证）

王某　女，51岁。

病史：慢性血吸虫病史已10年，曾服用锑剂治疗1个月，并有慢性肾盂肾炎史。1977年8月曾患上消化道出血，经治疗出血已止。近4个月来自觉腹部作胀，两胁疼痛。检查：黄疸（−），面部及两手臂有散在蜘蛛痣及毛细血管扩张，并有肝掌，肝肋下未及，脾肋下 3cm，边缘较钝，有压痛，腹部有移动性浊音。查血：红细胞 3.5×10^{12}/L，血红蛋白10.7g/L，白细胞3×10⁹/L，分类正常，血小板64×10⁹/L。1978年2月13日查肝功能，总蛋白6.4g/L，白蛋白3.4g/L，球蛋白3.0g/L，AKP等均正常，γ-GT50U，蛋白电泳：白蛋白58%，α_1 3%，α_2 5%，β 36%，γ28%。同年2月18日查超声波：肝上界于第6肋间，肋下（ - ），剑下3cm，肝波Ⅲ型，脾平卧位肋下4cm，右侧卧位腹部有少量腹水。

1978年3月14日初诊：有血吸虫病史10年，从去年起发现脾肿大，血小板减少。鼻衄齿衄，两腿出现紫斑，大便隐血经常阳性。经检查诊断为肝硬化腹水，脾功能亢进。目前，主症为两胁疼痛、纳谷不香、精神疲乏、大便溏泄。舌质暗红，脉弦细。肝藏血，脾统血，肝脾两亏，气滞血瘀，阴虚则营热内生，统藏失常。慢性病不易速效。

潞党参15g　炒当归9g　大白芍9g　粉丹皮9g　旱莲草12g　川楝子9g　延胡索9g　大生地12g　炙甘草3g　紫丹参15g　藕节12g

1978年3月20日二诊：服上药后，胁痛齿衄已改善，饮食仍少，腹胀未消，二便尚正常。舌质暗红，脉弦细。脾虚气滞，肝经失养，前法既合，不另更张。

潞党参15g　炒白术9g　炒当归9g　大生地12g　大白芍9g　紫丹参15g　粉丹皮9g　延胡索9g　川楝子9g　炙甘草3g　旱莲草12g

1978年3月30日三诊：药后食欲渐振，精神较好，齿龈出血亦少，两胁有胀感，大便1日2次，质溏。舌质紫红，脉弦细。肝脾两伤，土受木侮，拟抑木培土以治之。

潞党参15g　炒白术9g　醋柴胡3g　大白芍9g　紫丹参15g　炒陈皮6g　广木香5g　炙甘草3g　炙鸡金9g　连皮苓12g

1978年4月11日四诊：血吸虫病肝硬化，经治以来，症状逐步改善，脘胁胀痛已除，饮食增加，唯大便仍不成形，上午精神仍疲乏。舌红少苔，脉弦细。仍步原法，加乌梅柔敛再进。

原方加乌梅炭 5g。

1978 年 4 月 25 日五诊：药后齿龈出血已止，肝区未痛，精神仍欠振。查蛋白电泳及肝功能均已正常，白细胞 $3.6 \times 10^9/L$，血小板 $7.9 \times 10^9/L$。舌质暗红，脉沉弦。仍守原法治之，冀其进一步改善。

潞党参 15g　炒白术 9g　大生地 12g　紫丹参 15g　大白芍 9g　炙甘草 3g　乌梅炭 5g　醋柴胡 5g　川楝子 9g　广木香 5g　连皮苓 12g

1978 年 5 月 5 日六诊：近因外出，疲劳过度，即觉腰酸、小便频数，为防宿疾肾盂肾炎复发，自购呋喃旦丁内服，引起食欲不振，齿龈又复出血，两胁牵掣作痛。舌质暗红，脉弦细。再从原制。

潞党参 15g　炒当归 9g　醋柴胡 5g　大生地 12g　大白芍 9g　乌梅炭 5g　延胡索 9g　广木香 5g　粉丹皮 9g　川楝子 9g　紫丹参 15g　炙鳖甲 15g

1978 年 5 月 17 日七诊：经治 2 月余，症状好转，齿龈血止，肝区已不痛，精神亦振，大便已成形，自觉皮肤作痒。舌质暗红。复查血：红细胞 $3.8 \times 10^{12}/L$，血红蛋白 12g/L，白细胞 $4.1 \times 10^9/L$，血小板计数 $103 \times 10^9/L$。超声波：腹部未见液平面，肝有少许中、小波，脾肋下 4cm。证属肝脾两虚，血燥风胜。再拟养血柔肝、润燥祛风。

大生地 12g　炒当归 9g　潞党参 15g　粉丹皮 9g　京赤芍 9g　乌梅炭 5g　净蝉衣 5g　炙鳖甲 15g　生苡仁 15g　旱莲草 12g　藕节 15g

本例患者年逾五旬，多种慢性病缠绵多年，主要疾病是血吸虫病肝硬化，贫血，脾大，且有少量腹水，脾功能亢进。按其主症所苦，病属胁痛、癥积。基本证候为肝脾两伤，肝经失养，脾气虚弱，运化不力，气滞血瘀，而兼虚热伤络。故初诊时既用党参、当归、白芍健脾养肝，金铃子散疏理气机，又用生地、丹皮、旱莲、藕节以凉营泄热、止血和络。服药后胁痛、齿衄均改善，乃添入白术，加重健脾。以后数诊，仍以归芍六君为主，加减出入。唯肝区仍时时疼痛，神倦，舌暗红，肝功能虽已正常，症状尚未消失。四、五诊方中，张老以乌梅炭与白芍、炙甘草配伍，取其酸柔甘缓，酸甘化阴，与参、术同用，互成抑木扶土之功，与金铃子散配用，有助于改善胁痛。在临床上常遇到慢性肝炎、早期肝硬化等患者，病久而具有肝虚阴损，脾气不运之证候，张老据证而用上法治之，每见症状改善，肝功能渐趋正常，此案仅举例而已。

许玉山

温补脾肾轻可去实，湿热蕴结清利导滞

许玉山（1914~1985），山西名医

臌胀乃疑难大证，分虚实二类。早期发现且辨证用药妥当，则可带病生存数年，治疗应以扶正祛邪为主。《内经》所谓"中满者泻之于内""下之则胀已"，皆指实证而言。同时应注意"衰其大半而止"。治臌胀腹水，"洁净府"一法最为稳妥，但奏效缓慢。用舟车丸、十枣汤逐水峻剂治疗，常于泻水之后出现恶心，呕吐，腹痛，头晕，高度疲乏，而伤脾损元气，应谨慎使用为好。而用"轻可去实"一法，既能行水，又不伤元气，利腹水较快。臌胀而见寒热时作，乃邪正相争，正虚邪胜之象，肝病后期多见之，危恶之候也。若见形脱便血，下痢频繁，喘急，脉弦大而沉取无根，乃属五脏俱损，最为危重之候。病至晚期，腹大如瓮，脉络怒张，脐心突起，便如鸭溏，面色青蓝，四肢消瘦者，预后多不良。若吐血、便血，神识昏迷者，不必恐慌，可辨证施方抢救，以尽人道。

脾肾阳虚腹大如鼓

黄某 男，42岁，工人。

患病1年余，近日来加重，经多次治疗，屡愈屡犯，因邀余诊

312

之。症见腹大如鼓、腰平、背满、脐突，食后明显，入暮尤甚，精神疲倦，怯寒肢冷，脘闷纳呆，面色苍黄，小便短少，舌质淡胖，脉沉细。证属脾肾阳虚之臌胀。治以温补脾肾、化气行水之剂。

白术 12g　茯苓 12g　炮附子 9g　桂枝 9g　炮干姜 8g　川朴 10g　泽泻 10g　猪苓 10g　广木香 6g　砂仁 5g　枳壳 10g　陈皮 9g　大腹皮 10g

方中白术、茯苓健脾除湿；附子、炮干姜温补脾肾之阳气，以消阴翳；桂枝、猪苓、泽泻以化气行水；木香、砂仁、陈皮温脾宽中；枳壳、川朴、大腹皮以理气除胀。

二诊：服上方 10 余剂，腹中转矢气，腹胀渐消，小便通利，大便亦畅。仍以此方为主，再加伽南香 2g（研细末，分 2 次冲服）。

三诊：又服药 10 余剂，脘腹舒适如常，胃纳增加，大便成形，仍见全身疲乏，有时腰酸，此乃脾肾阳虚之象难望速效。仍宗上方增损拟服 10 剂。药后腹胀大、背平、脐突皆消失，面色红润。嘱其忌食寒凉食物。随访多次，5 年未见复发。

湿热蕴结，浊水停聚

郑某　女，50 岁，教员。

4 个月前，因与人口角，不日遂见腹大胀满坚硬，腹皮绷急，青筋暴露，脘腹憋闷，烦热口苦，食欲减退，大便秘结，小便短赤，舌质红，苔黄腻，脉弦数，所忧者病已日甚一日。证属湿热蕴结，浊水停聚。治以攻下逐水、清热利湿之剂。

熟军 6g　枳实 12g　川朴 12g　槟榔 9g　广木香 6g　黄连 6g　黄芩 9g　炒二丑捣, 10g　莱菔子炒, 10g　大腹皮 12g　泽泻 10g　陈皮 9g

方中大黄、枳实、川朴乃小承气汤也，取其消痞除满、荡涤肠胃之力，合二丑则攻逐水积；芩、连清热燥湿；莱菔子、陈皮、广木香理气除胀；泽泻甘寒利水道，清湿热；大腹皮去臌下气，亦令胃和。

二诊：服药3剂，腹虽胀而无坚硬撑急之感，大便畅，食纳亦可，虽烦热口苦未解，但病之根蒂已动，当直捣病巢。

川黄连6g　黄芩9g　知母10g　槟榔9g　炒二丑捣，10g　枳实10g　川朴10g　大腹皮10g　广木香6g　陈皮10g　川军6g　泽泻10g　猪苓10g　麦冬12g

三诊：服上方10剂，病即衰矣，胀消，便通，腹平，诸症消退，惟觉倦怠困乏，不欲多动，遂以平补之剂善后。

臌胀之为病，确系重症。其状如《灵枢·水胀》说："腹胀，身皆大，大与肤胀等也。色苍黄，腹筋起，此其候也。"其起病之由，或饮酒太过，或饮食不节，或房室劳倦，或情志所伤，或虫蛊为患，各以其所由而发病，见症亦因病本而异，证分虚实寒热，又有兼夹不同，然病之归根机制都伤及肝脾，而互为其患。肝脾俱病，脾胃运化失职，水谷精微无以奉养他脏，浊阴不降，而水湿亦不能行，乃为清浊相混。肝郁气滞，血气凝聚，隧道阻塞，所以发为臌胀。病延日久，肝脾更虚，累及肾家，肾阳不足，则脾失温养，肾阴亏虚，则肝木亦少滋荣，而肝脾益虚，呈恶性循环。一般见症，腹胀大，初起按之柔软，渐至坚硬，甚则脉络显露，脐突，面色萎黄或黧黑，或两目黄，面颈生红点血缕，消瘦，胁下积块，诸出血。病若至此，已是恶候，当早为图治。治疗大法，或泻之于内，或重为温补，或为解散，或为渗利，或为疏泄，或攻补兼施，或先攻而后补，或先补而后攻，又或为甘缓图之。诸大法倘能存于胸中，各司所属，通权达变，诚能于临证之时不为所惑，而治之效验可期矣。

黄某属臌证之日久不愈，导致脾肾阳衰，症情较重，若治之再失，则恐病势急转直下而不救矣。脾肾阳气不足，寒水之气不行，故见腹胀大、背满、脐突，入暮尤甚；脾阳虚不能运化水谷，故脘闷纳呆，食后腔胀加重；脾阳虚，清气在下，则生大便溏稀；阳虚不能敷布于内外，故神倦怯寒而肢冷；肾阳不足，则膀胱气化不利，小便短少；面色苍黄为脾阳虚累及肾阳的表现；舌质淡胖，脉沉细，均为脾肾阳虚之象。治之虽以温补肾阳为主，尚从水、气二字出发，佐之以理气行水药而病愈。

郑某病程虽短而症情急重，病在肝脾，终则湿热相混，浊水内停而腔胀作。《沈氏尊生书·肿胀源流》云：“腔胀……或因怒气伤肝，渐蚀其脾，脾虚之极，故阴阳不交，清浊相混，隧道不通，郁而为热，热留为湿，湿热相生，故其腹胀大。”病者郁怒伤肝而乘脾，脾病生湿热，湿热互结，浊水停聚，故腹大胀满撑急，青筋暴露；湿热上蒸，浊水内停，故烦热口苦；湿热内停，故不思饮食，脘腹憋闷；湿热之邪阻于肠胃，故大便秘结；湿热下注，故尿赤；舌红、苔黄腻、脉弦数，均为病在肝脾、湿热内盛之象。余用攻利清导法夺其病势，又以温补善后，病亦得愈。故治病之道，虽不可谨小慎微，亦不能孟浪行事，但能得病之根本，知斡旋之法，则无有不效矣。

李今庸

水臌峻逐十枣汤，气臌下气鸡矢醴

李今庸（1925~　），湖北中医药大学教授，国医大师

臌胀，是以腹部胀大如鼓，颜色苍黄，甚至青筋暴露为其主要临床特点。古代有气臌、水臌、血臌、虫臌之分。虽然如此，但气臌、水臌、血臌，有时也相互为病，惟有先后主次之别。

水臌初起，症见双眼微肿，人迎脉搏动明显，咳嗽；逐渐出现足胫肿，全身浮肿，腹部肿大如臌，小便不利等。

水湿内渍，停于眼睑、足胫等处，故见双眼微肿，足胫肿；《灵枢·经脉》说："肺手太阴之脉，起于中焦，下络大肠，还循胃口。"又说："胃足阳明之脉……其支者，从大迎前下人迎。"水射肺胃，故见人迎脉搏动明显，咳嗽；《素问·至真要大论》说："诸湿肿满，皆属于脾。"脾恶湿，湿困脾阳，运化无力，故见全身浮肿，腹部胀大如鼓；肾主气化，气化不行，则小便不利。此乃水邪浸渍，阻遏肺、脾、肾三脏阳气，致肺气不降，脾气不运，肾气不化而然；法当峻下逐水；治宜内服十枣汤，或外敷控涎丹。

十枣汤方

肥大枣擘，10枚　炒甘遂　炒芫花　炒大戟各等份

上4味，先将甘遂、大戟、芫花共研为极细末收贮备用。每用时取药末3g，以肥大枣10枚煮汤于清晨空腹送服，得快利，米粥自养。

若未下，次晨再服。如虑药力过峻，可将药末与枣肉同捣研均匀为丸服用，取"丸者，缓也"之意。

控涎丹方

甘遂　大戟　芫花　白芥子各等份

上4味，共研为极细末收贮备用。每用时取适量药末，以醋调和，均匀地敷于脐周，外以纱布覆盖，24小时换药1次。若敷后皮肤上出现轻度溃破，无虑，取紫药水擦几次即可。

《神农本草经》卷三说："甘遂味苦寒，主大腹疝瘕，腹满，面目浮肿""大戟味苦寒，主蛊毒，十二水肿满""芫花味辛温，主蛊毒"，故方中取甘遂、大戟、芫花峻下逐水；取大枣甘缓补中，且可缓和峻下药之毒性。外用方中，去大枣之甘缓，加白芥子搜剔皮里膜外之水气。

气臌症见腹部胀大如鼓，嗳气频作，食欲不振，旦食不能暮食，小便不利等。

气机阻滞于内，故见嗳气频作；中焦脾胃气滞，运化失常，故见腹部胀大，食欲不振，旦食不能暮食；气行则水行，气滞则水停，气化不行，故见小便不利。此乃气机阻滞，脾不转运所致；法当燥湿行气，化气利水；治宜胃苓汤与鸡矢醴联合运用。

胃苓汤方

苍术10g　茯苓10g　炒白术10g　猪苓10g　泽泻10g　川厚朴10g　桂枝10g　甘草5g　广陈皮10g

上9味，以适量水煎药，汤成去渣取汁温服，日2次。

方中取苍术苦温燥湿；取白术、茯苓健脾祛湿；取猪苓、泽泻淡渗利湿；取厚朴、陈皮宽中利气；桂枝通阳化气；取甘草调和诸药。

鸡矢醴

鸡矢醴1000nl

上 1 味，每次取 50ml 饮服，日 3 次。

鸡矢醴，能通利大小便，治心腹臌胀。

某 女，28 岁，住湖北省枣阳市农村，农民。1952 年 4 月某日就诊。发病 1 月余，腹部膨胀如鼓，按之不舒有痛感，噫气，食欲差，稍食之则感腹胀难受，小便不利，尿色黄，脉缓，苔白腻。乃腹内气机滞塞，气化失职，发为"臌胀"，治宜宽中行气、化气渗湿，拟胃苓汤加减，另服鸡矢醴方。

厚朴 10g　陈皮 10g　苍术漂，10g　茯苓 10g　槟榔 10g　炒白术 10g　桂枝 10g　猪苓 10g　广木香 6g　泽泻 10g　炒枳实 10g

上 11 味，以适量水煎药，汤成去渣取汁温服，日 2 次。

鸡矢醴

雄鸡屎炒黄，6g　米酒汁 1 小碗

上 2 味，将雄鸡屎盛于一干净小布袋内，同米酒汁一起，放入罐或小锅内于火上煮汁，去渣，顿服之。两三日 1 服。取雄鸡屎法：大雄鸡 1 只，关于大鸟笼内，或选室内一角，将地扫干净，圈定其鸡。不使外行，每日饲之以米、水，不得杂食污饮，将每日鸡屎收起，贮于清洁容器内，加盖，备用。

腹内之气机郁滞阻塞，壅逆不行，则腹部膨胀如鼓，按之痛而脉见缓象。气不下行而上逆，故噫气。气机不利，壅遏中焦脾胃，则不欲饮食，强食之则感腹胀难受。气不行则水不能流，气水相结，则证见小便不利而尿色变黄。胃苓汤方加减，用厚朴、陈皮、枳实、槟榔、广木香破气除满；苍术气味辛烈，善开解气之郁结，用之以助破气除满之效；桂枝通阳化气，白术、茯苓、猪苓、泽泻健脾渗湿利水。《素问·腹中论》说："黄帝问曰：有病心腹满，旦食则不能暮食，此为何病？岐伯对曰：名为臌胀。帝曰：治之奈何？岐伯曰：治之以鸡矢醴，一剂知，二剂已"。鸡矢醴方，用雄鸡屎通利大小便，下气消积，米酒行药势且以养体。

血臌症见腹部胀大如鼓，腹壁青筋暴露，颜色苍黄，食欲不振，小便不利等。

臌证久治未愈而致气滞血瘀，经脉运行不利，水液停滞，故见腹部胀大如鼓；气血瘀阻于腹部，故见腹部青筋暴露，腹部颜色苍黄；湿邪困脾，脾运失常，故见食欲不振，小便不利。此乃水血互结，气滞血瘀所致。法当活血祛瘀。拟方：

当归 15g　赤芍 15g　莪术 6g　三棱 6g　虻虫 3g　苏木 12g　红花 9g　炒枳壳 5g　广木香 5g　甘草 6g　竹叶 5g　炒白术 8g

上 12 味，以适量水煎药，汤成去渣取汁温服，日 2 次。

方中取当归、赤芍、三棱、莪术、虻虫、苏木、红花活血化瘀；取枳壳、木香行气，以助活血之力；取白术、甘草益气培中，以防活血之药伤伐太过。

虫臌症见腹部胀大如鼓，面色萎黄，多食消瘦等。

虫寄生于体内，损伤脾胃，转运失常，气机阻滞，故见腹部胀大如鼓；虫消谷食精微，故见面色萎黄，多食消瘦。此为虫寄生于体内，阻滞气机所致。法当杀虫兼以行气。拟方：

槟榔 30g　广木香 8g　吴茱萸 10g　鹤虱 10g　使君子 10g　榧子 10g　雷丸 10g　芜荑 10g　萹蓄 10g　当归 10g

上 10 味，以适量水煎药，汤成去渣取汁温服，日 2 次。

方中重用槟榔配广木香杀虫行气，通畅大便；取使君子、鹤虱、榧子、雷丸、芜荑、萹蓄等杀虫；取吴茱萸入肝杀虫；取当归和肝养血。

何炎燊

久郁成癥积，二甲调肝汤

何炎燊（1922~ ），东莞市中医院主任医师，临床家

组成：

炒山甲 15g　鳖甲 24g　三七 6g　丹参 15g　茵陈 30g　田基黄 30g
太子参 18g　茯苓 18g　黄芪 18g　白芍 15g　女贞子 15g　糯稻米根须 24g

功能：消癥、活血、清热、益气、养阴。

主治：慢性肝炎、早期肝硬化。

此方经长期临床实践，多次修订而成，乃"奇之不去则偶之"，所谓复方是也。慢性肝炎、早期肝硬化患者，多是迁延日久，病机错综复杂，既有邪毒深入血络，久郁成癥之实证，又兼见肝阴暗耗、脾气受损之虚证，故用药宜各方照顾。且久病虚羸，不耐猛峻之剂，过寒过温，偏攻偏补，皆足致变。本方取山甲、鳖甲有情之品，入肝络以缓消其癥；三七、丹参活血而不伤正之品，以通其瘀滞；茵陈、田基黄善能清肝搜邪，且清而不克，此六者所以治其实也。益脾气选用太子参、茯苓之甘平，以济黄芪之温；养肝阴选用白芍、女贞子之中和，而避归、地之柔；又用糯稻根须既是稼穑养脾之品，又"得水土之气最全，能清阴分燔灼之热"者（语见《叶案存真》），参与其间，此六者所以护其虚也。本方特点是性质和平，利于久服，无不良副作用。以此为基础，随证加减，多年临床实践证明，颇有实效。

内热盛，口苦便秘者去黄芪，加虎杖、栀子各 12g；里湿盛，便溏，腹满痛者，去女贞，加苍术 9g、厚朴 6g；胁痛隐隐，痞闷不舒者，加柴胡 12g、郁金 9g；胁痛阵发如刺者，加川楝子、延胡索各 9g；气分偏虚，面黄、倦怠、短气、纳差者，加白术 12g、怀山药 24g；阴分偏虚，口干、舌燥、虚烦、火升者，加玉竹 24g、麦冬 12g；有腹水者，茯苓增至 30g，用皮肉各半，加车前子 15g、砂仁 6g、茅根 30g。

古人云："用药如用兵"。观仲景治病，既有用"轻锐直捣"的方法，如白虎、承气、四逆诸汤；也有用"四面合围"的方法，如麻黄升麻汤、鳖甲煎丸之类。大概前者常用于病机不甚复杂、主要矛盾比较突出之病；后者常用于病机复杂，头绪纷繁之病。慢性肝炎和早期肝硬化，病机复杂，多是寒热错杂，虚实互见，非一方所可治。根据"奇之不去则偶之，一方不去则复之"的原则，何氏从五十年代以来，采用活血、消癥、清热、养阴、益气诸法复合成方，随证加减，颇获实效。方中药物乃历经临床实践，增删厘定而成。其中有草药田基黄，即《中药大辞典》（上海人民出版社出版）所载之"地耳草"，产于我国南方田基、沟边潮湿草丛中。性味甘淡微苦微寒，有清热解毒、渗湿行水、消肿止痛功效，清而不克，乃治肝炎理想药物。有一乡村教师，患肝病失治发展成肝硬化腹水。他每日采鲜田基黄一斤，用水 10 碗，加米煎成 3 碗，再入砂糖调味，1 日分 3 次服，不用任何中西药物，月余竟愈。何氏吸取民间经验，纳此药于复方中，确能增强疗效。

张明学

自拟疏肝消水汤加减治疗臌胀

张明学（1922~　　），洛阳地区财贸医院主任医师

在临床中，根据本病的病机，创制疏肝消水汤一方治疗本病，收效尚佳。其方药组成：

当归 30g　白芍 15g　青皮 15g　车前 10g　腹皮 30g　白蔻 10g　白术 20g　二丑 30g　上甲 10g　下甲 10g　山甲 10g

腹胀甚酌加莱菔子、沉香、川朴等。食欲不振可加鸡内金、砂仁、麦芽、建曲。肝脾肿大，选加三棱、莪术、桃仁、红花、牛膝、灵脂、丹参、牡蛎。腹水盛加制大戟、醋芫花、煨甘遂。大便干燥加大黄、番泻叶或郁李仁、火麻仁。转氨酶高加五味子、败酱草、桑寄生。

张某　男，54 岁，1980 年 11 月 20 日来诊。

两年前患"慢肝"，近来感纳呆乏力，恶心呕吐，腹胀下肢浮肿，小便黄赤而少，大便溏泻。查精神呆滞，面部布满青紫疮痂，右胁下压痛，腹大如釜，腹围 84cm。舌淡，苔薄白，脉沉而细。"A 超"示密集微波，大部分中高波，肝前腹水平段 4cm。肝功能：TTT：16U，脑磷脂絮状，ZnTT：20U，GPT：63U，蛋白比例倒置。诊断：臌胀（肝郁气滞、脾虚湿停）。治法：疏肝理气、利水除湿、健脾温阳。处方：

疏肝消水汤去当归、白蔻，加醋柴胡 10g，枳壳 10g，泽泻 15g，防己 30g，醋芫花 10g，附子 10g。

1980 年 12 月 4 日复诊：上方服 10 剂，小便增多，腹胀略减，诸症好转，上方易芫花加木香 15g。

1981 年 1 月 7 日又诊：上药服 30 余剂，症减不显，腹围 86cm。疏肝消水汤原方减三甲、白蔻、青皮，加赤芍 10g、桃仁 10g、红花 10g、丹参 30g、灵脂 10g、枳壳 10g、防己 30g、云苓 30g、坤草 20g。

1981 年 3 月 20 日诊：照上方服 50 余剂，腹部柔软，胁痛消失，余症减轻，超声波检查未见腹水平段，肝功能大致正常。照上方增健脾补气及软坚活血之品，坚持服用 3 个月，诸恙悉平。

王某 男，43 岁，1971 年 5 月 23 日来诊。

3 年前在某医院被诊为肝腹水，病情时缓时剧，近来日益加重，现症见面色青黄，精神苦闷，四肢枯瘦如柴，脐突背平，腹壁静脉曲张，溲赤。舌淡、苔白腻，脉弦细。诊断：臌胀（肝郁脾虚型）。治法：疏肝理气、利水。方药疏肝消水汤去车前加赤芍 15g，滑石 20g，甘草 3g。

上方服 10 剂，腹水大消。前方去青皮、白蔻，加白术，云苓 30g，大枣 10 枚。

2 周后诊，上药又进 14 剂，诸症已平。原方制为蜜丸，以善其后。

临床体会臌胀病机大抵属于肝克脾土，脾失转输，清浊相混，气血凝滞，隧道壅塞而成。故自拟疏肝消水汤以疏肝健脾、活血软坚、利水消肿，方中当归、白芍养血柔肝，青皮疏肝行气，车前子、腹皮、二丑利水消肿、通行二便，白术、白蔻健脾利湿、芳香开胃，三甲活血化瘀软坚、散结，合用共奏疏肝健脾，利水活血，软坚散结之功。

由于药证相合，切合病机，故疗效较佳。在治疗本病中，常以所列三型为辨证要点，以本方为基础随症加减。邪盛之际，以祛邪为主，邪衰之时，以治本为要。病变后期因常累及肝肾之阴又需兼固之。知常达变，辨证用药，方能奏效。

王临轩

家传秘方肝回春方的临床应用

王临轩（1930~　），四川遂宁市中医院主任医师

临证常用家传秘方肝回春方治疗早期肝硬化及各型肝炎，疗效颇佳。其药物组成：

醋制香附 240g　青矾 120g　黄芪 260g　红枣去核研末制片时用，为 400 片量，360g

制法：分药：将香附、青矾、黄芪混匀，分成 8 份，用草纸包好。

制泥球：用溏泥包裹（泥二指厚）草纸包置于泥内为丸，放暗处 30 天左右，每隔 5~10 天，翻检泥丸一次，发现开裂，及时用泥添补。

去壳取药：破泥丸，将药取出，除尽杂质，为末，与大枣泥混匀压片。

功用：补中益气、行气健运、软坚通络、泰肝康复。

用法用量：成人每日 3 次，每次 2~4 片，饭后服，小儿剂量酌减。

李某　男，45 岁，遂宁何东乡人。

1975 年始病，经绵阳地区某医院诊断为"急性黄疸型肝炎"，住院和门诊治疗 2 月余，唯觉两胁胀痛反复难愈，又经他医诊治，间断

服药，一直未效。1978年冬求治。症见：两胁持续胀痛，右胁偏甚，肝脾能扪及，肝脏质硬中度，表面欠光滑，肝区压痛。慢性病容，消瘦，舌质边尖有瘀点，苔黄白相间，中心及根部较厚，脉略沉细而涩。查蛋白电泳，A 0.43，α_1 0.06，α_2 0.08，β 0.13，γ 0.3。诊断为早期肝硬化，治以理气养肝、软坚通瘀为法。服11剂，胁痛有所缓解，余症如上。正值中医研究所对肝病证治探索，故收入住院观察治疗，综上法随证变通，治疗月余，收效不显。继到川医检查：胎甲试验阳性，A 0.45，γ 球蛋白0.28。故肝恶病质待排，仍返遂住院治疗继服中药，无显效，予以肝回春片为主治疗，每日3次，开始1次服4片，连服月，胁胀痛缓解较明显，食欲转佳。按上服法，再服1月，症状逐渐改善，后减至1次3片，日3次，连服月余，胁胀痛，时隐时休，肝区压痛不显，肝大有所缩小，但未恢复正常，扪之质较软，脾仍能扪及。精神转佳，食如常人，肝功能恢复正常，胎甲试验转阴性。出院后继续门诊治疗半年后，症状基本消失，一直追访至今，病情未见反复。

谢某 女，36岁。

于1975年夏，经地区医院检查诊为"急性无黄疸型肝炎"，治疗后基于常态，但一直觉两胁胀痛，偶尔脘腹不适。1977年秋逐增，疲乏无力，胁痛明显，食欲不振，齿龈时有出血。查：麝浊14U，锌浊18U，肝功持续异常半载，肝在肋下1.5cm，剑突下3cm，质硬中度，脾能扪及，诊为"早期肝硬化"，经住院中西药治，其效不佳，1979年冬来就诊。症见：两胁痛，腹胀反复不解，腹偏右扪之有包块，按之稍硬，腹筋微显，腹背部有几处略现血痣，纳差，大便时溏。脉象沉涩而细，舌质较暗略有瘀点，苔少。查，蛋白电泳：A 0.45，α_1 0.05，α_2 0.07，β 0.12，γ 0.31。

据上诊为早期肝硬化，先投以养肝活血汤（自拟方），服7剂，病无变化，改用肝回春片，开始服量，1次3片，日3次，坚持服用2月余，自觉好转；再服1月，用量1次片，腹部症状得到明显的改善。嘱再服月余，以巩固疗效，临床症状基本消失，经查肝功恢复正常，今访健康尚可。

王玉润

痼疾肝硬化，达药唯桃仁

王玉润（1919~1994），上海中医药大学教授

早在 20 世纪 50 年代初期，王氏和同事们就针对肝硬化已作归纳的四种临床证型，大都采用大戟科植物的单味逐水药，如龙须草、腹水草、半边莲、天平一枝香、九头狮子草、千金子（续随子）和乌桕皮等峻下逐水草药，以及瓦楞子丸、鳖甲煎丸、肝脾消肿丸、化铁丸、化癥回春丸、河车大造丸、十全大补丸等方。经过一段时间的临床观察，发现有些患者的腹水复发，肿大的肝脾稍见回缩后又变得坚硬如故。王氏进行肝硬化第二阶段的研究时，主要是针对患者的体质与证候分虚实两个类型。集中改用含巴绛矾丸、加减胃苓丸、舟车丸、王氏厚朴散、商陆合剂、消水丹、半边莲合剂、复方防己黄芪丸和温补逐水丸等复方。可是发现多数患者的疗效较难巩固，尽管治疗期间的症状有所改善。

王氏吸取了前两个阶段治疗的有益经验，拟定以病因病理分类来剖析晚期血吸虫肝硬化（晚血）患者在临床上出现的错综复杂，变化多端的各种不同的主要症候，归纳为六种证型。尔后则分别用利水化湿、清热泻肝、活血化瘀、健脾温肾、养阴柔肝、温阳育阴和气血两补等方药予以治疗。

通过总结比较，发现给予活血化瘀方药患者的疗效较为突出，尿

量增加，腹围缩小，体重减轻也较明显。另外，虽说腹水的复发率仍然偏高些，但随机的结果却表明其疗效比别的几个类型的患者更为巩固。王氏认识到这种现象的产生可能由于当时的活血化瘀，行气通络方药尚缺乏针对性与规定的疗程时间不足所致，因此转移了工作重点，把全部的注意力放到进一步发掘理想的、高效活血化瘀方药上来，以期真正使肝内络通瘀化。1979 年至 1980 年间，王氏应用活血化瘀，行气通络流浸膏为主（基本方—桃仁饮），辅以辨证分型，共收治了 104 例晚期血吸虫肝硬化患者；同时又进行了晚血肝硬化动物模型的实验治疗。从两者的结果对照比较，推测到活血化瘀流浸膏可能有一定程度抗肝纤维化和改善肝脏血流动力学的作用。

在上述研究工作的基础上，王氏继续将原活血化瘀流浸膏中所含每味药物分别设组观察，并与对照组比较，进行重复筛选实验。3 个月后治疗的结果则表明：其中以丹参和桃仁治疗的两组模型动物作用较明显，而值得特别注意的是桃仁组的治疗结果竟和原活血化瘀流浸膏组的治疗结果相一致。他又再次把桃仁的各种制剂——桃仁霜、桃仁油、桃仁提取物分别设组进行实验治疗。经反复对照比较最终证实：桃仁霜和桃仁提取物两者皆对家兔实验性血吸虫病性肝硬化有效。

1981 年至 1983 年 3 月间，王氏和同事们与江西省星子县、安徽省东至县等血防站协作，分设口服桃仁霜加静滴丹参注射液、单用桃仁提取物溶于 5% 葡萄糖 500ml 静滴两个治疗组（同时分设相应的对照组）作临床观察。根据大量准确、可靠、具体的第一手原始病例资料之反复对照、比较，进而认定桃仁提取物对晚血肝硬化的弥漫性纤维增生组织引起的"肝络阻塞，血瘀气滞"具有明显疗效。

王氏在 50 年代初，即根据肝硬化患者临床主要"证"的表现，采用攻下逐水，攻积软坚等治疗原则；继而针对患者的体质与证候，采用寓攻于补、半攻半补、先攻后补或先补后攻等治疗方案；接着又根据辨证分型，分别采用利水化湿、清热泻肝、活血化瘀、健脾温肾、养阴柔肝、温阳育阴和气血两补等不同治则。他在系统总结过去治疗经验及评价治疗结果的基础上，更加认识到血吸虫病性肝硬化形成的全过程中所出现的各种不同临床证候和证型，都属标证，而其主要病本在肝。癥结在于经过反复的或大量的感染血吸虫尾蚴后，大量虫卵沉积于肝内门脉血流入肝血窦。而其纤维化大多见于门脉干支周围，形成血吸虫性干线型肝硬化。

根据中医学"审证求因"和"治病求本"的指导思想，血吸虫病性肝硬化导致肝血窦前静脉系的血瘀气滞，血不养肝和肝功能失调，同时亦表现为在外周微循环上的改变。因此，它的病因、病机可简单概括为"肝络阻塞，血瘀气滞"。而"活血化瘀，行气通络"应是对本病具有针对性的基本治则。

1979 年、1980 年里，通过用活血化瘀流浸膏疏通肝络阻塞，改善肝脏血流，增加肝细胞营养而使不少血吸虫病性肝硬化的患者，肝功能和微循环功能状态均得到改善。经 104 例晚血肝硬化患者住院临床观察，其表现为肝功能试验较治疗前均有明显好转，细胞免疫功能有所提高，甲皱微循环可见毛细血管的管袢清晰度、流态、流速，面色及冷刺激等各方面均有明显改善。与此同时，血吸虫病性肝硬化动物模型实验治疗后的一组动物，剖腹探查时肉眼可看到肝质变软、表面结节减少、纤维束变得疏松、汇管区虫卵变性、肝小叶间动脉门静脉分支、肝窦以及中央静脉等小血管均有明显扩张等变化。

王氏等经过腹腔镜检查及电子显微镜肝组织超微结构观察，临床患者与实验动物两者的结果都证实桃仁提取物治疗后，肝细胞坏死性变化以及肝胶原量减少、汇管区纤维减少。近年来，他们又从血吸虫病性肝纤维化动物模型及临床病例的胶原代谢研究中，初步阐明桃仁提取物的主要作用，在于提高肝组织胶原酶活性促进肝内胶原的分解代谢，以致肝内胶原含量减少，为肝纤维化的可逆性改变创造了条件。

在此基础上，王氏等再次于 1982 年 2 月至 8 月的 6 个月里，重复使用桃仁提取物对 38 只感染日本血吸虫尾蚴，并造成肝纤维化模型的新西兰家兔进行治疗观察。本实验从肝脏大体直接外观获得肝脏纤维化病变程度的客观证据，又从镜下观察加以证实，可见桃仁提取物静注能使肝纤维化逆转。同一时期内，模型动物的血清单胺氧化酶活性发生了与病变相一致的变化，提示尾蚴感染后肝纤维化形成，胶原合成代谢旺盛，原胶原间的交联增加而见血清单胺氧化酶活性增加。杀虫后致纤维因素被消除，则血清单胺氧化酶活性又能恢复正常。桃仁对其活性未显示明显影响，而尿羟脯氨基酸排泄则在桃仁提取物治疗后见显著及非常显著增加，提示桃仁提取物有使胶原纤维降解的作用。临床研究工作亦证实其抗纤维化的作用系与促进肝内胶原的分解代谢有关。纤维化的逆转，有利于肝脏血供的改善，细胞代谢因而趋向正常，同时亦使蛋白代谢改善。故与临床上见到的症状、体征以及各项生化、免疫指标和腹腔镜直接观察肝脏形态等变化相符合。

尔后，王氏等人又于 1982 年 10 月至 1983 年 1 月及 1985 年 8 月至 1986 年 1 月，分对两批共 82 例血吸虫病性肝硬化患者进行了临床研究，并作了腹腔镜观察，结合肝组织活检（包括光镜与电镜治疗）前后变化，评价桃仁提取物对血吸虫病性肝硬化患者的胶原代谢有着明显的作用，主要在于提高肝组织胶原酶活性，促进肝内胶原的分解代谢，以致血清中 Pro（Ⅲ）–N–P 含量增加及胶原代谢的分解产物（羟脯氨酸）从尿中排泄量的增多。而血清单胺氧化酶活性未见明显变化，则提示治疗过程中胶原的合成代谢未见增加。血清白蛋白水平显著提高及肝脏形态直接观察的结果均有力地支持了桃仁提取物抗肝纤维化的作用。血清白蛋白可反映肝内有效肝细胞的数量，而治疗后血清白蛋白的变化提示了桃仁提取物能改善肝脏的血供状态。

（陶华　张礼邦　俞振声　整理）

颜亦鲁

脾虚肝旺禹余粮，降气导滞荞麦方

颜亦鲁（1897~1988），江苏名医

禹余粮丸出《三因方》，对脾虚肝旺，土不胜水之水气臌胀，脚膝浮肿，上气喘满，小便不利等症，颇有奇效，能暖寒脏，逐水利五脏十胀，用之对症，效如桴鼓。在沪曾治黄某肝硬化腹水合并糖尿病，病延日久，气阴两伤，重度腹水，大如抱瓮，水气上凌心肺，喘促不能平卧，舌质红绛，病极危殆。余以参、芪、术、草扶其宗气，鳖甲润阴软坚，以禹余粮丸配合甘遂、葶苈子等逐水，药后小便畅利，舌现薄苔，此正气渐振，鼓动浊气外出之征兆，此后腹水渐消，逐步见痊。临床上以该丸治疗青筋未露之单腹胀者，投之无不如期响应。

《经》谓"大小不利治其标，大小利治其本"。确有至理存焉。

王某　男，54岁，河北人。宿患肾炎，时愈时发，腹水如鼓，面浮肢肿，气急似喘，泛泛欲吐，腹围达100cm，脉数而促，舌苔腻，用多种利尿剂及腹腔放水，病势不减而邀诊。据证论治，乃肺脾肾三经合病。肾主水，肾气不固，气化不及州都；脾失肾阳温煦，下元制水乏权，上不能散精于肺；肺失开合，水道闭塞，二便不通，水气泛滥为胀为满。急则治其标，先用去菀陈莝，洁净府之法，以甘遂、枳壳、芫花（各）6g，小茴香15g，白术9g，麝香0.9g，蝼蛄、蟋蟀（各）7g共研末，每服0.9g，日服3次。2日后小便畅通，继服4次，腹水渐消，食欲亦开，精神渐振后用附桂八味丸加减治本，服 5 月而愈。

民间单方荞麦面粉加白砂糖做团子，每日随意食之，治臌胀有效。昔年在丹阳时，曾治蔡某，45 岁，腹胀已成血臌，广用诸法，皆乏效果，后用此方一月，肿胀之后势逐步消除。荞麦当选用二枝名枯荞的为宜。《圣惠方》治十水肿喘，用此与生大戟同服，李时珍谓荞麦能降气宽畅，祛肠胃滓滞，唯气盛有湿邪者宜之。

张童 6 岁，腹胀如鼓，用煨黑丑 12g 研为细末，分成 10 包，每晨用鸡蛋黄 1 只拌和，炖熟食之，10 日服完，肿势即平。黑丑为剧烈泻下药，且有杀虫作用，张童之所以能痊愈者，不仅取其利水之效，亦取其杀虫之功也。

张震夏

痼疾有良方，蟾皮愈臌胀

张震夏（1921~1976），上海名医

张某 男，50 岁。患肝病已 10 年，近年来经常腹胀，饮食减少，经检查确诊为肝硬化腹水，迭经中西医治疗病情毫无好转之势，且有渐进之象。住院 1 个月来经输血浆、白蛋白、抽腹水等治疗，虽症情有所改善，但出现尿闭、神志恍惚等症，患者执意要求出院。此时，恰遇他的哥哥张震夏老师返故里探视。见其弟腹胀如鼓，喃喃自语，循衣摸床，唇焦舌燥，脉弦细数，张震夏先生即嘱以新鲜蟾皮 5 张分别反贴于脐、两胁下、少腹左右，每日换一次。并以粥汤频频少许喂之。3 日后，患者神志清，尿量增。再以干蟾皮 15g 合原服的党参、茯苓、白术、甘草、槟榔、泽泻之类煎服。旬余腹胀渐减，饮食增加。月余能起床少坐。年余体健如常人。20 年来复查肝功能均正常，现虽年已古稀，尚胜任会计工作。余遵师训以此法治肝硬化，临床也多见良效。

（陈恩济　整理）

吴安庆

臌 胀 案 说

吴安庆（1901~1972），江苏名医

一、单腹臌

瞿男 40岁，沪水产公司。患单腹臌，势如抱瓮，初由该单位医务室诊断为肝硬化腹水，经治无效。中医曾投商陆根、甘遂、千金霜等行水峻剂，得泻甚松，不三日胀如故。来我处门诊，脉细而弦，面色苍紫，溲少便溏，舌平，每餐能吃粥一碗。为疏升阳益胃汤，参、芪各用30g，谓之曰："积弱之体，非补不行。"服此方后，腹不加倍膜胀，便属有效。服四剂后，又来复诊云：药后并不膜胀，反觉宽舒。遂疏原方予之，参、芪各加30g，嘱服8剂。以后复诊，仍疏此方与之。自初夏至秋深，只减去川连一味。其间有时小有不适，如大腹松后，又觉微胀，足肿退而复现。服至仲冬，约计160剂，仅参、芪每味之量，有6000g许。自觉彻骨寒冷，脉转沉弱有力，原方加入淡附片6g，又服10剂，始得通体温和，腹部全舒，浮肿悉退，自言腹部反觉异常空洞，左卧则腹倾于左，右卧则腹倾于右，起立则腹部有下坠感，不知何故？余曰："汝病初起时，屡投行水峻剂，不暇顾其中气之日漓，且忌油忌盐，已历八阅月之久，脂肪殆竭，胃肠枯索，而位不固也。"《内经》曰："大毒治病，十衰其九，食养尽之。"此其时矣。嘱购羊肉 5000g，生姜 200g，绍酒 1000g，隔水蒸烂，去骨及姜渣，冻后切片，用以佐餐，加盐加酱，悉凭所嗜。方疏四君子加归、芍。盖此时腹水悉去，所歉者为气血脂肪耳。越两旬，又来复诊，喜形于色，告余腹部已不倾倒与下坠，饮食甚佳，睡眠亦安，惟四肢觉酥软耳。乃嘱其再吃羊膏而去。

二、气臌

苏女 住长兴镇北。喘逆不能平卧，胸脘痞满，虚烦不寐，口燥不能多饮，两手脉弦细劲急，舌红无苔，腹如抱瓮，按之随手而起，鼓之冬冬呈空响声。余曰："此气臌也，其从忧郁而得。"给予精神安慰之下，方处加味逍遥散加苏叶、郁金、制香附疏肝畅气，服三剂，矢气连出，痞退七八，惟腹卧时左右倾向，此乃气虽宣畅，蓄水未行，再予前方去甘草，加甘遂。一剂泻三四次，用宽如初。后以四物柔肝养血，四君补中益脾，加陈皮、砂仁快膈醒胃服十余剂痊愈。

三、血臌

倪女 河南惠阳镇石桥头。年已及笄，而未嫁，停经十有一月，腹如覆缶。来邀余诊，脉沉细而涩，腹部青筋饱绽，鼓之实音，余断为血臌。良以瘀凝胞宫，积渐而成。即《内经》石瘕之类。疏桃仁承气，不应。再诊，于原方内加虻虫、水蛭、三棱、莪术，一剂而腹作喷响，再剂而腹绞痛如裂，下如狸肝色之血块约半痰盂乃愈。

四、水臌

小便少，腹皮绷急，按之有弹力，面色苍老，声粗语壮，舌苔黄腻，脉来沉滑，此水臌之属于实者，宜用十香丸攻之。甘遂（面裹煨）、大戟（醋炒）、芫花（醋炒）、商陆根、千金霜各一份，共研细末，水泛为丸，再以青陈皮（姜制）、川朴、炒枳壳、花槟榔共研细末，亦各一份（下同上量），水泛于上丸之外为衣，如梧子大，每服3g，白汤送下，日服3次，服药后2~3小时，大便应下2~3次为度，若服后大便逾2~3次者，再服减去1g，不及2~3次者，再加服1.5g，服三至五日后小便渐多，10日后腹围渐缩，胀退十之六七即停服，不可尽剂。

夫水蓄于下，必气滞于上，此丸入胃，外匮之气药先行，待行水药发，则已入肠中，避免伤胃，胃为仓廪之官，后天之本，胃气一伤，后难为力，纵能获效于一时，复发难治。无形之气滞得调，则有形之蓄水亦可顺流而下，所谓水随气行也，且理气与行水之剂，皆宜丸散服之，或磨汁冲服，不然理气药入煎，则香气泄，行水药入煎，则锐气失，而效不彰著。《内经》曰："大毒治病，十衰其六。"故病退六七，速予调理脾胃，如五味异功散等，以善其后，若利其效，服至肿胀退尽，则恶莠虽除，良苗失稼，胃气索然，纵补亦难起矣。

五、虫臌

能食腹大而无胀感，四肢肌肉枯瘦，发如穗结，往往酷嗜一物，如生米、泥土等，唇发疳疮，小便混浊，腹或痛或不痛，脉乍疏乍数，面色乍青乍白乍红，症名虫臌，以小儿为多，成人亦间有之，都得之生冷不节，饥饱不时，脾胃先伤，湿热内困，虫乃孳生，不但所食之物不归气血，即其人原有之气血悉为其虫蚀。施治之方法，养其脾胃，以拯积弱之中气，化积导滞，以去其陈莝，燥湿除热，以绝孳生之源，加入杀虫之品，直捣其巢穴，宜缓图而不宜骤攻，投鼠忌器，不可不戒。养脾胃如参、术、茯苓；去陈莝如山楂、麦芽、鸡内金；除湿热如二连、芦荟；杀虫如干蟾、使君子、槟榔、雷丸，宜增宜减，多能收十全之功，此对于已成虫臌而言，若虫积不甚，只在肠

中之局部，本可用汤药以荡之。曾治一妇，年 30 余岁，病脐左时时剧痛，按之指下觉蠕蠕而动，知为蛔虫，予

大黄 3g　炒黑白丑研用豆末，各 1.5g　使君子 9g　花槟榔 6g　胡黄连 3g　椒炭 2g

一剂下蛔虫一大团，长者逾半尺，短者仅数分，计百余条而愈。

又治一童，僻处乡间，仓猝无以应，于是倾豆油半盅，令其顿服，痛立止，旋即大便，下蛔虫二三条而愈。油不生虫，足见虫之畏油，虫遇油则缩，油性润下，虫随便出，不需毒药伤其脏腑，法莫善也，录此以开治蛔方便之门。

黄 煌

臌胀沉疴，求助经方

黄煌（1954~　），江苏名医，南京中医药大学博士生导师

腹水为临床顽症，其病情多较为复杂，治疗亦颇为棘手，且预后欠佳。今择黄煌老师运用经方诊治腹水医案 2 则，以为抛砖引玉之用，与同道共同探讨。

肝癌肝硬化腹水案

邵某 男，73 岁。初诊日期：2006 年 10 月 31 日。体貌：形体偏瘦，肤色黄，面黄隐红。主诉：腹胀便溏 8 个月。患者于 2006 年 2 月因腹胀腹泻于当地医院求治，确诊为肝硬化腹水，经中西医治疗，病情尚平稳。同年 8 月经某三甲医院检查诊为肝癌，9 月入院治疗并行微创射频术。出院时甲胎蛋白增高（94μg/L），谷丙转氨酶、谷草转氨酶、γ- 谷氨酰转肽酶较正常值偏高；B 超检查示：肝硬化、肝囊肿、胰腺囊肿、脾肿大，腹腔中等量腹水。刻下症见：腹胀肠鸣，下肢肿；大便溏，日行 4 次，时便下难禁感；夜尿频多，口干渴饮，腰痛；眼干涩，视物模糊；舌淡暗红、苔薄，脉弦硬。既往有糖尿病、高血压病、脑梗死病史；目前每日用 16IU 胰岛素，血糖控制良好。测血压 140/90mmHg；体格检查示小腿及脚踝凹陷性浮肿。处方：

白术 30g　茯苓 30g　猪苓 40g　泽泻 40g　肉桂 10g　怀牛膝 20g

隔日 1 剂，水煎，早晚分服。

二诊（2007 年 6 月 26 日）：断续服用上方 30 剂，腹胀与渴饮渐减，肠鸣、腹泻基本消失；仍眼睛干涩不适、眨眼频繁，脚踝轻度浮肿；舌暗淡红、苔腻。测血压 140/80mmHg。肝功能指标检测示 γ- 谷氨酰转肽酶增高，其余指标均在正常范围。

白术 70g　茯苓 70g　猪苓 70g　泽泻 90g　肉桂 50g　姜半夏 70g

厚朴 70g　紫苏梗 70g

诸药研末，制成散剂，每服 10g，每日 2 次，温水冲服。

三诊（2009 年 5 月 9 日）：服上方后诸症平复，病情稳定；B 超检查结果提示少量腹水。现已停药半年，渴饮腹胀略有反复，脚踝浮肿；舌暗淡、苔薄，脉弦硬。

白术 30g　茯苓 30g　猪苓 30g　肉桂 10g　泽泻 30g　怀牛膝 30g

诸药研末，制成散剂，每服 5g，每日 2 次，温水冲服。

四诊（2009 年 11 月 17 日）：停药近半年，现腹胀肠鸣、大便稀溏、夜尿频多、眼睛干涩、脚踝浮肿；舌暗紫而嫩、苔薄净，脉弦硬。近查甲胎蛋白仍增高（94.5μg/L），肝癌病灶无复发，肝硬化及腹水情况与初诊基本相同。

白术 150g　苍术 50g　茯苓 200g　猪苓 200g　泽泻 200g　肉桂 120g

怀牛膝 200g

诸药研末，制成散剂，每服 5g，每日 3 次，温水冲服。

五诊（2009 年 12 月 12 日）：下肢肿未消，腹胀、口渴同前，纳差口苦，眼睛干涩，疲倦，偶有大便不成形；舌暗淡而嫩、苔薄，脉弦硬。复查甲胎蛋白降至 84.3μg/L。

当归 20g　川芎 20g　白芍药 20g　白术 20g　茯苓 20g　泽泻 20g

猪苓 20g　桂枝 15g

每日 1 剂，水煎，早晚分服。

六诊（2010 年 8 月 28 日）：服上方 30 剂后，腹水消失，诸症平复。停药半年后脚踝浮肿时有反复，眼睛干涩，纳眠尚可，二便调，形体偏瘦、面部色斑多，舌质略暗。甲胎蛋白 189.7μg/L。

白术 30g　茯苓 30g　猪苓 20g　泽泻 20g　桂枝 15g　怀牛膝 15g

15 剂，隔日 1 剂，水煎，早晚分服。

复诊（2011 年 5 月 17）：断续服用上方，现面色红润、精神状态可；偶有腹胀或腹泻，下肢浮肿消失；时感乏力及视物模糊，眼睛干涩及口渴减轻，夜尿偏多；舌暗红、苔薄，脉弦硬有力。B 超示少量腹水。复查甲胎蛋白 94μg/L。

当归 10g　川芎 15g　白芍药 20g　白术 30g　茯苓 30g　泽泻 20g
猪苓 20g　桂枝 15g

20 剂，隔日 1 剂，水煎，早晚分服。嘱患者定期复查。

本案主治方为五苓散加牛膝，合用当归芍药散及半夏厚朴汤。服药近 5 年，患者腹胀腹泻、脚肿、眼干乏力等症均明显好转，病情稳定。本案患者所表现的肠鸣泄泻、夜尿频多、口干渴饮、眼睛干涩、腿脚浮肿、腹水等均为典型的五苓散证。二诊时用五苓散合半夏厚朴汤，即八味通阳散，意在缓解窍道如眼睛的干涩不适及腹胀感。五诊时因疗效欠佳，遂将五苓散改为汤剂，并合入当归芍药散，以养血利水。本案治疗多用怀牛膝。中药学认为，该药有补益肝肾、强健腰膝以及活血利水、引血下行之效。黄师根据《千金要方》记载，并结合临床实践，常用此药以改善肾脏、腰部、盆腔及下肢的血液供应，并认为有保肾利尿之效。

本案患者有腹水便溏、夜尿频多、腰痛脚肿的表现，应与真武汤证相鉴别。肝性腹水的真武汤证多有精神萎靡不振、头晕、心悸、尿少、脉沉细无力等表现，且虽可有口干，但必不至口干渴饮。五苓散是一张调节人体水液分布、代谢及排泄异常的有效方剂。本方证多表现为口渴、小便不利，又称"蓄水"证。"蓄水"时，水液并非仅停留于下焦，而可停留在人体的任何部位。如蓄于下，则见小便不利；蓄于中，则见"心下痞"和水入则吐的"水逆"；蓄于上，则见"吐涎沫而癫眩"；蓄于表，则有汗出；蓄于肠，则为下利；蓄于肌肤，则为水肿。在西医学疾病范畴中，如青光眼的眼压增高，梅尼埃病的内耳迷路积水以及脑积水、肝腹水、胸水、心包积液等多种疾病，一旦出现口渴、小便不利、舌体胖大，边见齿痕者，均可考虑使用本方。

应用本方时，黄师常嘱患者温服药物、避风寒、忌食生冷。服药后，其人多小便畅、大便转干、浮肿消退、口生津液，且全身轻松感，提示体内水液代谢及分布已恢复正常。慢性肝炎、肝硬化、肝癌、肠癌等病症常会出现水样便、腹胀、舌胖而边见齿痕的五苓散证，此时可合用当归芍药散。患者虽有腹中有块、面黑舌紫、舌下静脉瘀曲等，亦不可化瘀破血。因攻伐必伤正，此类患者多正气亏虚，故临证时要从患者的体质状态考虑，以带病延年、提高生存质量作为治疗目标。因患者体虚，给予适度的治疗有利于正气恢复，故本案治疗用时较长，且采用了汤剂、散剂交替间歇治疗的办法。

腹水合并胸水（疑似恶性淋巴瘤）案

薛某 男，49 岁。初诊日期：2011 年 12 月 19 日。体貌：形体消瘦，肤色暗黄，精神萎靡。主诉腹痛近 3 个月，伴腹胀、胸闷 20 天。患者于 2011 年 9 月 23 日无明显诱因出现持续性右下腹痛，伴纳差、乏力，无畏寒发热及呕吐、腹泻。经保守治疗无效而行剖腹探查术，术中发现腹腔内多个肿大淋巴结，最大者达 5.9cm×1.8cm；病理检查提示：淋巴组织增生，疑似恶性淋巴瘤。2011 年 11 月 25 日患者开始出现发热，体温最高达 40℃，持续 3~4 天后，体温逐渐下降，但出现胸闷气急、腹胀、尿量减少等症，B 超检查提示大量胸腔、腹腔积水；抽取胸水约 750ml，未发现癌细胞；给予利尿及其他对症支持治疗，但效果不明显，遂求治于黄师。患者由轮椅推进诊室，刻下症见：胸闷气急、动则尤甚、稍咳嗽；腹胀，右下腹隐痛不适；乏力，尿量少；舌淡红，脉沉。查体：贫血貌，腹水征阳性，双下肢轻度水肿。

泽泻先煎，20g　黄芩 10g　桂枝 10g　生晒参 10g　白前 10g　姜半夏 10g　生甘草 5g　干姜 5g　紫菀 10g

每日 1 剂，泽泻先煎半小时，去渣，再入余药，煎煮取汁 300ml，代茶频饮。

二诊（2011 年 12 月 27）：患者女儿代诊，诉药后精神振作，腹痛消失，胸闷气急及腹胀明显减轻，尿量增多，胃纳增。12 月 22 日腹水引流 1 次，量约 700ml；复查 B 超示胸水、腹水明显减少。守初诊方，泽泻增至 30g。每日 1 剂，水煎，代茶饮。

三诊（2012 年 2 月 7 日）：患者步行入诊室，诉二诊后至今未再抽取胸水、腹水；胃纳可，体重增加，面色转明润；无胸闷气急，唯少腹不适，双侧腰部酸楚；小便畅，双下肢轻度水肿；稍口干，大便调；素有夜寐不安，已渐改善；舌暗红、苔薄白，脉弦略沉。1 月 9 日 B 超示：胸水消失，腹腔见 2.6cm 积液。予二诊方加大枣 30g。每周服 5 剂，服法同前。

四诊（2012 年 4 月 14 日）：患者病情稳定，已于 2 月 20 日出院；少腹胀减轻，夜间稍明显，双下肢无浮肿；精神佳，睡眠佳，食纳可，二便调；舌质偏暗、苔薄白，脉略弦。

泽泻 30g　黄芩 10g　桂枝 10g　生晒参 10g　白前 15g　姜半夏 10g

生甘草 5g　干姜 5g　紫菀 10g　大枣 30g

每周服 5 剂，服法同前。

五诊（2012 年 6 月 5 日）：诸症消失，体力恢复，已能干农活；体重恢复至起病前的 64kg；舌淡红、苔薄白，脉来和缓。予四诊方加茯苓 15g，15 剂，每周服 5 剂，服法同前。

《金匮要略·肺痿肺痈咳嗽上气病脉证并治》谓："咳而脉浮者，厚朴麻黄汤主之；脉沉者，泽泻汤主之。"其脉沉者，为内有水饮，如《金匮要略·水气病脉证并治》云："脉得诸沉，当责有水，身体肿重。"泽泻多用于水气病、水饮证的治疗。如《神农本草经》载："泽泻，气味苦、微寒、无毒，主治皮肤热，大腹水气，四肢面目浮肿，丈夫阴气不足。"《千金方》用泽泻汤治水气通身水肿、四肢无力、喘息不安、腹中胀满。《太平圣惠方》有单用治疗水气病的记载。《本草纲目》载："今方家用（泽泻）治水蛊脚气有效，尤与《神农》本文相合。"本案患者胸水、腹水较甚，邪实而正衰，攻补两难。黄师考虑泽泻一药，逐水之力较峻，而毒性又比甘遂、大戟弱，行水而不伤正，适合虚实夹杂、正虚水停者，遂选用泽泻汤为主治疗。

治疗胸水、腹水之病症，《伤寒杂病论》中有十枣汤、葶苈大枣泻肺汤、己椒苈黄丸、牡蛎泽泻散、桂枝去芍药加麻黄附子细辛汤、五苓散、真武汤、八味肾气丸等方。十枣汤与葶苈大枣泻肺汤为峻逐之剂，其所适用者为实而不虚之证；己椒苈黄丸证当有口燥便结；牡蛎泽泻散证之水气主要在腰以下，而桂枝去芍药加麻黄附子细辛汤证之水气多在心下胃脘及肌表，且有无汗、尿少而心下坚满之症；五苓散证多有尿少而口渴、多汗、便溏诸症，真武汤证则见神萎、尿少，且常伴头晕心悸，其脉沉细无力；八味肾气丸证多为肾性水肿，常有腰酸，且脚肿明显。关于泽泻汤原方中紫参一药，历代医家颇有争议，认为该药当为石见穿，或紫菀，而黄师常用紫菀取效。

另外，本方的煎服法值得注意。《金匮要略》载其法："先以东流水五斗煮泽泻，取一斗五升，（它药）内泽泻汁中，煮取五升，温服五合，至夜尽。"故本方宜采用白天少量频服之法，黄师又常嘱患者煎药代茶饮。

跋

余有幸受教于经方家洪哲明先生，耳提面命，启迪良多。并常向陈玉峰、马志诸先生请益，始悟及古今临床家经验乃中医学术之精粹，舍此实难登堂入室。

自1979年滥竽编辑之职，一直致力于老中医经验之研究整理。以编纂出版《吉林省名老中医经验选编》为开端，继之编纂出版《当代名医临证精华》丛书，并对整理方法进行总结，撰写出版了《老中医经验整理方法的探讨》一书。1999年编纂出版《古今名医临证金鉴》，寝馈于斯，孜孜以求，已30余年矣……登门请益，开我茅塞；鱼素往复，亦如亲炙，展阅名师佳构：一花一世界，千叶千如来；真知灼见，振聋发聩；灵机妙绪，启人心扉……确不乏枕中之秘，囊底之珍，快何如之！

《古今名医临证金鉴》出版后为诸多中医前辈所嘉许垂青，得到了临床界朋友们的肯定和关爱，一些朋友说：真的是与丛书相伴，步入临床的，对于提高临床功力，功莫大焉！其中的不少人已成为医坛翘楚，中流砥柱，得到他们的高度评价，于心甚慰！

《古今名医临证金鉴》出版已16年了，一直无暇修订。且古代医家经验之选辑，乃仓促之举，疏欠砥砺，故作重订以臻于完善，方不负同道之厚望。这次修订，由原来22卷重订至36卷，妇、儿、外、五官科等卷，重订均以病名为卷，新增之内容，以古代、近代医家经验为主。囿于篇幅之限，现代医家经验增补尚少。

蒙国内名宿鼎力支持，惠赐大作，直令丛书琳琅满目，美不胜收。重订之际，一些老先生已仙逝，音容宛在，手泽犹存，不尽萦思，心香一瓣，遥祭诸老。

感谢老先生的高足们，探蠡得珠，筚路蓝缕，传承衣钵，弘扬法乳，诸君奠基，于丛书篇成厥功伟矣！

著名中医学家国医大师朱良春先生为丛书作序，奖掖有加，惓惓于中医事业之振兴，意切情殷，余五内俱感！

《古今名医临证金鉴》丛书是1998年应余之挚友吴少祯先生之嘱编纂完成的，八年前少祯社长即要求我尽快修订，出版家之高屋建瓴，选题谋划，构架设计，功不可没。中国医药科技出版社范志霞主任，主持丛书之编辑加工，核正疏漏，指摘瑕疵，并鼓励我把自己对中医学术发展的一些思考，写成长序，于兹谨致谢忱！

我的夫人徐杰编审，抄校核勘，工作繁巨，感谢她帮助我完成重订工作！

尝见一联"徐灵胎目尽五千年，叶天士学经十七师"，与杜甫诗句"别裁伪体亲风雅，转益多师是汝师"异曲同工，指导中医治学切中肯綮。

文章千古事，得失寸心知。相信《重订古今名医临证金鉴》不会辜负朋友们的厚望。

单书健
二〇一六年孟夏于不悔书屋